大学通识教育教材

微量元素与健康

杨维东　刘洁生　彭喜春　编著

华中科技大学出版社
中国·武汉

图书在版编目(CIP)数据

微量元素与健康/杨维东 刘洁生 彭喜春 编著. —武汉:华中科技大学出版社,2007年7月(2022.2重印)

ISBN 978-7-5609-4135-6

Ⅰ.微… Ⅱ.①杨… ②刘… ③彭… Ⅲ.微量元素-关系-健康-高等学校-教材 Ⅳ.R151.3

中国版本图书馆CIP数据核字(2007)第144103号

微量元素与健康　　杨维东 刘洁生 彭喜春 编著

策划编辑:李东明

责任编辑:汪 漾　　封面设计:刘 卉

责任校对:代晓莺　　责任监印:周治超

出版发行:华中科技大学出版社(中国·武汉)

武昌喻家山　邮编:430074　电话:(027)81321915

录　排:华大图文设计室

印　刷:武汉市洪林印务有限公司

开本:710mm×1000mm 1/16　印张:14.5　字数:250 000

版次:2007年7月第1版　印次:2022年2月第7次印刷　定价:38.00元

ISBN 978-7-5609-4135-6/R·72

内 容 提 要

不同元素在人体中的含量不同,微量元素是指人体中含量低于人体质量的0.01% ~0.005%的元素,一般不超过10 g。那么,这些元素在人体中的功能如何？是不是可有可无的呢？本书从微量元素的概念入手,系统地介绍了铁、碘、铜、锌、氟和硒等常见微量元素的生物学功能,在人体中的吸收分布情况,人体需要量,以及缺乏和过多时引起的疾病等,同时对铅、镉和汞等有害元素的环境分布情况,接触途径,毒性和毒性机制,预防和治疗等进行了详细的阐述。本书还以专题形式就“微量元素与肿瘤”、“微量元素与抗衰老”、“微量元素与膳食”、“微量元素与化妆品”等热门话题进行了讨论。本书可作为大学生通识教育教材,也可作为化学、生命科学、医学、药学等相关专业人士了解微量元素知识的入门参考书,同时也是城市白领和中老年读者的健康读物。

前　言

随着高等教育目标由精英教育向大众教育的转变，通识教育成为高等教育未来发展的趋势。各高校均有大量的公共选修课供学生选修、学习，就是为了满足素质教育和个性发展的需要。微量元素量微作用大，对于维持人体正常的生命活动具有重要作用，缺乏或过多可引起女性不孕、男性不育、婴幼儿生长发育迟缓、智力低下等疾病。同时有些微量元素有很强的毒性，如铅、镉和汞等，摄入过多可引起严重的疾病，甚至致癌。因此，了解微量元素知识对养成正确的膳食观、养生观以及树立良好的环保意识具有重要意义。

笔者是学化学出身的，一个偶然的机会进入生命科学领域，做了一些有关微量元素毒理学的工作。因为这个原因，一段时间以来，经常有朋友或亲戚问一些有关微量元素相关疾病的问题。比如，电视剧《不觉流水年长》播出后，就有人问肝豆状核变性的病人为什么不能吃含铜丰富的食物。至于小孩厌食是怎么回事，肝脏中什么元素含量高，则是经常被提及的问题。基于大家对微量元素与健康知识的这种需要，笔者于2001年在暨南大学开设了公共选修课《微量元素科学概论》。虽然当时已经有不少有关微量元素的优秀著作和书籍，窃以为并不适合作为公共选修课的教材，于是就有了编写讲义的打算。几年下来，随着教学方面的日积月累，终于形成《微量元素与健康》一书的雏形。后来，刘洁生教授、彭喜春讲师两位食品科学专业博士的加盟，使本书的出版有了可能，也使本书在内容上少了很多纰漏。希冀本书的出版能够给想了解微量元素与健康知识的朋友带来方便，同时对于微量元素与健康知识的普及有所裨益。

本书编写过程中参考了大量期刊和网站，引用了很多图表和文字，因篇幅所限，未能一一列出，谨此表示衷心感谢！

本书的出版受到暨南大学教务处、暨南大学生物工程学系领导的大力支持和帮助，在此深表谢意！

由于作者水平有限，差错遗漏恐不在少数，希望专家、读者批评指正。

杨维东　于羊城

2007年7月

目　　录

第一章 概 论

第一节 生命元素

现已发现的化学元素虽然有110多种,但其中有不少是人工合成的,在自然界中并不存在。实际上,自然界存在的天然元素只有92种。天然元素中除惰性气体元素(氦、氖、氩、氪、氙、氡)和锝、钫、锕、镤、砹等以外,其他81种均存在于生物体中。

天然元素在生物体中的含量并不相同,其在人或动物体中的作用、功能千差万别。天然元素根据其在人体中的含量可分为宏量元素和微量元素,根据其在人或动物体中的作用、功能又可分为必需元素、非必需元素和有害元素。那么什么是生命元素呢?生命元素通常是指对维持机体正常生理功能所不可缺少的元素,也即必需元素。然而,是必需、非必需还是有害元素并无严格的界限,其性质受测试水平等诸多因素的影响。比如过去认为砷是有害元素,其因砒霜而臭名远扬,然而近年来的研究发现,砷可能是一种必需的微量元素,而砒霜因其在治疗某些肿瘤上的良好效果已被用于临床。

一、宏量元素、微量元素

(一) 宏量元素

宏量元素是指在人体中的含量占人体质量万分之一以上的元素,包括碳、氢、氧、氮、磷、硫、氯、钙、镁、钾、钠等11种在周期表中位于前20号的元素,共占人体总质量的99.25%。

宏量元素在人体中的含量及功能见表1-1。

表1-1 宏量元素及其功能

元素	元素符号	含量/(g/70kg)	比例/(%)	功能
氧	O	45 000	64.30	水、有机化合物的组成成分
碳	C	12 600	18.00	有机化合物的组成成分
氢	H	7 000	10.00	水、有机化合物的组成成分
氮	N	2 100	3.00	有机化合物的组成成分
钙	Ca	1 420	2.00	骨骼、牙齿的主要成分,与神经传递、肌肉收缩有关
磷	P	700	1.00	骨骼、生物合成与能量代谢所必需
硫	S	175	0.25	组成含硫蛋白质
钾	K	245	0.35	胞内阳离子
钠	Na	105	0.15	胞外阳离子
氯	Cl	105	0.15	胞外阳离子
镁	Mg	35	0.05	骨骼、牙齿的成分,酶的激活

(二) 微量元素

微量元素约有70种,指的是在人体中含量低于人体质量的0.01%～0.005%的元素,包括铁、碘、锌、硒、氟、铜、钴、镉、汞、铅、铝、钨、钡、钛、铌、锆、铷、锗和稀土元素等。

二、必需元素、非必需元素和有害元素

人体内存在的元素并不都是人体生存所必需的。事实上,目前认为只有少数几种元素是机体生长、发育和生命活动所不可缺少的,摄入不足或排泄过多都可能会导致机体某种生理功能或形态结构的异常变化。大多数元素并不是生物体生存所必需的,甚至有些元素对人体健康有很大危害

(一) 必需元素

世界卫生组织规定,当一元素含量低于一定量时通常会导致某一重要生理功能的降低,或该元素对生物体具有重要功能且为有机结构的组成成分,则它对生物体而言就是必需的元素。

目前已证实的必需元素有碳、氢、氧、氮、磷、硫、氯、钙、镁、钾、钠、铁、碘、

锌、硒、氟、铜、钴、锰、铬、钒、镍、锡、锶、硅、溴、砷、硼等。显然,11种宏量元素均为必需元素。

(二) 非必需元素

对于非必需元素,目前并无明确的规定。一般来说,若某种元素的缺少或者过多对人体或动物体并无显著的影响,则该元素可视为非必需元素。主要有铝、钨、钡、钛、铌、锆、铷、锗、稀土元素等。其中,铝、钨、钡、钛、稀土元素应用非常广泛。由于其并非为人体所必需,危害相对比较小,所以其毒性往往为人们所忽视,因而造成不良后果。20世纪90年代初,世界范围内曾掀起一股"有机锗"开发的热潮,以至于有人将其称为"21世纪的救世锗"。后来发现,锗其实有很强的毒副作用。"救世锗"非但没能救主,反倒让很多人陷入病痛的折磨当中,这不能不引起人们的警惕。我国是稀土大国,稀土储藏量位居世界第一,占世界总储量的43%。稀土由于其独特的物理化学性质,在工业中得到了广泛应用,如稀土永磁材料、稀土发光材料、稀土储氢材料、稀土沸石催化剂、稀土微肥和稀土新型饲料添加剂等,取得了巨大的经济和社会效益。但至今尚未证明稀土为人体必需元素,其安全性问题并未得到完全解决。研究人员在赣南稀土区生物学效应的研究中,对该地区儿童智商和人体某些生理指标的调查显示,该地区儿童智商、记忆力、思维及推理得分明显低于非稀土区。调查还同时发现,成人中枢神经生物电传导速度显著下降,眼底动脉硬化者也显著高于对照区。动物实验结果显示,一定剂量的稀土可导致动物学习记忆能力下降、机体微量元素水平发生显著变化、脑部海马组织的乙酰胆碱酯酶活性显著降低,导致大鼠脑功能的明显损伤。显然,对于非必需元素的开发利用,我们应持谨慎态度,特别是将其用于食品、保健品等方面的开发。

(三) 有害元素

顾名思义,有害元素是指对人体健康有害的元素,主要包括汞、铅、镉、铍、锑等。其中汞、铅和镉是最常见的食品和空气污染物,因此而中毒的事件时有发生。据报道,我国城市儿童铅中毒的流行率高达51.6%;浙江、广东、福建、台湾等省,以及泰国和德国等产地的317个品牌的婴儿塑料奶瓶,彩色图案重金属释出量超出欧洲安全标准2~20倍;甘肃徽县一铅锭冶炼厂废物排放导致800多村民铅中毒(华商报,见图1-1);广东南海市一电器有限公司曾发生员工群体汞中毒事件(南方日报)。因此在我国,防止有害元素的中毒任重而道远。

(四) 必需、有害的相对性

前面已经提到,元素的必需、非必需并无明显的界限,也就是说,必需抑或有害是相对而言的。即使是必需元素,如果摄入过多,也会对人体造成不良甚

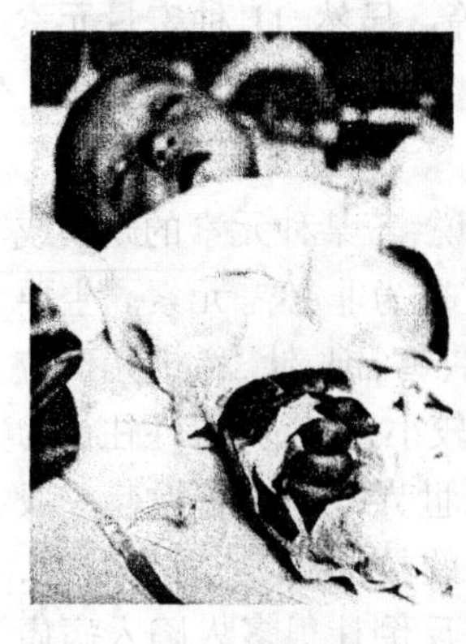

图 1-1 这名小患者才 14 个月，血铅含量却超标数倍（引自华商图片网）

至有害影响。众所周知，铁是人体必需的微量元素，缺铁可导致贫血等许多疾病。但若长期食用含铁丰富的食物或长期饮用红酒、服用某些含铁较多的药物（特别是补药），极易引起铁过剩。过多的铁通过血液循环到达并沉积于某些脏器，可引发血色沉着症、肝硬化、青铜色糖尿病、性腺功能不全等疾病。同样，即使是有害元素，人体也有一定的耐受量，摄入或接触不超过人体耐受阈值不会对人体产生不良的影响。因此，考虑元素的必需与否必须同时考虑到元素的摄入量问题。

另外一个需要注意的是看问题要用发展的眼光。今天看来可能是罪魁祸首的，明天却可能发现必不可少。人们对某种元素必需性的判断或认识往往受诊断方法和测试水平的影响。一种元素在人体中的含量比例在 10^{-5}时是有害的，但很有可能在 10^{-7}甚至 10^{-8}水平时是必需的，低于这一水平时可能对动物体生长、发育造成影响。如果测试的技术水平只能测出 10^{-6}以上，我们很容易就将其列为有害元素。事实上，随着科技的进步，必需微量元素的队伍在不断地壮大，平均每 10 年就增加 2 个。

需要注意的是，有些元素虽然为必需元素，但由于人体需要量非常少，所以至今尚未发现因为缺乏某种元素而引发的疾病，反而存在不少因为摄入该元素过多而引起的疾病，如镍、砷等。因此在实际生活中，不能简单认为必需元素“有用”、“不会中毒”，而忽视了它们的毒性。实际上，有些必需元素毒性很强，人体需要量极少，少量接触即可中毒，如砷。

三、元素必需性的标准

世界卫生组织对必需元素作了严格的定义，然而实际工作和生活中要确定一种元素是否为必需元素并不是件容易的事，许多学者对元素的“必需性”进行了不同的诠释。

美国学者 Arnon 提出如下标准：① 若没有它，则生物既不能生长，也不能完成生命循环；② 该元素在生命体内的作用不能被另一种元素完全代替；③ 该元素对生物功能有直接影响，并参与代谢过程。

美国学者 Schroeder 提出：① 在生命的起源地——海水中含量丰富；② 性质活泼，能与其他元素结合或键合；③ 能形成正常组织结构中的组成部分；④ 如为金属，其化合物有些应能溶于水，能和氧反应，且能与含碳、氢、氧、氮、硫、磷的有机物键合。

学者 Cotzias 认为:① 存在于生物的所有健全组织中;② 在组织中的浓度相当恒定;③ 缺乏该元素生物体会产生相同的生理和结构上的异常并伴随特定的生物化学变化;④ 补充这种元素,可防止异常的发生或使其恢复正常。

第二节 微量元素的生理生化功能

微量元素的生理生化功能非常广泛,可以作为生物大分子的组成成分或辅助成分,或用于激素、维生素的构成,对维持机体正常的生命活动具有重要意义。

一、酶系统中起催化作用

生物体内时时刻刻发生着成千上万的化学反应,这些反应需要酶的催化才能完成。酶是具有生物催化功能的生物大分子,具有一般催化剂的特性,但又区别于一般的化学催化剂,具有催化效率高、专一性强、作用条件温和等特点。绝大部分的酶,其本质就是蛋白质。

酶存在于所有细胞中,其数量和组成因细胞而异,但都具有很高的催化效率。每种酶仅能催化某一类型的反应,呈现底物特异性,这是由酶的构象所决定的。酶的构象则最终取决于蛋白质的一级结构,即氨基酸序列。

酶发挥催化作用时,首先需要与底物分子结合。酶蛋白结构中存在底物结合中心和催化部位,还可能存在调控部位。底物结合中心和催化部位统称为活性中心。

有的酶仅仅由蛋白质组成,如核糖核酸酶。有的酶,则除了蛋白质外,还有一些金属离子或小分子参与。这些金属离子或小分子是酶活性所必需的,称为辅酶/辅基或辅助因子。在所有已发现的蛋白质中,有三分之一以上需要辅助因子。这些需要金属的酶又可以分为两类:金属活化酶和金属酶。除了金属离子外,有些酶中还存在非金属微量元素,如谷胱甘肽过氧化物酶中含有硒,能有效清除自由基。金属蛋白和金属酶的生物功能主要包括:结构支持、双氧结合、存储和转运金属离子、电子转移、分子识别和催化、信号转导、基因表达调控,等等。

(一) 金属活化酶

金属活化酶起催化作用时,必须与金属离子结合,否则不起作用。但因结合不牢固,容易解离,常在酶的纯化过程中丢失,故其特异性比较差。这些金属离子多为碱金属和碱土金属,如 K^+、Na^+、Mg^{2+} 和 Ca^{2+}。也有一些微量元素如锰可作为体内多种酶如 DNA 聚合酶的有效激活剂,乙酰辅酶 A 和黄嘌呤氧化酶的活性则与铁有关。

（二）金属酶

金属与酶蛋白结合很牢固，具有很强的特异性，是酶的基本组成部分。如细胞色素氧化酶中的铁，碳酸酐酶、DNA 聚合酶、RNA 聚合酶中的锌等。表1-2列出常见的金属酶及其生物功能。

表 1-2 常见金属酶及其生物功能

金属	元素符号	酶	生物功能
铁	Fe	铁氧化还原蛋白	光合作用
		琥珀酸脱氢酶	糖类需氧氧化，转运电子
铜	Cu	细胞色素 c 氧化酶	电子传递
		酪氨酸酶	皮肤色素沉积
锌	Zn	碳酸酐酶	酸碱平衡，参与肺和组织内 CO_2 交换
		羧肽酶	蛋白质消化
		碱性磷酸酶	脱磷酸
锰	Mn	精氨酸酶	脲的形成
		丙氨酸羟化酶	丙氨酸代谢
钴	Co	核苷酸还原酶	DNA 生物合成
		谷氨酸变位酶	氨基酸代谢
钼	Mo	黄嘌呤氧化酶	嘌呤代谢
		硝酸盐还原酶	硝酸盐利用

二、作为激素、维生素的必需成分或辅助成分发挥作用

激素是指内分泌腺和散在的内分泌细胞分泌的高效能生物活性物质，通过血液循环、旁分泌、自分泌和神经内分泌等方式作用于靶细胞发挥调节作用。激素分泌过多或过少，都可能影响机体的生长发育甚至引发疾病。有些微量元素本身是激素的组成成分，有些微量元素能与激素形成复合物，促进激素的合成，延长激素作用时间。比如，碘是甲状腺激素的组成部分，缺碘可能会引起地方性甲状腺肿，甚至引发呆小症。铬是糖耐量因子的组成部分，作为胰岛素的辅助成分发挥作用。缺铬可诱发糖尿病、动脉粥样硬化和冠心病等疾病。

微量元素还可作为维生素的必需成分发挥生理、生化作用。比如，钴是维生素 B_{12}的组成成分。

三、形成功能蛋白

如形成转铁蛋白、金属硫蛋白(Metallothionein 简称 MT)、铜蓝蛋白和血红蛋白等。转铁蛋白是一类基本结构和功能相似的铁结合蛋白，其基本功能是转运铁，但只能与三价铁结合，所以二价铁要被转运，必须首先被氧化为三价铁；铜蓝蛋白是目前人类血清中发现的唯一的亚铁氧化酶，可将二价铁氧化为三价铁。因此，铜蓝蛋白在铁生物利用方面具有重要作用，缺铜可能造成缺铁性贫血。

金属硫蛋白是机体中一类重要的解毒蛋白，其功能非常广泛，是清除体内自由基能力最强的一种蛋白质，能强烈螯合汞、银、铅、镉、砷、铬、镍等，从而起到解除重金属毒性的作用。同时，金属硫蛋白还参与体内某些微量元素的代谢，能增强机体对炎症、烧伤、寒冷、饥饿、疲劳、辐射等各种不良状态的适应能力。因其广泛的生理活性，金属硫蛋白已成为微量元素制品研发的重点，目前已有金属硫蛋白的生物饲料、奶、蛋、奶蛋片和化妆品等产品问世。

血红蛋白是红细胞内的色蛋白，血液之所以为红色就是因为含有血红蛋白，其在氧的运输中承担着非常重要的作用。

四、对免疫功能的影响

免疫功能的好坏决定着机体对各种病原微生物如病毒、细菌等的抵抗能力。微量元素过多过少均会引起免疫功能的下降，从而导致机体对疾病的抵抗能力下降。铁、铜、锌、锰和硒等元素缺乏时，机体免疫器官会发生萎缩，体液免疫和细胞免疫能力降低。贫血患者免疫能力往往比较低，容易感冒、生病。肠病性肢端皮炎是一种以腹泻、皮炎和秃发为主要特征的缺锌性遗传疾病，患者经常反复发生严重的真菌、细菌和病毒感染并伴发胸腺萎缩、辅助 T 细胞减少和胸腺激素活性降低。微量元素摄入过多也会影响免疫功能。有医生曾经为新生儿补铁，结果导致大肠杆菌感染，引发败血症。可见微量元素对机体免疫系统具有双重作用。

五、与核酸的关系

核酸是由四种核苷酸单元组成的长链分子，包括脱氧核糖核酸 DNA 和核糖核酸 RNA。DNA 是遗传物质，含有生物体发挥生物功能所必需的全部遗传信息。RNA 由信使 RNA(mRNA)、核糖体 RNA(rRNA)和转运 RNA(tRNA)组成。它们分别在传递遗传信息、蛋白质生物合成及基因表达的调控中起重要作用。

遗传信息通过转录、翻译等过程最后以蛋白质的形式表现出来。现在发现,从 DNA 的复制、RNA 的转录、翻译到蛋白质的合成都不能离开金属离子的参与。同时,金属离子在维持核酸的双螺旋结构与核蛋白的结构方面也具有重要作用。比如,调节基因表达的蛋白质家族的大多数成员含有“锌指结构域”,它是 Zn^{2+} 离子结合的超二级结构(BBA)。再如,在铜传输的调控过程中,转录因子 Mac1p 与 DNA 的结合也取决于 Cu^{+} 的配位。

第三节 微量元素的毒性

一、微量元素与健康的关系

任何一种微量元素,当摄入量超过正常含量就会产生毒害作用。即使像铁、锌、碘、铜等非常重要的必需微量元素,摄入过量时也会产生毒性作用,如铁中毒、锌中毒、铜中毒,等等。考虑一种元素对生物体影响时,不仅要注意该元素的剂量,还需注意该元素的存在状态。三价铬是糖耐量因子的组成部分,作为胰岛素的辅助成分发挥作用。缺铬(Ⅲ)可引发动脉粥样硬化、冠心病、糖尿病等疾病,而六价铬却是强致癌剂,可致肺癌、纤维瘤、肉瘤等。同为“铬”,实则相去千里。

进行微量元素研究和临床应用时,微量元素的用量和存在形式是两个关键因素。一般临床上多提倡用量应接近生理浓度,易吸收、副作用少的制剂为首选。目前,随着自然疗法的兴起,营养学家、自然疗法专家更倾向于采用食物疗法代替制剂进行微量元素的补充,利用某些植物特别是藻类进行微量元素的富集,来研制新的“天然微量元素”制剂,已成为生物无机化学、营养学研究的热点。

人体对非必需微量元素、有害元素也有一定耐受量。事实上,镉在婴儿体内检测不到,其在人体内的含量随年龄的增长而呈增长趋势,但并非人人都出现镉中毒的情况。与必需微量元素相似,当人体对这些元素的接触量超过允许摄入量就会对人体造成危害,甚至造成死亡。对于重金属元素来说,需要注意的是它的蓄积性。虽然我们日常生活中每天接触的金属毒物很少,但如果天天接触,日积月累就可能对人体造成损伤,许多职业病的发生正是如此。

一般来说,必需元素在机体中有一个最适浓度范围。当其不足即小于该范围时,就会导致生物体生长迟缓,繁殖能力衰退,甚至死亡;当其浓度超过某一限度时,则会引起中毒。不同元素的最适范围不同。有的元素最适范围很宽,而有的很窄。如硒的营养需求范围为 $1\times10^{-7}\sim2\times10^{-6}$ g/d,达到 $3\times10^{-6}\sim1\times10^{-5}$ g/d 时将引起慢性中毒,而超过 1×10^{-5} g/d 时,会引起急性中毒甚至突然死亡。碘却有相当宽的最适范围,每天摄入 0.1~1 000 mg 属于正常。

对于非必需元素甚至有害元素来说,也存在机体耐受剂量,小于此剂量并不表现毒性症状。

元素不足与过量对生物的影响见图 1-2 和表 1-3。

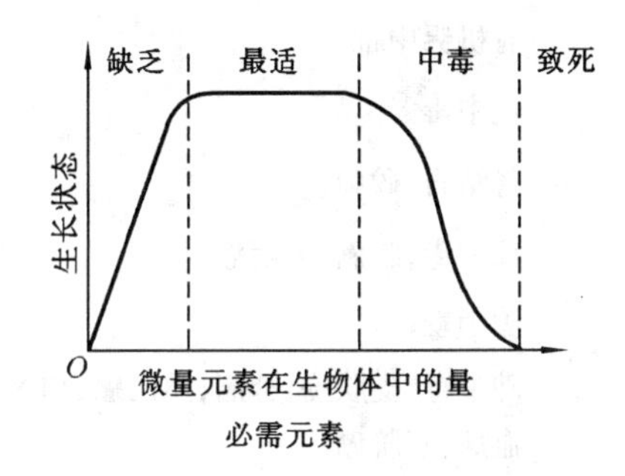

必需元素

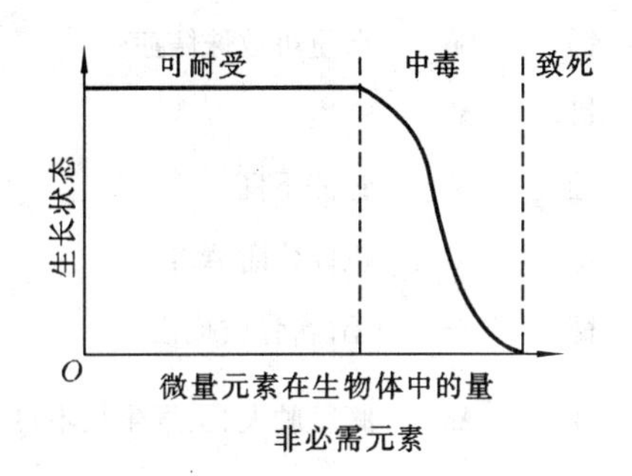

非必需元素

图 1-2 元素不足和过量对生物生长的影响

表 1-3 元素不足和过量对哺乳动物的影响

元素	元素符号	缺乏症	过多症
钙	Ca	佝偻病,手足搐搦症,骨质疏松	动脉粥样硬化,白内障,胆结石
镁	Mg	惊厥,手足搐搦	麻木
钠	Na	低钠血症	高钠血症
铁	Fe	贫血等	铁中毒
碘	I	地方性甲状腺肿,克汀病	高碘甲状腺肿,碘性甲亢,碘中毒,碘过敏
锌	Zn	营养性侏儒症,原发性男性不育,肠原性肢体发炎,厌食症,异食症等	锌中毒
硒	Se	克山病,大骨节病,还与心血管疾病有关	硒中毒
氟	F	龋齿,骨质疏松	氟中毒(氟斑牙,氟骨病等)
铜	Cu	贫血,白化病,白癜风,卷发综合征	铜中毒,肝豆状核变性

续表

元素	元素符号	缺乏症	过多症
钴	Co	巨幼红细胞贫血	钴中毒
锰	Mn	侏儒症,贫血	锰中毒
钼	Mo	肿瘤,心血管疾病	钼中毒
铬	Cr	糖尿病,动脉硬化,血脂升高,冠心病	铬中毒,上呼吸道癌,肺癌,纤维瘤,肉瘤
锡	Sn	严重可致侏儒症	有机锡中毒
钒	V	贫血	钒中毒
硅	Si	骨骼不良	肾结石,矽肺
镍	Ni	机体代谢障碍	镍中毒,肺癌,鼻咽癌
锶	Sr	龋齿,骨质疏松	锶中毒
砷	As	脾脏肿大,头发生长不良	砷中毒,皮肤癌,肺癌,淋巴癌,白血病,膀胱癌
镉	Cd		痛痛病,前列腺癌,肺癌,泌尿系统癌,高血压,肾炎,雄性生殖毒性等
铍	Be		肺癌,扁平上皮癌
锑	Sb		心脏病
铅	Pb		贫血、溶血,肾病,高血压,脑损伤,神经炎,促癌
汞	Hg		水俣病,脑炎,神经炎

二、影响元素毒性的因素

元素的毒性受多种因素的影响,除了与受试浓度或者说体内浓度有关以外,还与元素的存在形态、接触方式、机体自身因素(如物种、年龄、性别、健康状况、遗传因素、习惯),以及物质间的相互作用有关。

(一) 元素的存在形态

元素的存在状态可以分为无机态、有机态和生物态。存在形态不同,其毒性有显著差异。一般而言,无机态毒性最大,有机态次之,生物态毒性最低;而生物利用率则相反。因此微量元素制剂的发展方向是生物态。能将无机态的微量元素转变为生物态是营养学家、生物无机化学家梦寐以求的事。我国在这方面也做了大量工作，华中科技大学化学系于1983年研制成功的富硒酵母曾引起世界的关注。

(二) 接触方式

元素的毒性与接触方式密切相关，元素的接触方式通常有口服、灌胃、腹腔注射、皮下注射、静脉注射、吸入等。同样剂量的受试物，口服可能是安全的，但腹腔注射可能会使动物体中毒，静脉注射则有可能致其死亡。一般而言，元素的毒性由小到大顺序如下：口服、灌胃、腹腔注射、皮下注射、吸入、静脉注射。

(三) 机体自身因素

元素的毒性还与物种、年龄、性别、健康状况、遗传因素、习惯等有关。同一种元素，即使接触方式、存在状态相同，但对不同人群造成的健康问题可能不同。婴幼儿对许多金属更加敏感，这是由于婴幼儿消化道机能尚未发育完全，金属毒物更易通过消化道被吸收的缘故。因此，在污染日益严重的今天，预防婴幼儿的金属中毒已成为迫切需要关注的问题。重金属镉、铅的毒性受到膳食中植酸、蛋白质、维生素C、维生素D、钙等营养物的影响。因此，在重污染地区，注意膳食中营养物的合理搭配显得尤其重要。对于某些遗传病人来说，以正常剂量摄入某种微量元素也可能造成中毒。对于这些患者来说，减少该种微量元素的摄入是个不得已而为之但又颇有效果的办法。

(四) 各种物质间的联合作用

微量元素之间能相互影响、拮抗或协同各自的生物学作用。一般认为锌是镉的代谢拮抗物；铁和锰能相互干扰在消化道的吸收，又具有协同生血的作用；铜能加速铁的吸收和利用；维生素、某些螯合剂可减轻某些金属毒物的毒性。临床上正是利用物质间的这种相互作用进行重金属中毒的治疗，如用二巯基丁二酸钠、二巯基丙醇磺酸钠来治疗汞中毒；用依地酸二钠钙、二巯基丙酸、二巯基丙磺酸钠、维生素D和钙剂来预防和治疗镉中毒；通过补充硒、锌、铁、钙，以及维生素B_1、维生素E或维生素C的方法治疗铅中毒。

三、微量元素中毒的机制

(一) 阻断生物分子表现活性所需的功能基

金属离子特别是重金属往往具有很强的配位能力，进入体内后能与生物大分子上的卟啉环、咪唑、氨基(—NH_2)、巯基(—SH)、羧基(—COOH)和羟基(—OH)等配体结合。如果结合的配体是生物大分子发挥生物功能所必需的基团,结合的结果会使相应生物分子的生物活性降低或丧失。比如,汞、银可与半胱氨酸上的—SH结合,影响相关酶的活性;铅可与δ-氨基-γ-酮戊酸合成酶、δ-氨基-γ-酮戊酸脱水酶、血红素合成酶中的—SH结合,抑制红细胞血红素的合成,引致贫血;铊和铊化物进入体内后,可溶性的铊离子能与体内生物分子中的—SH、—NH_2、—COOH和—OH等结合,导致其生物活性丧失,从而使组织功能出现障碍。

(二) 取代生物分子必需的金属离子

金属离子是许多生物分子发挥生理活性所必需的,生物分子与金属离子间的结合有一定特异性。生物分子中必需金属离子的取代往往会抑制甚至阻断生物分子的活性。比如,铍(Ⅱ)可取代镁(Ⅱ)激活酶中的镁(Ⅱ)从而阻断酶的活性。又如镉可与抗氧化酶(SOD、GSH-Px和CAT等)的金属发生替代反应,抑制相关酶的活性;与DNA结合蛋白"锌指"结构中的Zn^{2+}发生置换反应,直接影响锌指蛋白的功能。

(三) 改变生物大分子的结构、空间构象

有时,金属离子结合的配体虽然不是生物大分子发挥生物活性所必需的,但结合的同时可导致相应分子如蛋白、酶、核酸乃至生物膜构象的变化,从而影响到生物分子的功能和活性,诱发中毒甚至致癌、致畸等。

(四) 导致脂质过氧化

机体铁负荷过量时,可导致铁中毒,出现一系列疾病,最明显的机制为Fenton效应(Haber-Weiss反应),反应生成大量活性羟自由基,导致脂质过氧化,并通过氧化损伤蛋白质和核酸。

第四节 微量元素的分布

一、环境中微量元素的分布

微量元素在环境中的分布不均是其分布的最典型特征,也是造成地方病发生的元凶。我国东北是典型的缺硒地区,因缺硒而造成的克山病曾使成千上万的人饱受煎熬;而湖北的恩施却因土壤、饮水中的硒太过丰富而造成大范围的硒中毒。我国大部分地区缺碘,食用加碘盐已为大家所熟知,然而环渤海湾的山东与河北的黄骅、海兴、盐山、孟村、沧县、乐陵、无棣、沾化、滨县、利津等地却因为饮水中碘浓度过高而导致高碘甲状腺肿等疾病的发生。因此加不加碘还要看自己身处何方。

由于产地不一,矿泉水中微量元素的含量也有显著差异。有人曾测定了福建、广东、河北、辽宁等8个省矿泉水中铜的含量,结果显示这些地区矿泉水中铜含量最多可相差800倍(见表1-4)。显然,长期饮用某一个地区的天然矿泉水并不科学。

表1-4 我国不同地区矿泉水中铜含量的差异
(含量以与淡水中铜含量均值的比值表示)

福建	广东	河北	辽宁	陕西	黑龙江	山东	浙江
0.1	0.1~1.67	0.1	0.13	0.33	2.47	2.53	83.3

二、生物体中微量元素的分布

微量元素在机体中分布不仅不均衡,还存在昼夜周期性变化。元素在脏器中分布的不均与其功能有关。比如,锌在视网膜、脉络膜(眼球里的一层薄膜,由纤维组织、小血管和毛细血管组成,棕红色,在巩膜和视网膜之间)和前列腺含量最高,显示锌可能在视觉、性器官发育方面具有重要作用。事实上,缺锌可致视力障碍如夜盲症,还可导致男性不育。

有害元素在体内分布的不均衡则体现了元素毒性的选择性。有机汞主要积累于脑部,其靶器官是脑;无机汞则贮存于肾脏,主要引起肾脏病变。

第五节 微量元素的来源、吸收和排泄

一、来源

微量元素的来源主要有食物和饮水。随着工业化的发展,污染特别是工业污染也已成为微量元素摄入的一个重要来源,这种情况在矿区尤为严重。

一般来说,动物性食物中微量元素含量大于植物性食物,吸收也好于植物性食物。如鱼、海产中的微量元素含量非常丰富,米、麦中微量元素主要分布在胚芽和麸糠中,但往往在加工过程中丢失。元素铬的含量从糙米到精米损失75%,从红糖到白糖损失90%。这样一来,吃得越精,缺得越多,造成"富贵病"的发生。

二、吸收

微量元素主要通过胃肠道和呼吸道吸收,有些微量元素也可通过皮肤吸收,如职业接触。

消化道对不同的元素吸收有明显差异，并随营养状况、食物形式、元素存在形态发生变化。营养素如蛋白、纤维素、脂肪、糖、维生素对微量元素的吸收也有一定影响。牛乳中铁的吸收率为4%，母乳中铁的吸收却高达49%；人乳中锌的吸收率可达(59.2±8.5)%，牛乳中却仅为(42±5.9)%。动物实验显示，大鼠对牛乳中铜的吸收率为18%，也远低于人乳喂养鼠的25.7%。

微量元素进入机体后，一部分被机体所吸收，发挥其生理生化功能，另一部分则排出体外。有害元素如镉、汞、铅在体内都有蓄积作用。不同的元素蓄积部位不同。蓄积部位往往是该元素主要攻击的部位，也是受害最严重的部位。

元素为人体吸收以后，主要通过血液输送到全身各个组织器官，其运送和分布在相当大的程度上取决于元素在血液中的存在形态。金属离子在血液中主要与一些蛋白如转铁蛋白、铜蓝蛋白、金属硫蛋白、白蛋白、α-巨球蛋白结合。这些蛋白主要有三个方面的作用：运输作用、协助跨膜作用和解毒作用。金属离子与蛋白的结合使其以高于生理盐水正常溶解度许可的浓度输送，蛋白结构的特异性则使得与其相结合的金属离子可通过特异受体介导进入相应的组织器官。金属离子与蛋白的结合降低了血液中游离金属离子的浓度，从而起到一定的解毒作用，如镉与金属硫蛋白的结合。

三、排泄

生物体对必需微量元素的吸收有一定的调节控制能力。一般来说，当体内某种元素储存较多时，机体对该元素的吸收比较少，而当该元素摄取不足时，吸收则增多。当然这种调控机制是有限度的，超过这种限度，就会造成机体元素的缺乏或中毒。

机体中微量元素的排泄主要是通过消化道(粪便)、肾脏(尿)进行的，呼吸、汗液、乳汁也可排出少量。运动量比较大和长期工作在高温环境下的人通常需要补充微量元素铁、锌等，就是这个原因。

第二章　必需微量元素

第一节　铁——微量元素中的老大

铁,元素符号为 Fe,是周期表中的 26 号元素。铁在自然界的储量比较丰富,但从生物、医学的角度讲,铁属于微量元素。正常成年男子体内铁含量平均为 50 mg/kg,女性略少,为 35 mg/kg。人体中微量元素中除硅以外,铁的含量最多,堪称"微量元素的老大"。铁最重要的生物学功能是参与氧的运输和造血过程。缺铁是导致贫血最主要的原因之一,缺铁性贫血是目前世界上主要的营养缺乏症之一,世界卫生组织 1992 年的资料表明,目前患有铁缺乏或贫血的人有 21.5 亿。据调查,在我国,缺铁性贫血的患者在学龄前儿童中高达 59.1%,城市居民为 40.1%,大学生为 48.3%。缺铁性贫血问题已引起世界各国政府及非政府组织的普遍关注。

一、铁的生物学功能

(一) 参与氧的运输和储存

1. 铁是血红蛋白的组成成分

血液中的氧以溶解态和结合态两种形式存在。溶解的量极少,仅占血液总氧含量的 1.5% 左右,结合的占 98.5%。氧的结合形式是氧合血红蛋白,血红蛋白(Hemoglobulin, Hb)在 O_2 和 CO_2 的运输方面占有极为重要的地位。

正常情况下,人体中氧的唯一来源是空气。通过呼吸,氧进入肺泡,而后进入血液，与血液中的血红蛋白结合，通过血液循环供应给每一个细胞。

血红蛋白是红细胞内的色蛋白，血液之所以为红色就是因为含有血红蛋白(动脉血中含氧量高为鲜红色，静脉中含氧少为紫红色)。每一个血红蛋白分子由 1 个珠蛋白和 4 个血红素(亚铁原卟啉)组成(见图 2-1)。血红素是 4 个吡咯基构成的环，中心结合 1 个铁原子(见图 2-2)。每个铁原子可结合 1 分子氧，因此，每个血红蛋白最多可结合 4 个氧分子。正常情况下，每立方毫米的血液中红细胞的数目为男性 500 万个，女性 420 万个。每个红细胞中含 2.8 亿个血红蛋白分子，血红蛋白在氧的运输中承担着非常重要的作用。

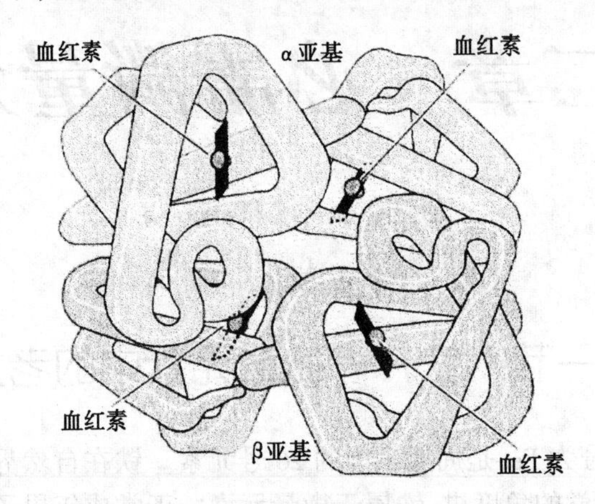

图 2-1 血红蛋白

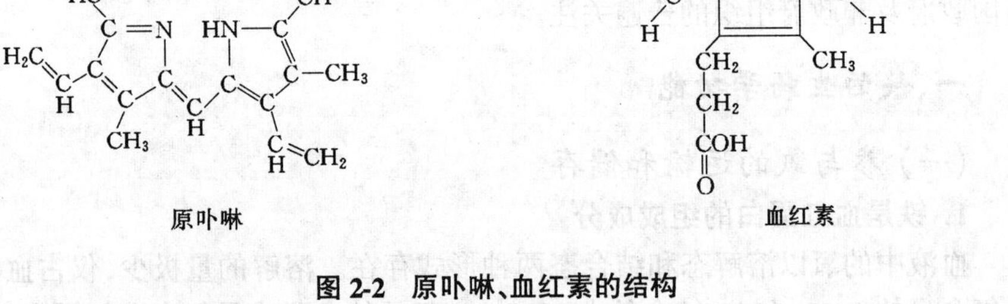

原卟啉

血红素

图 2-2 原卟啉、血红素的结构

2. 运输和储存氧

血红蛋白的任务是运输和储存氧，这就决定了氧与血红蛋白的结合必须是可逆的，否则难以完成运输的任务。机体之所以选择血红蛋白就是因为其特殊的分子结构（见图 2-1、见图 2-2）。血红蛋白与氧的结合具有以下几个特征。

（1）可逆、反应快、无需酶的催化，受氧分压（也就是氧浓度）的影响。在肺部，氧分压高，氧与血红蛋白结合，形成氧合血红蛋白（HbO_2）；在组织中，由于组织呼吸耗氧，氧分压低，氧合血红蛋白解离释放出氧，从而有效地将氧气由肺部输送至组织器官。其反应式为

$$Hb + O_2 \rightleftharpoons HbO_2 \quad （严格讲是 Hb_4 + 4O_2 \rightleftharpoons Hb_4(O_2)_4）$$

（2）铁与氧的结合是“氧合”，不是通常意义上的“氧化”。氧合血红蛋白中的铁仍为二价。

（3）100 mL 血液中血红蛋白所能结合的最大氧量为血红蛋白的氧容量，此值受血红蛋白浓度的影响。而血红蛋白实际结合氧量称为血红蛋白的氧含量，其与氧容量的比值即为血红蛋白的氧饱和度。

（4）O_2 与血红蛋白的结合使得血红蛋白的结构发生某种变化（变构），这种变化使其与 O_2 的结合能力增强，即所谓协同效应。反之，氧合血红蛋白离解出 1 分子 O_2 后，其他结合氧则更易释放。脱氧血红蛋白结合二氧化碳的能力要强于氧合血红蛋白。在组织器官中，因氧分压比较低，氧合血红蛋白解离释放出氧后与二氧化碳结合，通过血液循环将二氧化碳携带至肺部。同样的道理，在肺部，血红蛋白解离释放出二氧化碳后，与氧结合，将氧携带至组织器官。

3. 一氧化碳（CO）中毒

CO 与血红蛋白的亲合力是 O_2 的 210 倍。即使很低浓度的 CO 也可从氧合血红蛋白中取代 O_2，阻断其结合位点，使血红蛋白失去输送 O_2 的能力，从而危及生命。

（二）铁与某些金属酶的合成与活性有关

目前发现有数十种酶的合成或活性与铁有关，如过氧化氢酶、过氧化物酶和单胺氧化酶等。过氧化氢酶是一种含铁血红素酶，过氧化物酶为一大类有共同活性的酶，其中大多数含铁（Ⅲ）-卟啉辅基。这些酶能有效清除机体氧化过程中产生的过氧化氢、有机过氧化物等有害物质，使机体免受损伤。脑组织单胺氧化酶是一种含铁酶，是灭活单胺类神经递质的重要酶，组织中铁的缺乏会影响单胺氧化酶的活性，引起单胺类神经递质代谢障碍。现在认为，缺铁性贫血引起的幼儿智商偏低与脑组织中含铁酶或铁激活酶活性的降低有关，在脑发育的关键阶段缺铁可能引起不可逆转的脑发育损伤，因此婴幼儿铁的营养非常关键。

另外,在机体能量代谢的重要环节——三羧酸循环中,有半数以上的酶和辅助因子在含有铁或有铁存在时才能发挥作用,因此缺铁可直接影响能量代谢。

(三)直接参与能量代谢

生物体不能自身创造能量,只能从外部获取能量。对于人来说,食物是获取能量的主要来源。摄入的食物通过消化系统消化后以生物大分子的形式被吸收,通过血液循环输送至各组织器官,生物大分子进一步氧化释放出能量。在生物体中,生物大分子的氧化称为细胞呼吸,也叫生物氧化或组织呼吸。葡萄糖是人体最适宜的能量来源:

$$C_6H_{12}O_6 + 6O_2 \longrightarrow 6CO_2 + 6H_2O + 17.1\ kJ/g$$

细胞呼吸过程非常复杂,涉及一系列蛋白和酶。从反应部位讲,释能过程是在线粒体内膜上的电子传递系统参与下完成的,线粒体是生物氧化、产生能量的场所——动力工厂。在这里,糖氧化产生的含高能电子的还原物经电子传递链传递电子,同时启动氧化磷酸化反应。电子传递链包括黄素蛋白类、泛醌(Q)和细胞色素类等。黄素蛋白类中最重要的是 NADH-Q 还原酶,由黄素蛋白和多种铁硫蛋白构成。细胞色素是一类以血红素为活性中心的色蛋白,是含铁的电子传递体,辅基为铁卟啉的衍生物,铁原子处于卟啉环的中心,如图 2-3 所示。机体如果缺铁,势必会影响到细胞呼吸,影响人体正常的生理功能。

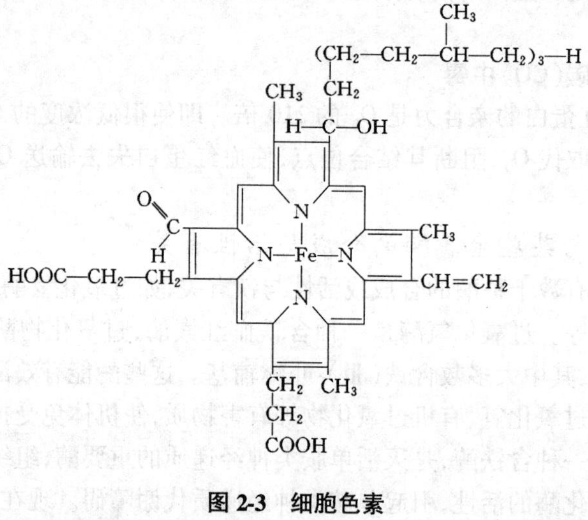

图 2-3　细胞色素

研究表明,体内能量的释放依附于线粒体聚集铁的数量,聚集铁越多,能量释放越多。心、肝、肾是机体能量代谢中最重要的器官,组织中线粒体内蓄积的铁尤其丰富。美国西部高山人超常的体能为世人所知。美国学者曾经就其原因进行了分析,认为与高山人大量摄取羚羊、牛和鹿等动物的肉有关。一般认为,只有二价铁(即亚铁)易被人体吸收,特别是亚铁血红素中的铁吸收最好。研究表明,不同肉类当中亚铁的含量差异很大。85 g 的牛里脊含亚铁 2.2 mg,相同重量的猪里脊只含亚铁 0.2 mg,羊排含 1.1 mg,火鸡含 0.6 mg。而有些野生动物的肉中亚铁的含量比牛肉还要高。

(四) 对免疫系统的影响

铁缺乏可引起患者免疫功能障碍,贫血患者免疫能力低就是这个原因。缺铁可使外周血淋巴细胞对致有丝分裂的因子的反应下降,影响吞噬功能,降低中性粒细胞对细菌的杀伤能力,可使 T 细胞数量轻度减少。铁过剩亦可引起免疫功能损伤。有人在预防新生儿疾病时,给出生 2~6 d 的新生儿注射铁剂,当注射到 4~6 d 时,80% 的新生儿发生大肠杆菌感染,其中不少发生败血症,但未注射铁剂的新生儿无一例感染发生。可见铁对免疫系统的影响是“高低不就”。

(五) 与其他微量元素的关系

高锌对铁的吸收有抑制作用。有人曾给成年女性补充葡萄糖酸锌 50 mg/d,经过 10 周后,发现血清铁蛋白和红细胞压积明显下降。动物实验也有类似的报道,高锌饲料喂养的大鼠,其血浆、组织中的铁含量显著低于正常。

钙对铁吸收的影响比较复杂。动物和人体实验均显示,氯化钙不仅能够抑制非血红素铁的吸收,对血红素铁也有抑制作用,且存在剂量-效应关系。也就是说,牛奶、奶酪可能会降低人体对铁的吸收。然而另一项人体实验显示,在铁强化谷物中添加牛奶可显著增加铁的吸收。因此,比较科学的补铁办法应该是分餐制——尽量使钙、铁的摄入安排在不同的时间,早餐补充钙,晚餐、午餐补充铁。

二、铁代谢

铁主要在小肠内吸收,但胃液对铁的吸收有很大影响。胃酸(pH 值为 1~2)的主要成分是盐酸,可阻止铁离子及其配合物的水解、聚合和沉淀,还可溶解部分难溶的铁化合物,增加铁的生物利用率。盐酸中的氯离子(Cl^-)则有助于铁形成可溶性的氯合配合物。

铁在十二指肠和空肠被吸收后进入血液,与转铁蛋白结合,运送至体内各组织和器官。

(一) 铁的代谢特征

1. 小肠黏膜上皮细胞有控制和调节铁吸收的能力

当体内有铁储存时,小肠黏膜对铁的吸收比较少,当体内缺铁时吸收增多。这种调控机制是控制铁内稳态的重要环节。

2. 人体内储存的铁不多

成年人体内铁的含量大约为3～5 g,其中65%以血红蛋白形式存在于红细胞中;10%分布于肌肉和其他细胞中,作为酶的构成成分存在;15%～20%储存在肝脏、脾脏、骨髓、肠和胎盘中,称为储备铁。储备铁主要有含铁血黄素和铁蛋白,储量分别为9% 和10%,其中铁蛋白在机体缺铁时可被机体动用,而含铁血黄素则不能被机体动用。此外,还有少量铁与蛋白质结合存在于血浆中,称为血浆铁,数量大约为3 mg。正常人体内铁化合物的分布参见表2-1。

体内储备铁并不多,一旦人体对铁的需求量增多,或者发生失血情况,体内储备铁很难满足机体需求,因而造成缺铁性贫血。

表2-1 正常人体内铁化合物的分布

含铁化合物	含铁量/g	比例/(%)	功　能
转铁蛋白	0.007		转运铁
细胞色素	0.004	1	参与生物氧化
过氧化氢酶	0.004		分解过氧化氢
未知	0.20	5	
肌红蛋白	0.40	10	贮存氧气
含铁血黄素	0.36	9	贮存铁(不能立即动用)
铁蛋白	0.40	10	贮存铁(可立即动用)
血红蛋白	2.6	65	运送氧气

3. 体内铁的代谢非常旺盛

红细胞的寿命约为120 d,也就是说每天死亡的红细胞相当于其总数的1/120。红细胞死亡以后,铁会保存下来,这是因为衰老的红细胞被巨噬细胞吞噬后,血红蛋白被消化,其中的铁便释放出来。而后与铁蛋白结合,以铁黄素颗粒形式存在于巨噬细胞当中,最后通过转铁蛋白运送至幼红细胞后再用于造血。事实上,人体每天只需从食物中吸收1 mg的铁,其余95%的铁均来自人体铁的再利用。

4. 不同的铁吸收率不同

可被人体吸收的铁有两类:血红素铁和非血红素铁。肉类、鱼类、肝脏等动物食品中的铁属血红素铁,可直接进入肠黏膜,吸收率高,可达20%～25%,人奶中的铁吸收更高达49%。植物性食品中的铁为非血红素铁,吸收率普遍较低,一般仅为5%左右;混合性食品中铁的吸收大约为10%。

（二）每日膳食中铁的供给量

1988 年，我国营养学会在青岛开会，对每日膳食中铁的供给量做出了明确规定，见表 2-2。不难看出，孕妇、哺乳期的妇女、婴儿、少儿和成年女性对铁的需求相对比较多，需要注意铁的补充。

表 2-2 我国规定膳食中的铁供应量 (mg/d)

年龄		铁供应量	年龄		铁供应量
婴儿		10	成人	男性	12
儿童	<10 岁	10	成人	女性	18
儿童	10~12 岁	12	孕妇、乳母		28
青少年	男性	12	老年前期(45~60 岁)		12
青少年	女性	15			

三、人体铁营养状况的评定指标与营养状况

人体铁的缺乏是一个渐进过程。首先是铁的吸收不足，此时机体并不产生任何不适感觉。接着体内铁将耗竭，但仍不表现出明显缺铁症状。最后发展引致贫血。

（一）人体铁营养状况的评定指标

1. 血红蛋白

国际上统一采用国际血液学协会和世界卫生组织（WHO）推荐的氰化高铁法测定。采血方式一般用静脉或指尖取血，有的地方则用耳垂取血。由于耳垂取血测定值明显偏高，故建议最好采用无名指指尖取血，以利于比较。该法简单，沿用时间较长，但不够灵敏。

2. 血清铁、总铁结合力、转铁蛋白饱和度

血液自然凝固后，上层出现的淡黄色清液就是血清，与血浆的区别在于其中不含纤维蛋白原等凝血因子。血清铁是指血清当中铁的含量，并非反映铁营养状况的灵敏指标。相对而言，转铁蛋白饱和度更能反映铁的营养状况，因为它表示转铁蛋白所能结合的铁的能力。测定时，在血清中加入过量铁，使血清中转铁蛋白完全与铁结合，其值为总铁结合力。血清铁与总铁结合力之比值即为转铁蛋白饱和度。转铁蛋白饱和度正常值为 35%，若小于 16% 即表现为红细胞生成缺铁。

3. 红细胞游离原卟啉

原卟啉和铁是合成血红素的两种原料。原卟啉在血红素合成酶的作用下

生成血红素，后者再与珠蛋白结合，构成血红蛋白。体内铁不足时，血红素合成受阻，红细胞内多余的原卟啉就会积累下来，造成游离原卟啉浓度增加。目前认为该值是评定缺铁性贫血的敏感指标。

4. 血清铁蛋白

血清铁蛋白是体内铁储存的一种形式，能被立即动用作为其他功能铁的补充，在血清内含量甚微，是目前评定人体铁营养状况最灵敏的指标。

（二）人体铁的营养状况

根据以上指标，人体铁营养状况可以分为四种情况。

1. 正常

各指标均正常。即血清铁蛋白 60 μg/L；转铁蛋白饱和度 35%；红细胞中的游离原卟啉 600 μg/L；血红蛋白含量 > 120 g/L。

2. 血储存耗空期

血清铁蛋白含量≤12 μg/L；血红蛋白含量 > 120 g/L；其他两个指标至少有一项正常。

3. 红细胞生成缺铁期

血清铁蛋白含量 < 12 μg/L；转铁蛋白饱和度 < 16%；红细胞中的游离原卟啉含量 > 1 000 μg/L。这时体内血红蛋白合成已受阻。

4. 缺铁性贫血

所有指标均不正常。根据情况又可分以下四个层次。

轻度贫血，血红蛋白含量为 90 ~ 120 g/L；中度贫血，血红蛋白含量 60 ~ 90g/L；重度贫血，血红蛋白含量 30 ~ 60 g/L；极重度贫血，血红蛋白含量 < 30 g/L。

四、缺铁引起的疾病

（一）缺铁性贫血

1. 症状

缺铁性贫血症状比较复杂，表现不一。主要有头晕耳鸣，注意力不集中，记忆减退，面色、指甲苍白，儿童身高体重增长缓慢；心跳加快，自觉心慌；全身乏力，易疲倦，食欲不振、腹胀腹泻；肝脾、淋巴结肿大和四肢水肿；心脏扩大，心电图异常甚至心脏衰竭。

儿童可出现偏食、异食癖，反应迟钝，智力下降，还可出现口腔炎、舌炎和乳头萎缩等。

慢性缺铁性贫血还可引发神经障碍或精神障碍，经常性的头痛是缺铁症最初的非特异性症状之一。

2. 病因

（1）铁的摄入不足。按理说，人每天会从各种食物中摄取铁，缺铁性贫血不应该如此普遍。问题在于不同食物中铁的生物利用率不同。有些食物中的铁容易被吸收，如动物肝脏、肉中的铁吸收率可高达25%；有些食物中铁则不易被吸收，如菠菜，尽管其含铁量非常高，但被吸收的只有3%，显然不是铁的良好来源。一般而言，动物性食品中铁的吸收较好，植物性食物因为受草酸、植酸等的影响，吸收率较低，一般仅为10%左右；而粗粮和一些蔬菜中铁的吸收则更少，只有3%左右。因此如果不注意从动物性食品中补充铁，缺铁将不可避免。

另外，因生理需求，女性对铁的需求量大于男性，但由于女性的身材和饭量均比男性要小，在家庭中又基本上和男性吃同样的食物，因此女性所摄入的铁往往低于男性，容易造成贫血。

（2）需求量增加未及时补充。女性在怀孕后，血量要增加20%，需要动用200～600 mg的铁。同时胎儿成长和分娩时的出血，也需要大量的铁。如果不能及时补充铁，则极易造成贫血。对胎儿来说，肝内储存的铁一般可供应6个月，早产儿则仅能供应3～4个月。婴幼儿在这一阶段生长发育极快，5个月时体重增加1倍，1岁时则增加2倍，对铁的需求量极高。又因为婴幼儿的排泄量远高于成人，因此婴幼儿在出生后9～24个月极易缺铁，如不及时补充会造成严重后果。

（3）吸收不良。胃部分切除或全部切除的病人，食物中的铁不能很好地被吸收；长期严重腹泻的病人不仅铁的吸收受到影响，还可能因上皮细胞脱落而丢失铁；萎缩性胃炎患者因胃酸长期缺乏往往会导致铁吸收不良；小儿反复感染也会对铁吸收造成影响。

（4）排泄过多。正常情况下，机体排泄铁量很少，一般每天不超过1 mg。但热环境下或运动大量出汗后铁的丢失会增加。检测发现，汗中有相当多的铁，从事长跑等项目的运动员每天丢失的铁可达14 mg。

（5）遗传疾病。遗传性高铁血红蛋白血症、镰状红细胞贫血等可造成铁代谢、转运和利用的障碍，并因此造成贫血。

遗传性高铁血红蛋白血症患者缺乏NADH-细胞色素b_5还原酶，不能将高铁血红蛋白还原为亚铁血红蛋白，导致体内高铁血红蛋白过高，氧合血红蛋白减少，引致缺氧。临床上以紫绀和缺氧为主要特征。

镰状红细胞（见图2-4）贫血是由于珠蛋白β链上第六位上的谷氨酸被缬氨酸替代引致血红蛋白结构发生变化，红细胞溶解度降低，铁利用受到影响，亚铁血红蛋白合成受阻，导致溶血性贫血。镰状红细胞贫血的分布具有很强的地域性，主要分布在非洲大陆。

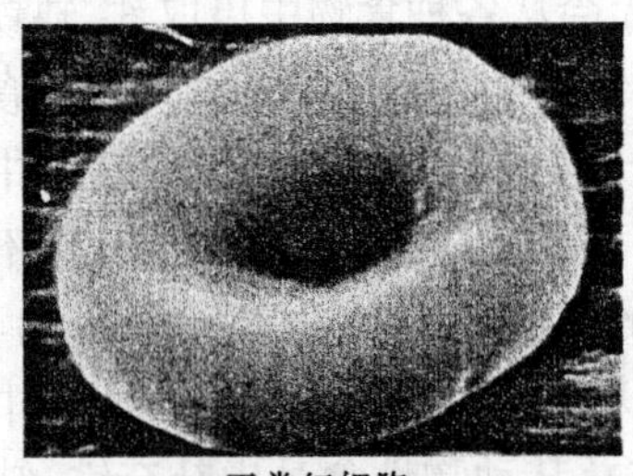
正常红细胞

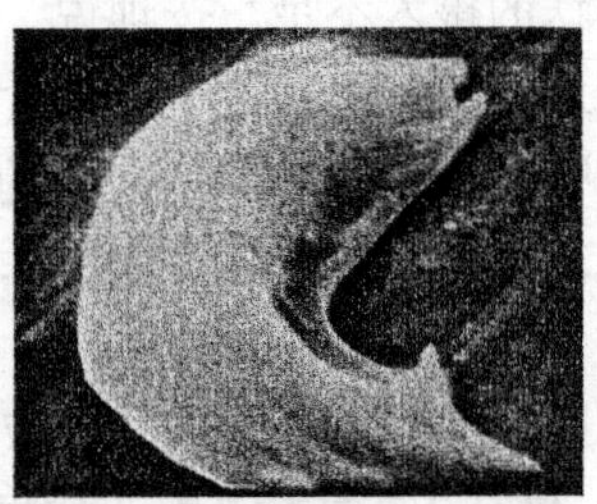
镰状红细胞

图 2-4 正常红细胞和镰状红细胞

（二）青春期女性慢性萎黄病

该病由体内铁缺乏引起，为小细胞低色素贫血。发病原因多为铁的生理需求量增多而未及时补充，多见少女或青春期女性。症状主要表现为面色萎黄，一般无其他不适感觉。但严重时可有舌炎、舌黏膜萎缩、舌乳头平滑、充血等症状。

美国 Bruner 等研究者认为，即使未患贫血，对缺铁的青春期少女补充铁也可提高其语言学习能力和记忆能力。Lancet 等杂志上也有类似的报道，如补铁可改善低铁少女的认知能力等。

（三）缺铁吞咽困难综合征

缺铁吞咽困难综合征也称为普-文二氏综合征，患者因遗传缺铁，细胞内含铁酶类减少，细胞氧化还原酶活性降低，导致黏膜组织和脏器功能减退，以缺铁性贫血伴随食管膈膜形成为特征。临床上有吞咽困难、口角炎、舌头有异常感觉等症状。

（四）其他

还有些疾病的发生可能与缺铁有关，如婴幼儿屏气、主妇综合征，患者应注意铁的营养补充。

1. 婴幼儿屏气

受委屈或某种目的未能达到时，大声哭叫，既而出现屏气，表现为呼吸暂停、两眼上翻、面部及口唇发紫，数分钟后屏气停止。此类症状往往会频繁发生，因为危险，家长往往极力满足患儿的要求，导致小孩比较任性。现在认为，缺铁可能是引起婴幼儿屏气的原因，家长应注意小儿铁营养的补充。

2. 小儿交叉擦腿综合征

发病时出现双下肢伸直交叉，或使劲夹紧两腿摩擦，上肢屈曲握拳，同时伴外阴充血，分泌物增多，男孩阴茎勃起等。家长很容易误以为小儿接触了一些不应该接触的东西，引起所谓“早熟”。实际上，可能与铁营养的缺乏有关。

3．主妇综合征

全身乏力，做事无精打采。早上不想起床，晚上辗转难眠。情绪易波动，郁闷不乐，常禁不住流泪哭泣，注意力不集中。常见于 20～50 岁妇女，为贫血在特殊人群中的一些表现。

4．妇女“冷感”

典型特征是怕冷，但甲状腺功能正常。

五、缺铁的治疗和预防

主要是口服补铁，常用的药物有硫酸亚铁、右旋糖酐铁、葡萄糖酸亚铁等。补铁时应忌饮茶叶及其他碱性药物以免影响铁的吸收。缺铁及贫血症状缓解后应继续服药 2～3 个月时间，以补足体内铁的储存，避免症状复发。

缺铁的预防主要在于改善饮食结构。对于婴儿来说，要注意辅食的添加。出生 3 个月后的婴儿因不能进食肉类，可加蛋黄或豆浆，稍大一点的婴儿，可逐渐加肉汤或肉粥等食物。另外也可添加强化奶粉、强化饼干、强化食盐、强化代乳品等。

六、铁中毒

（一）铁中毒常见情况

1．误服医用铁制剂

常用铁制剂为硫酸亚铁的糖衣片，因其形状美丽、色彩鲜艳，儿童极易视其为糖果而食之，剂量过大时即造成铁中毒。急性铁中毒死亡率极高，约为 20%，无法治疗，病人会在 1～7 d 内死亡，理应引起人们重视。

2．食物储存不当

铁制品中长期储存酸性食物如海棠和山里红等，造成铁大量溶解进入食物，从而引致铁中毒。

3．摄入过多

这种情况比较少见，但也有发生。长期进食含铁丰富的食物或长期饮酒（红酒）、服用某些含铁较多的药物（特别是补药），均可引起铁过剩。过多的铁通过血液循环到达并沉积于某些脏器，可引起血色沉着症（心脏）、肝硬化（肝脏）、青铜色糖尿病（胰腺）、性腺功能不全（睾丸）等。

4．输血过多

多次大量输血，特别是慢性贫血及溶血引起红细胞摄铁量增多。由于体内铁负荷增多，可引起继发性血色病（或输血性铁质沉着症）。

（二）症状与治疗

1. 急性症状与治疗

急性症状主要有恶心、呕吐，伴剧烈的胃部烧灼感，呕吐物有血性物质；腹痛、腹泻，排出血性和柏油样便，肝肿大等。

不足 1 h 者可用催吐剂，并服用碳酸钠（Na_2CO_3），灌服牛奶、鸡蛋，以减少铁对胃肠道的直接刺激；必要时用 50 g/L 碳酸氢钠（$NaHCO_3$）洗胃，然后用牛奶、豆浆、鸡蛋清等洗胃；亦可用静脉滴注去铁敏。

2. 慢性症状与治疗

表现有皮肤色素沉着、肝脾肿大，可致肝硬化、肝纤维化、糖尿病和青少年性功能低下等。

可采用放血疗法（开始 200～300 mL/d）或静脉滴注去铁敏。

［生活小提示］ 常见的补血药膳——引自 SOHU 社区

乌骨鸡肉：乌鸡入血调经，是妇科良药。可专治妇女虚劳所致的月经不调、腰膝酸软等疾病。

龙眼肉：适用于心慌怔忡、夜寐不安、脑力衰退及健忘失眠等。

桑葚：适用于阴亏血水、眩晕耳鸣、津液缺乏、须发早白、神经衰弱及便秘等症。

红糖：适用于妇女产后恶露不尽、口干呕秽、月经不调及宫寒痛经等症。

黑木耳：适用于痔疮出血、高血压、脑血管硬化及便秘等。

第二节 碘——智力元素

碘是人类发现的第二个必需微量元素，是甲状腺素的主要组成成分，具有重要的生理功能。缺乏碘可引起地方性甲状腺肿、克汀病等。我国政府立法实行普遍食盐碘化以防治碘缺乏疾病（IDD）已将近 10 年，食用加碘盐已成为全民共识。曾经肆虐西南、西北一些省份的 IDD 已得到部分控制，但部分地区仍存在不同程度的碘缺乏疾病。2002 年中国碘缺乏病监测报告指出，当年全国 8～10 岁儿童甲状腺触诊肿大率为 5.8%，有 12 个省、自治区、直辖市儿童甲状腺肿大率在 5% 以下，有 14 个省、自治区、直辖市儿童甲状腺肿大率在 5%～10%之间，有 5 个省、自治区、直辖市儿童甲状腺肿大率在 10% 以上。基本实现和尚未实现消除碘缺乏病阶段目标的 14 个省份的防治工作也取得了很大进展。儿童甲状腺肿大率有不同程度的下降：重庆由 1999 年的24.0%下降到13.5%，四川由1999年的15.8%下降到5.8%，新疆由1999年的20.9%下降到11.7%，西藏自治区由22.8%下降到13.8%。

另一方面，随着全民碘化食盐的逐步强化和普及，产生了新的问题。碘致甲状腺机能亢进发病率呈不断上升趋势。流行病学调查显示，在碘缺乏地区实行普遍食盐碘化后碘诱导的甲状腺机能亢进(IIH)的发病率明显增加，而非缺碘地区实行食盐碘化后一般不会引起IIH发病率的增加。因此，在缺碘地区进行补碘尚需注意预防IIH等疾病的发生。

一、碘的生物学功能

碘是甲状腺激素的组成部分。甲状腺是人体内最大的内分泌腺(见图2-5)，平均重量约为20～25 g，由无数囊状小泡即甲状腺滤泡组成。甲状腺滤泡中含有甲状腺球蛋白，甲状腺球蛋白是一种含碘蛋白，呈胶状，是人体的碘库，为甲状腺素的前体。一旦人体需要，甲状腺球蛋白即可被水解成有生物活性的甲状腺素，通过血液循环到达全身各处。甲状腺含碘8～15 mg，占人体含碘量的80%。

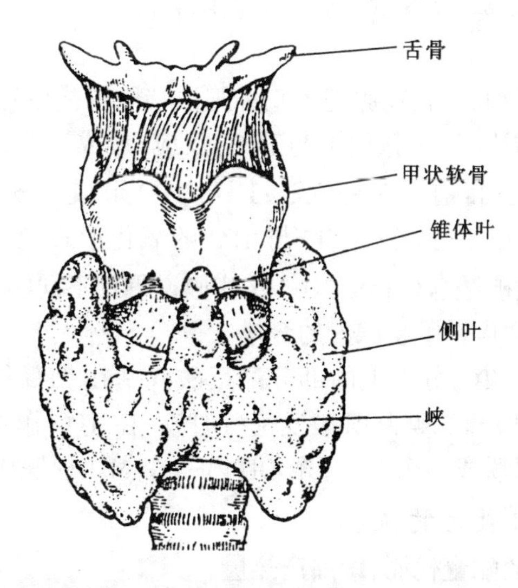

图2-5　人的甲状腺

甲状腺激素主要有四碘甲腺原氨酸(T_4)和三碘甲腺原氨酸(T_3)两种，它们都是酪氨酸的碘化物(见图2-6)。甲状腺素合成的原料有碘和甲状腺球蛋白，其详细的合成过程目前尚不完全清楚。

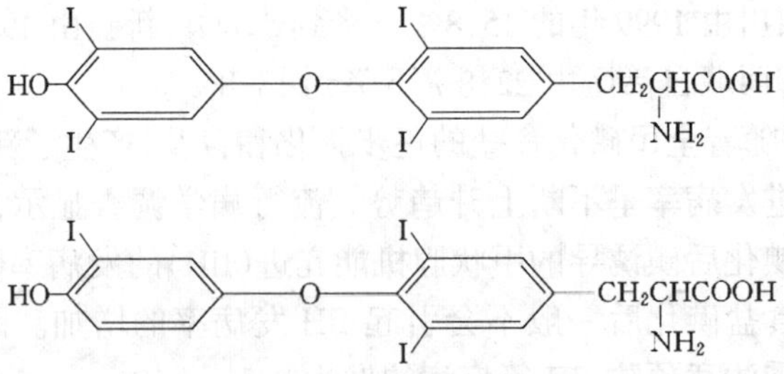

图 2-6 四碘甲腺原氨酸(上)和三碘甲腺原氨酸(下)的结构

(一) 甲状腺激素的合成

1. 甲状腺浓聚碘

由肠吸收的碘,以碘离子形式存在于血液中,浓度为 20 ~ 50 μg/L。甲状腺中碘离子浓度比血液高 20 ~ 25 倍。因此,碘(I^-)从血液转运至甲状腺上皮细胞是逆浓度梯度进行的。目前推测在甲状腺泡上皮细胞的基底面可能存在类似碘泵的碘转运蛋白,在消耗 Na^+/K^+ – ATPase 的同时将 I^- 转运至上皮细胞后,顺电化学梯度转运,从腺泡细胞进入腺胞腔。

2. 碘的活化

I^- 进入甲状腺细胞后,在腺泡上皮细胞顶端质膜微绒毛与腺泡腔交界处,在甲状腺过氧化物酶(TPO)作用下与 H_2O_2 反应,形成活性碘。活性碘的确切形式尚不完全清楚,目前有四种说法:I^+ 与 TPO 形成的复合物($E\text{-}I^+$);I^+ 与 TPO 结合形成的自由基(E-I);I^+;I^- 与 TPO 的氧化形式(TPO 与 H_2O_2 作用得到)EO 结合成的次碘酸盐($[EOI]^-$)。这些假说得到不同实验结果的支持。

3. 酪氨酸的碘化和甲状腺素的合成

甲状腺球蛋白(TG)分子上的部分酪氨酸残基在 TPO 作用下碘化生成一碘酪氨酸残基(MIT)和二碘酪氨酸残基(DIT)。在 TPO 作用下,TG 分子上的两个 DIT 进一步偶联成一个 T_4,一个 DIT 和一个 MIT 偶联成 T_3。

(二) 甲状腺激素的机能

1. 促进机体的能量代谢,增加产热量

甲状腺功能亢进时,产热量增加,基础代谢率升高,患者喜凉怕热,极易出汗;甲状腺功能低下者则相反,产热量减少,基础代谢率降低,患者喜热恶寒。

2. 对蛋白质、糖、脂肪代谢的影响

甲状腺激素能促进蛋白质的合成。甲状腺激素分泌不足,蛋白质合成减少,肌肉收缩无力,组织间的黏液增多,并结合大量正离子和水分子,从而产生黏液性水肿。但甲状腺激素分泌过多,可使蛋白质分解加快,特别是骨骼肌蛋

白分解速度加快，使代谢产物肌酐含量降低，肌肉收缩无力，尿酸含量增加，引致血钙升高和骨质疏松。

甲状腺素可刺激小肠黏膜对糖的吸收，增强肝糖原分解，抑制糖原合成，并有增强肾上腺素、胰高糖素、皮质醇和生长素的生糖作用，因此甲状腺素有升高血糖的功效；但甲状腺激素也可增加外周血对糖的利用，因此有降血糖的作用。甲状腺功能亢进时，血糖常升高，有时会出现尿糖。

甲状腺激素能促进脂肪氧化，增强儿茶酚胺与胰高糖素对脂肪的分解作用。甲状腺激素还可促进胆固醇的合成，但同时又可通过肝加速胆固醇的降解，且分解的速度超过合成。所以甲状腺功能亢进者血中胆固醇含量低于正常。

3．对生长发育的影响

神经元是神经系统的结构和功能单位，由胞体、树突和轴突构成，轴突外存在髓鞘(见图 2-7)。人和哺乳动物的长骨生长、神经元树突和轴突的形成、髓鞘与胶质细胞的生长、神经系统机能的发生与发展，以及脑血液供应等均有赖甲状腺激素的作用。如果在胚胎或胚胎早期出现碘缺乏，极有可能引发呆小症。另外，先天性甲状腺发育不全的胎儿也可患呆小症。

甲状腺被破坏的蝌蚪，发育停顿，不会变成蛙；但如果在其生活的水中加入甲状腺素，则又恢复生长，变态成蛙。在正常蝌蚪生活的水中加入甲状腺素，则变态提早，因成熟快而形成家蝇般大小的蛙。

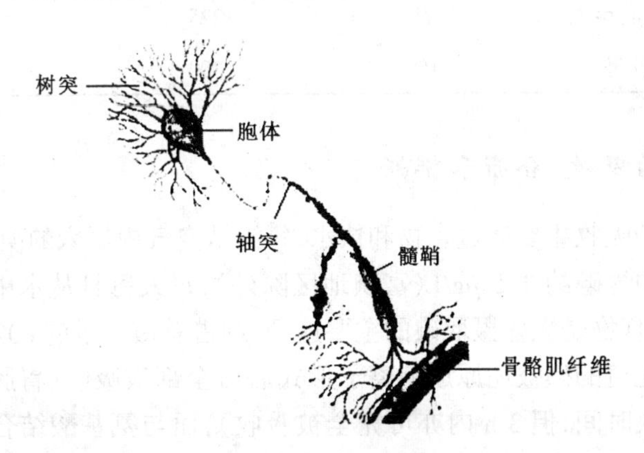

图 2-7　神经元的结构

4．对神经系统的影响

甲状腺激素不仅影响中枢神经的发育，对成熟的神经系统也有影响。甲状腺功能亢进时，可出现注意力不集中，多愁善感，喜怒无常，烦躁不安，睡眠不好且多梦等症状。甲状腺功能低下时，则有记忆力减退、说话行动迟缓、淡漠无情、终日思睡等表现。

二、碘的需要量和供给量

根据流行病学调查和碘代谢实验，目前确认碘的需要量约为 100 μg/d，最低不能少于 44～75 μg/d。世界卫生组织食品添加剂评审委员会在评价碘的同时提出碘的安全摄入量在 50～1 000 μg/d 之间，推荐的碘摄入量为 150～300 μg/d。

人体对碘的需求因年龄、性别和生理状态而异，不同的国家和地区对此规定不一。美国 1980 年推荐每日碘的摄入量成人为 0.15 mg，1～10 岁儿童为 0.07～0.12 mg，婴幼儿为 0.04～0.05 mg，孕妇和乳母为 0.175～0.20 mg。比利时国家科学院食品与营养委员会推荐 0～6 个月婴儿每天摄入碘允许量为 0.04 mg，上限为每千克体重 1.50 μg，成人为每千克体重 30 μg。我国食品营养强化剂使用卫生标准规定婴幼儿食品中强化碘量为 250～480 mg/kg，食盐强化碘量为 20～50 mg/kg。表 2-3 列出不同人群碘摄入量的安全范围。

表 2-3　不同人群碘摄入量的安全范围　(μg/d)

组别	低限	高限	适宜量
4 岁以下	30	105	70
4 岁以上及成年人	75	225	150
孕妇及乳母	150	300	200

三、碘的吸收、分布和排泄

人对碘的吸收主要通过食物和饮水，每天从空气中摄入的碘不足 0.4 μg。一般饮用水中含碘约 1.5 μg/L（富碘地区除外），每人每日从水中摄入的碘量小于 30 μg。食物是人体摄取碘的主要途径，约占总摄入量的 80% ～90% 。

进入消化道的碘被还原成碘离子形式后可全部被吸收（胃肠中有内容物时可延长吸收时间，但 3 h 内亦可完全被吸收），而与氨基酸结合的有机碘可直接被吸收。甲状腺素及其他有机碘化物在肠内吸收不完全，胃肠内容物中的钙、氟、镁有碍于碘的吸收，特别是在碘缺乏的情况下作用更为显著。经肠道上皮细胞进入血液循环中的一部分碘被甲状腺摄取，另一部分由肾脏排出体外。正常人体内含碘 25～26 mg，主要分布在甲状腺，其余分布在血浆、肌肉、肾上腺、皮肤、中枢神经系统、卵巢和胸腺。

四、营养状况评价

1. 尿碘——评价某地区碘营养状况的最好指标

肾脏是碘排出的主要脏器,人体内的碘 80% ~ 85% 经尿排出。在相对稳定的条件下,人体排出的碘相当于摄入的碘,因此尿碘是碘摄入量的较好标志。目前主要采用检测随意一次尿样的方法(一般采用晨尿作为检测对象)。这种方法主要受采样季节、反映摄入量和储量时间、饮食习惯、出汗、饮水及其他生理因素的影响,须进行校正。校正方法主要有以下几种。

(1)肌酐校正法:假定不同个体每日肌酐排泄量恒定,计算含 1 g 肌酐的尿样中的碘含量 (μg/g)。由于蛋白质摄入量不同导致个体之间肌酐排泄量变异较大,因此尿碘/肌酐比值的结果可能不很可靠,但目前仍得到广泛应用。正常值应为 63.1 μg/g。有人认为地方性甲状腺肿大并发克汀病的碘临界浓度为 25 μg/g。

(2)增大样本量:尿样数量足够多,至少在 50 ~ 100 份以上,对某一地区碘营养状况普查时常采用这种方法。

(3)比重校正法:弃去过稀或过浓的尿样,选择浓度在 1.010 ~ 1.030 g/mL 之间的尿样进行碘浓度测定。尿碘浓度 (μg/L) 按下式计算:

$$尿碘浓度 = 实测碘浓度 \times (1.021 - 1.000)/(实际浓度 - 1.000)$$

该法比较简单,适于在大规模的现场调查中使用。

碘营养状况正常时,尿碘浓度值的中位数为 100 μg/L。小于 100 μg/L 则表示碘摄入量不足;小于 20 μg/L 表示重度 IDD;20 ~ 49 μg/L 表示中度 IDD;50 ~ 99 μg/L表示轻度 IDD;大于 100 μg/L 则不会出现 IDD。

2. 甲状腺大小

甲状腺体积的大小与碘摄入量之间呈负相关关系。当甲状腺的任何一叶大于受检者拇指末节时(即重量上远远超过 35 g,体积上已大于正常的 4 ~ 5 倍),即可称为甲状腺肿大(简称甲肿)。甲肿的检出率一般在 3 ~ 6 个月或更长时间内不会受补碘的影响而发生明显的变化。流行病学资料表明,当尿碘 < 50 μg/d 时,甲状腺肿大与尿碘成反比;当尿碘 > 900 μg/d 时,甲状腺肿大与尿碘成正比。

流行病学调查中常用的检测方法有两种。

(1) 触诊法:甲状腺大小分为 0、Ⅰ、Ⅱ 度。触诊可感知甲状腺的形态、硬度、结节的大小及青少年的生理性甲状腺增大。

(2) B 超法:采用超声波仪对甲状腺进行扫描,分别测定甲状腺的长、宽和厚度,然后按公式计算其体积。B 超法能客观、精确地评价甲状腺大小,它测量的重复性强，误差仅为±10%，是当前测量甲状腺容积的最可靠方法，也是国际上推荐优先使用的方法。

导致甲肿的因素很多，除缺碘外还有其他原因如食物中的有机硫化物、某些无机元素等可抑制甲状腺对碘的摄取，所以甲肿率不能作为独立的指标来评价碘营养状况，需综合评价。

3. 全血或血清促甲状腺激素(TSH)水平——新生儿甲低筛查指标

碘是甲状腺素合成的基本原料，而甲状腺素是大脑和神经正常发育不可缺少的物质。当碘不足、甲状腺素分泌减少时会刺激垂体分泌 TSH，导致血液中的 TSH 增高，因此全血或血清 TSH 水平可反映人体的垂体-甲状腺的功能状态，对于亚临床甲状腺功能低下(简称甲低)的诊断也具有重要意义。

对于新生儿和婴儿，TSH 的测定更显重要。新生儿 TSH 水平能较准确地反映脑发育关键期(即胎儿及新生儿期)的碘营养水平和甲状腺的功能状态。新生儿 TSH 升高，表明在脑发育的关键时期存在甲状腺激素的分泌不足，因此世界卫生组织(WHO)、联合国国际儿童救援基金会(UNICEF)及国际碘缺乏疾病控制委员会(ICCIDD)联合推荐使用新生儿全血 TSH 水平作为 IDD 流行病调查及监测防治效果的重要指标之一。

目前，新生儿滤纸血斑 TSH 检测已用于先天性甲状腺功能低下症筛查(简称新生儿甲低筛查)，并成为重要的儿童保健内容之一。正常足月新生儿由于出生时受寒冷刺激而引起垂体迅速释放 TSH，其 TSH 水平在生后 30 min 达到峰值，随后逐渐下降，通常在 72 h 后降至正常水平，因此应采集新生儿脐带血或出生 4~7 d 内的足跟血进行检测，但由于大规模采集新生儿足跟血较困难，所以近年来常采集分娩时新生儿脐带血进行新生儿甲低筛查。新生儿滤纸血斑检测也可用于 IDD 流行病学调查。

目前 TSH 的检测多采用酶联免疫吸附测定(ELISA)法。测定时应注意不同生产厂家试剂盒的 ELISA 阳性结果临界值可能有所不同，同时要注意所用滤纸片和试剂盒的匹配。

4. 血清 T_3、T_4 含量——非独立检测指标

血清 T_3、T_4 含量可反映甲状腺的功能状况。正常 T_3 值为 50~200 ng/100mL，T_4 值为 4.5~13.2 ng/100mL。血液中的 T_3 一部分来自甲状腺，大部分来自 T_4 的脱碘转化，在临床上血清中总 T_3、T_4 的测定是甲状腺功能最基本的筛选实验。但由于其正常值范围太宽，且检测费用高，操作复杂，因此不适于大规模流行病学调查和监测。1994 年 WHO、UNICEF 和 ICCIDD 发表的关于国际甲状腺功能评价标准中，不推荐以 T_3、T_4 作为独立监测指标。

5. 血清蛋白结合碘(PBI)

血清蛋白结合碘包括体内多种含碘物质所含的碘,其中大部分为甲状腺素(T_4)的碘,因此测定血清蛋白结合碘也可反映甲状腺激素水平。一般 PBI 含量正常值为 4 ~ 8 μg/100 mL,甲状腺功能亢进者增多,甲状腺功能减退者减少。

由于尿碘、甲状腺大小及新生儿全血 TSH 水平(滤纸片法)具有样品采集容易,测定方法简单可靠,且测定结果能够从不同侧面反映地区人群的碘营养状况,因此 WHO、UNICEF 及 ICCIDD 联合推荐以此 3 种指标作为碘营养状况的流行病学调查与监测的优先使用指标。其他指标如膳食碘摄入量、智商等可作为参考指标或辅助的评价指标使用。

五、碘缺乏引起的疾病

碘缺乏病是机体缺碘而引起的一系列障碍,是多种症状的总称。碘缺乏病的发生、发展取决于缺碘程度、缺碘时间,以及机体对缺碘的反应性等多个因素。对于缺碘地区而言,虽然大多数居民都处于不同程度的缺碘状态,但并非都有碘缺乏病。碘缺乏对人体的主要影响见表 2-4。

表 2-4　碘缺乏对人体的主要影响

碘摄入量/(μg/d)		50 ~ 100(边缘)	25 ~ 50(缺碘)	< 25(严重缺碘)
临床表现	甲状腺功能	正常	正常	低
	甲状腺肿	少	多	很多
	生长发育	无影响	有影响	影响
	妊娠适应	能	能/不能	不能
	克汀病儿	无	无	有
	智力低下儿	无	增加	显著增加
生化检查	甲状腺吸^{131}I	增加	显著增加	极显著增加
	血浆蛋白结合碘	正常	低限	低
	T_3	正常	正常/高	正常/高
	TSH(促甲状腺激素)	正常	正常/高	高

(一) 地方性甲状腺肿

碘是合成甲状腺激素的原料,缺碘时甲状腺激素合成减少,垂体分泌促甲状腺激素增加。TSH 不断作用于甲状腺,腺细胞的生长和增生得不到抑制,从而导致甲状腺肿。

1. 临床表现与诊断

临床表现主要有甲状腺肿大、颈部变粗(见图 2-8)。主要发生在青少年及成人中。儿童的甲状腺肿发病率随年龄而增加,到青春期达高峰。

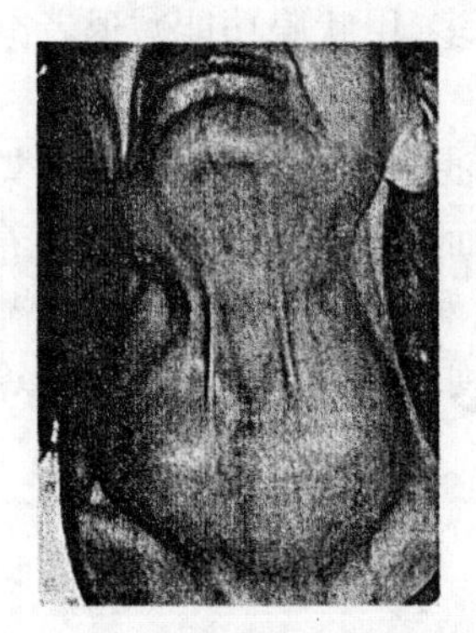

图 2-8 地方性甲状腺肿

诊断:有病区生活史,甲状腺肿大,尿碘/肌酐比值<50 μg/g。排除甲亢、甲状腺炎和甲状腺癌等疾病。

2. 预防

(1) 食盐补碘:一般每人每日摄入约 10 g 盐,我国卫生标准规定食盐强化碘量为 20~50 mg/kg,可满足一般人群需要。

(2) 碘化油:尤适合特殊人群如新婚育龄妇女、孕妇、婴幼儿使用。优点是服用后立即生效并维持较长时间(1~3 年);缺点是碘的利用率低,而且初期血、尿中碘浓度很高,后期又很低。这种情况是否会对人体造成危害尚不清楚,因此一般仅作为应急措施。采用碘油程序注意要遵守使用标准和用量,并进行必要的监测。口服丸对新婚育龄妇女为每次400 mg,孕妇每次 200 mg,怀孕 3 个月内服用 1 次即可;0~2 岁婴幼儿每次100 mg,每年 1 次。

(3) 口服碘剂(KI):碘化钾 10~15 mg/d,复方碘液 2~3 滴。对早期患者疗效较好,对晚期病人疗效不佳。

3. 病因

(1) 自然地理因素:因为土壤性质的不同,有些地区土壤中碘容易随雨水流失,造成缺碘。常见于以石灰石、白垩土、砂土、灰化土为土壤主要成分的地带。泥炭土中含碘虽多,但碘和土壤牢固地结合在一起,植物不能吸收,因而这些地带也流行地甲病。

(2) 膳食因素:钙与碘之间可能存在拮抗作用。一方面,钙可能对碘的吸收有抑制作用;另一方面,碘对钙的吸收也有影响。调查发现,地方性甲状腺肿发病区饮水中钙浓度往往比较高。氟可促进酪氨酸的代谢,抑制碘的有机化和碘化酪氨酸的偶联,因而影响碘的利用。

食物中存在的致瘿物质可严重影响碘的吸收和利用,常见有硫代葡萄糖酸苷和 L-5-乙烯-2-硫代-噻唑烷酮(VTO)等。硫代葡萄糖酸苷可干扰碘在甲状腺内的有机化和碘化酪氨酸的偶联过程,抑制甲状腺激素的合成。卷心菜、羽衣甘蓝(洋白菜)、野生萝卜、瑞典芜菁、大头菜和芥菜等植物含有硫代葡萄糖酸苷。

与碘离子形式或大小相似的离子如 SCN^-、F^-、Br^-、ClO_4^- 等,当其在血液中的浓度过高时可竞争性抑制甲状腺对碘的浓聚。木薯中含有亚麻苦苷,亚麻苦苷在人体中可参与 SCN^- 的合成,因而也具有致瘿作用。玉米、高粱、小米、黄豆、花生、豌豆、生姜和杏仁含有硫氰酸盐,硫氰酸盐在胃肠道可逆转化成 SCN^-,因而影响碘的利用。

另外,低蛋白、高碳水化合物可影响甲状腺对碘的吸收和利用,使血清中 T_3、T_4 和血清蛋白结合碘降低,血清 TSH 升高,促使酪氨酸分泌减少,降低碘的有机化。低蛋白、高碳水化合物饮食是贫困地区发生碘缺乏疾病的重要原因。

(3) 药物:抗甲状腺药物如硫氧嘧啶、他巴唑、甲亢平和硫脲等可抑制甲状腺激素的合成。

锂是一种人体必需微量元素。曾作为药物用于治疗痛风、甲状腺中毒和精神病。目前发现,锂还有降低血糖的作用,在糖尿病治疗中有很大潜力。锂的副作用就是对甲状腺功能的影响,使甲状腺激素分泌减少。

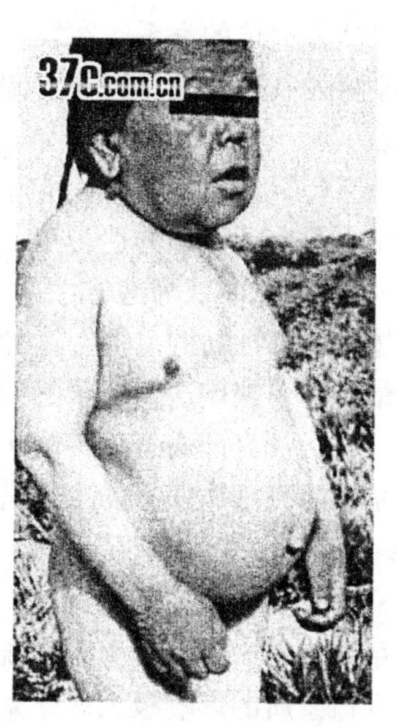

图 2-9 地方性克汀病
(引自 37C 医学网)

(二) 地方性克汀病(呆小症)

碘缺乏的主要危害是影响胎儿和新生儿的脑发育,同时也影响儿童和成人的大脑功能。目前将这种伴有地方性甲状腺肿和严重缺碘的智力缺陷合并神经综合征,或有突出的甲状腺功能低下及生长发育障碍的,统称为克汀病(见图 2-9)。

1. 临床表现

智力低下,聋哑,生长发育迟缓,矮小,甲状腺功能低下,痉挛性瘫痪。可用 6 个字来概括:呆、聋、哑、小、低和瘫,故也叫呆小症。

2. 病因

(1) 胚胎期缺碘:一般来说,孕妇比平常需要更多的碘。但是克汀病病区长期缺碘,致使孕妇体内严重缺碘,无法满足胎儿需要,从而造成胎儿在母体中就缺碘。正常情况下,胎儿自 10 周起就有摄碘能力,到 80 ~ 90 d 时其甲状腺素开始分泌激素。甲状腺激素对中枢神经发育、组织分化、生长与发育成熟具有重要作用。缺碘造成甲状腺功能障碍,从而使发育中的中枢神经系统,以及生长与发育受到影响,引致克汀病的发生。

(2) 遗传家族性增高:地方性克汀病的发病具有家族聚集特点,同时受环境因素的影响。1987—1988 年,河北省医科院的马智等研究者在太行山区对克汀病患者进行了家系和细胞遗传学调查,调查的 100 例患者分属 41 个家系,每个家系最多患病 8 例,最少 1 例。具有 2 例以上患者的家系 28 个,其中一级亲属患病率为14.21%(77/542),是一般群体患病率的 2.67 倍;二、三级亲属患病率分别为 4.64% 和 1.89%;100 例患者的父母中无近亲婚配,其中一个有明显遗传的家系。在埃塞俄比亚的 Gamo-Gofa 地区,有人对 797 名 6~18 岁学生及其亲生父母进行了调查,结果亦表明,甲状腺肿的流行有家庭聚集性特点。

(3) 遗传—缺碘。国内 1979 年首次提出克汀病与遗传因素有关,后来有多人测定了该病的遗传度,其大小从 21%~100% 不等,并因此提出"遗传—缺碘"观点。认为地方性克汀病可能是一种多基因遗传病,克汀病患者属于群体中易患性高的人群。这种易患性来自父母,由多基因控制,然而疾病的发生最终需要缺碘这一因子的参与和启动。

尽管克汀病有遗传倾向,但补碘后常常有正常的婴儿分娩。因此,补充碘是预防克汀病发生的主要措施。

(三) 亚临床克汀病

表面看似正常人,但智力差,智商 50~69,学习能力低下,有些伴有神经系统症状。主要发生于碘流行病区,发病率远高于呆小症和甲状腺肿,因此对人口素质的影响极大。

六、高碘对人体的危害

(一) 高碘甲状腺肿

由于机体摄入远远超过生理需要量的碘而造成的甲状腺肿称为高碘甲状腺肿。根据流行病学特点可分为散发性(或非地方性)和地方性两类。

1. 散发性高碘甲状腺肿

自新生儿到 70 多岁老年均可发生,但半数以上系 20 岁以下患者,每日摄入碘量 5~500 mg 不等。用碘剂后出现症状时间,短者数周,长者达 30 年,主要人群有母亲在妊娠时服用大量碘剂后所生婴儿、用碘化钠治疗的支气管哮喘患者和长期接受碘剂的胸部疾患病人等。

2. 地方性高碘甲状腺肿

(1) 发病区及病因。该病遍布河北、山东、山西、新疆、河南、内蒙古等省、自治区,约 4 千万人。

① 渤海湾的滨海地区:黄骅、海兴、盐山、孟村、沧县、乐陵、无棣、沾化、滨

县、利津等地。主要为饮用深层高碘水引起，患病率达 2.05%。

② 山东日照、梁山、嘉祥等地，为食物性高碘甲状腺肿，因食用海带及其腌制咸菜所致。

③ 新疆奎屯乌苏山前倾斜平原，山西晋中盆地、孝义，河北新城、固安、永清、邢台、邯郸，河南黄河下游的滩区（前台县）与内蒙古包头市的土右旗，江苏省丰县与沛县，福建通安县，因浅水层中含碘量高也有高碘甲状腺肿发生。

(2) 临床表现。致病剂量低者为 0.5 mg/d，高者为 1.0 mg/d，摄入高碘到发病的时间可以是 3 周、3 个月、5 年或更长的时间。临床表现大多数呈弥漫型，重度的甲状腺肿、结节、混合型或巨大的甲状腺肿很少见。高碘甲肿与缺碘甲肿在外观上几乎无任何不同，但触诊时高碘甲肿比较硬实一些。患病率为女高于男，年龄在 5 岁以上即逐渐增多，青春发育期达到高峰。甲状腺功能正常。

(3) 防治。减少高碘饮水，多吃豆制品。豆类特别是黄豆中含有一种叫皂甙的物质，可促进人体碘的排泄，减少高碘甲状腺肿患者体内的碘。另外还可利用一些致瘿植物如野生萝卜、大头菜等。

(4) 治疗。症状明显的患者可服用甲状腺制剂、甲状腺素片或甲状腺片。

（二）碘性甲亢

碘性甲亢指碘诱发的甲亢。

最早发生碘性甲亢的例子来自美国。甲肿曾流行于美国大部分地区，特别是在长湖周围和其他内陆地区。随着人们摄碘量的逐渐增多，甲肿患病率稳定下降，但同时甲亢发病率却有明显增加趋势。荷兰、澳大利亚、南斯拉夫、奥地利等国也先后发现随着摄碘量的增多，甲亢发病率成倍地增高。德国的柏林郊区，供应碘盐后甲亢发病增多 1.7（乡村）~ 2.8（城市）倍。津巴布韦供应碘盐后，甲亢发病率由原来的 2.8/100 000 升至 7.4/100 000。我国从 20 世纪 50 年代起供应 20 ~ 50 mg/kg 的碘盐，直至 1993 年前罕有碘性甲亢的报道。但 1994 年全民补碘并让重点人加服碘油丸，含碘药品与含碘保健品涌入市场，进入幼儿园、托儿所和学校后，城市医院中已有甲亢病人增多的反映，但未见可信的统计数据。

另外，高碘地区也会发生碘性甲亢。日本长崎甲亢发病率为 0.5%（检查 935 人），其原因在于食用含碘高的海藻食品。我国山东沾化县发病率为 1.89%（370 人），对照区仅为 0.14%。据调查，与水中碘含量有关。在高碘甲状腺肿病中并发甲亢者相当高，报道结果从 3.55% 到 7.76% 不等。

(1) 症状。大部分碘性甲亢对生命的威胁在心脏。甲亢对心脏影响表现为急、慢性心肌病及肥大型心肌病等，甚至还增加心衰的危险。心房纤颤是甲亢病常见的并发症，有15%～20%发病率，并且还增加了中风和其他栓塞发生的危险。其症状有心动过速、多汗、失重、嗜眠；无眼球突出，但可有轻度凝视。

(2) 致病剂量。50～100 μg/d属于安全剂量碘；200～500 μg/d为诱发剂量；500 μg/d以上，剂量越大危险率越高。饮用高碘水者发病时间为1～2年。在补碘者中多发生于补碘6个月之后，1～3年间达高峰，3～10年可恢复至补碘前水平。

(3) 发病年龄。碘性甲亢平均发病年龄为34.16岁，其中25～40岁占79%。

(4) 治疗。轻者用利血平及镇静药，症状明显用硫脲嘧啶后可痊愈。治疗由碘性甲亢导致的心脏病，最好的方法是治疗甲亢，在治疗的6个月内甲状腺功能恢复正常的病人中大约有60%的病人心房纤颤治愈，有50%心绞痛病人治愈。预防措施在于控制碘的摄入量。

(三) 桥本氏甲状腺炎

桥本氏甲状腺炎也称慢性淋巴细胞甲状腺炎，属于自身免疫性疾病。甲状腺呈弥漫性肿大，但坚硬似橡胶，可伴有压迫症状。

高碘可促进桥本氏甲状腺炎的发生。在美国、俄罗斯和加拿大等国家均发现，居民碘的摄入量逐年增高，甲状腺炎的发病率亦逐渐升高。在美国明尼苏达州，经手术诊断的女性桥本氏甲状腺炎发病率，1935—1944年为6.5/100 000；1965—1967年增至69/100 000，而且仍有上升趋势。我国河北省地方病防治所在高碘水源地区检查2 102人，发病率为0.14%，并发现患病率与饮水含碘量呈正相关关系。

(四) 碘过敏

碘过敏主要见于以下几种情况：一次性大剂量服用碘制剂或长期服用含碘药物；局部应用碘酊(碘酒，为I_2、KI的稀酒精溶液)治疗甲状腺肿；尿道造影术后。

在我国，因碘油丸和含碘保健品引起的群体性不良反应在河北、云南、贵州、新疆、山东、福建、甘肃、山西等省或自治区均有报道。1998年，山东单县因口服碘钙片引发群体性不良反应，1 242名学生中有412人发病(33.17%)，曾引起国务院的关注。董建忠在福建沙县开展中小学生口服碘丸工作中发现32例碘过敏患者，占到服药总人数的7.8%，显示碘过敏问题的严重性。但食品中的碘极少引起碘过敏或中毒。1935—1974年间，美国发生的20 000过敏反应的儿童中，无一例是由于食品中的碘所引起的。我国在应用碘盐或含碘食品防治碘缺乏病的过程中，以及在高碘地甲肿病区都未见有碘过敏或碘中毒的报告。

在碘过敏的症状中，轻者出现结膜炎、鼻炎、皮肤痤疮，重者可出现荨麻疹、血管神经性水肿、支气管痉挛甚至休克。如有血清过敏症，则还可出现关节痛、淋巴结肿大、血小板减少及嗜酸性粒细胞增多等情况。

（五）碘中毒

碘中毒的情况与碘过敏相似，也见于以上几种情况。且慢性中毒情况多于急性中毒情况。

急性症状有恶心、呕吐、局部疼痛甚至昏迷。突出症状为血管神经性水肿，咽部水肿。重症患者还会出现四肢震颤、发绀、惊厥、昏迷等，如不能及时抢救，可引起大脑严重缺氧，损害中枢神经系统，从而影响小儿的智力发育。

慢性症状包括口咽部烧灼感，有不愉快的碘味或黄铜味，唾液腺肿胀分泌增多。可引起鼻炎、肺水肿、咽喉炎、扁桃体炎等。有被误诊为感冒、流行性腮腺炎的情况。

（六）对儿童智力的影响

随着 IDD 的有效遏制，高碘对健康、特别是智力发育的影响引起了人们的广泛关注。一方面我国尚有部分地区属高碘摄入地区，另一方面，碘化食盐的大规模、全方位的应用有可能使部分本身不缺碘的地区造成碘摄入过高。据报道我国大约有 4 千万人生活在高碘环境，而且还可能会发现更多的高碘区。但目前有关高碘对儿童智商有无影响尚无统一的认识。

早在 1980 年，针对新疆高碘区的 607 名儿童中存在 4 名智力迟钝者（0.66%）这一事实，就有人曾提出高碘对智力的影响是一个值得重视和探讨的问题。之后在山东省日照县、沾化县、庆云县等高碘区的调查研究均得出类似结果，即高碘区儿童平均智商显著低于对照区儿童，高碘饮食可能会影响儿童智力发育。但也有报道指出，高碘区儿童平均智商与对照区比较无明显差异，甚至高于对照地区。由于影响智力测定的因素很多，因此单纯智商测定难以说明高碘与智力发育之间的关系。

[生活小提示]

1. 碘的抗辐射功能

核辐射曾使数以万计的人患上癌症。目前进行核试验仅为少数国家所为，核辐射已渐渐远离我们，但其他形式的辐射（如电磁辐射）正包围着我们的环境，肆虐我们的身体，所造成的危险可能比核辐射更严重。

电磁辐射几乎无时无刻不在伴随着我们。电视机、收音机、微波炉、电吹风、电动剃须刀、无绳电话、手机、电脑、复印机等均是造成电磁辐射的元凶。正如有人所说:"我们犹如生活在电磁辐射汤里……猜猜看谁是汤里的煮面片。"可惜的是,至今尚无哪个国家、哪个政府对这种辐射采取什么措施,而现实中我们又不得不使用以上的电子设备。

谢尔登·索尔·亨德在《医用维生素、矿物质百科全书》中指出,碘是"对来自辐射性微尘的放射性物质侵入甲状腺最有效的拦截者",无机碘化物也可预防电磁辐射对人体主要腺体和器官的轰击。有人借此推荐了几种补碘方法以达预防辐射之目的。

(1) 饮用含碘植物饮品。

(2) 定期服用一种不仅含碘而且含有其他微量元素的产品,如海草灰等。

(3) 食用海产品,如比目鱼、黑斑鳕、大比目鱼、箭鱼、大龙虾、蛤肉、小虾和牡蛎等。

值得指出的是,大蒜和人参也可帮助清除身体中的放射性离子。

2. 使用碘盐的注意事项

(1) 买合格碘盐。

(2) 随吃随买,不要长期存放。

(3) 防热、防潮,用有盖的棕色玻璃瓶或瓷缸盛碘盐,放在阴凉、干燥处,远离炉火。农村应注意盐罐不放在炉台上、水缸边,特别注意不食用私盐。

(4) 炒菜、做汤待快熟、出锅时放盐则效果最好。

(5) 不要用油炒碘盐。

(6) 腌制咸菜时用碘盐,不要淘洗碘盐。

第三节 锌——生命的火花

锌元素在周期表中属 $Ⅱ_B$ 族,与镉、汞同族。有意思的是,锌是人体必需的微量元素,与人体许多生理功能有关,而镉、汞则是有害元素,臭名昭著。

一、锌的生理功能

(一) 参与酶的合成及活性的发挥

锌广泛参与体内多种酶的组成,与体内300多种酶的活性有关。此外,还有许多非酶类的金属蛋白和其他金属结合生物多聚体中含锌,它们调节和控制必需或非必需元素的代谢。体内缺锌会使DNA复制减慢,合成受阻,蛋白质合成受到抑制,致使细胞停滞于 G_0/G_1 期,仅少量进入S期和 G_2/M 期,并使细胞增殖指数降低。

主要锌酶及其生理功能见表2-5。

表2-5 主要锌酶及其生理功能

酶	典型存在部位	功 能
碳酸酐酶	红血球	酸碱平衡,参与肺和组织内CO_2交换
碱性磷酸酶	骨、黏膜、血清、肾	脱磷酸反应,骨代谢
亮氨酸氨基肽酶	肾	蛋白质代谢
羧肽酶	胰	蛋白质代谢
二肽酶	肾	蛋白质代谢
DNA聚合酶	肝、肾	DNA合成
RNA聚合酶	肝、肾	RNA合成
醇脱氢酶	肝、脂肪组织、肺	醇的氧化,醛还原反应
谷氨酸脱氢酶	肝、大脑、肾、心肌	蛋白质代谢
乳酸脱氢酶	脑、脂肪组织、肾、心肌、肝、胰	糖代谢
苹果酸脱氢酶	脑、脂肪组织、肝、胰	糖代谢
甘油醛磷酸脱氢酶	肌肉	糖代谢
δ-氨基-γ-酮戊醇脱氢酶	血液	蛋白质代谢
AMP氨基水解酶	肌肉	蛋白质代谢

(二)促进性器官发育

锌参与生殖系统各种酶的组成。锌不足可影响男性精子产生过程中一系列酶的活性,导致生殖腺功能不足,影响生殖能力。生殖能力的降低与精浆中低水平的锌有关。济宁医学院张金萍等测定了130例男性不育症精浆微量元素锌的含量和铜/锌-超氧化物歧化酶(Cu/Zn-SOD)的活性,结果显示,不育患者精浆中锌含量、SOD 活性显著低于正常人。SOD 活性随锌含量的降低而降低,呈正相关,如表 2-6 所示。

表 2-6 生育组与不育组精浆锌含量与 Cu/Zn-SOD 活性关系的分析

正常生育组		不育组		
		正常精子数量组	少精症组	无精症组
样本数	32	27	83	20
Zn/(ng/mL)	127.38±3.31	116.32±2.38	80.83±2.92	28.05±3.36
SOD/(ng/mL)	21841.9±747.4	17 797.5±1 268.0	12 124.5±596.5	9 434.6±1 046.8

缺锌可影响睾丸发育,可致睾丸缩小,精子数目减少,第二性征及生殖器官发育不全等。锌还可影响前列腺的结构和功能,精液中高浓度的锌对前列腺有一定保护性和抑菌作用。精液中的锌主要来自前列腺,前列腺是男性重要的性腺,与输精管、精囊紧密相邻,射精管由上部进入前列腺,并开口于前列腺中间的隐窝之中。因此,前列腺有病常常会累及性功能。

缺锌还可影响男性性冲动。锌是雄性激素睾丸甾酮的代谢物质,没有足够的睾丸甾酮,性冲动就无法产生,而没有足够的锌,血浆中的睾丸甾酮便会明显地减少。

透析疗法治疗肾功能衰竭、肾移植及肾脏疾患均可导致缺锌,此种情况可采用补锌的方法使病情得到改善。

缺锌也会影响女性生殖能力,可引起贫血,并导致发育迟缓、第二性征发育不完全和青春期原发性闭经等。

(三) 维持正常味觉和食欲

人体内的锌主要通过一种含锌唾液酶——味觉素介导影响味觉和食欲。味觉素是含 2 个锌的多肽。缺锌则味觉素合成困难,分辨味觉的敏感度降低。同时,味觉素是口腔黏膜上皮细胞的营养因子,缺锌后口腔黏膜上皮增生和角化不全,生物半衰期缩短,容易脱落并遮盖味蕾小孔,使食糜难以与味蕾接触,阻碍味觉产生。两者共同作用,导致“食之无味”,感觉吃什么东西都没有味道。久而久之形成厌食、偏食,严重者产生异食癖。

(四) 促进细胞的正常分化和发育

锌与很多酶、核酸及蛋白质的合成密切相关,能影响细胞分裂、生长和再生。对生长发育处于旺盛期的婴儿、儿童和青少年来说,锌的营养价值显得更为重要。缺锌使垂体生长激素减少,引起发育停滞、骨骼发育障碍、生殖器发育不良、第二性征发育不全,甚至形成侏儒症等。

锌是神经发生和突触发生中必需的元素，在神经系统的发育、成熟、代谢及学习记忆等活动中具有重要作用。锌在脑中主要存在于杏仁核、脉络丛、海马回、松果体和血管中，其中海马是学习记忆活动的重要核团。调查发现，认识和理解力低下的儿童，44%有低锌倾向，补锌对学习能力低下的儿童大有好处，可加速学龄儿童的生长发育。

（五）影响维生素A的代谢及视觉

维生素A是人体必需营养素，对维持人体正常视觉有重要作用。维生素A缺乏或不足时，人体暗适应能力降低，引起夜盲症、角膜干燥及溃疡和视力障碍。

维生素A只存在于动物性食品中，鱼肝油中含量较多。蔬菜中多含有β-胡萝卜素，能在小肠中转化为维生素A。

动物视觉的形成非常复杂，涉及视杆细胞和视锥细胞两类感光细胞（见图2-10）。视杆细胞含视紫红质，视紫红质对弱光非常敏感，微弱的光就能使其分解，引起神经兴奋从而感觉到物体的存在。但它对光和颜色的分辨能力较差，只能感觉到物体的形状和大致轮廓，很难分辨其颜色。视锥细胞含3种不同的视色素，适合感受颜色，对红、绿及蓝紫颜色尤其敏感。这3种视色素互相搭配，就能感觉到五颜六色的色彩世界。

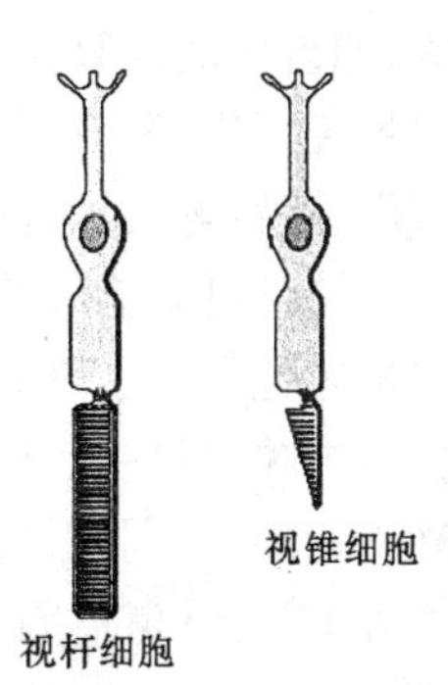

图2-10　视杆细胞和视锥细胞

视紫红质是由视黄醛和视蛋白构成的结合蛋白，其中视黄醛以11-顺型异构体的形式存在。强光下，视紫红质迅速分解为视蛋白和全反型视黄醛，视网膜中视紫红质大为减少，视杆细胞感光能力大大下降，几乎失去作用。黑暗中，在酶的作用下视黄醛和视蛋白又可重新合成视紫红质，视杆细胞重新恢复作用。通常，人在暗处视物时既有视紫红质的分解，又有它的合成。光线愈暗，合成作用愈超过分解作用，这是人在暗处能不断看到物体的原因。

视紫红质在分解和再合成过程中，有一部分视黄醛将被消耗，需要靠血液中的维生素A补充。维生素A还原酶是一种含锌的金属酶，可使维生素A氧化为视黄醛，因此锌在维生素A的代谢中发挥重要作用，缺乏锌和缺乏维生素A一样会造成夜盲症。另外，锌在轴浆运输中起作用，对维持视乳头及视神经的功能是不可缺少的。锌缺乏时神经轴突功能降低，引起视神经疾病和视神经萎缩。

国外有研究发现，近视可能与微量元素硒、铜、锌的缺乏有关。流行病调查表明，黄色人种近视眼发病率比较高，这可能与黄色人种主要以谷物为食物来源有关。谷物中植酸含量较高，影响锌的吸收。

(六) 参与免疫功能

人体免疫系统主要由骨髓、胸腺、脾脏、淋巴结和淋巴管构成。骨髓是各种血细胞生成的场所;胸腺是 T 细胞成熟的场所,脾脏是贮存淋巴细胞的场所,淋巴结和淋巴管则构成淋巴细胞贮存、运输系统。具有免疫功能的细胞包括淋巴细胞、单核-巨噬细胞和粒细胞,其中淋巴细胞负责特异性免疫。淋巴细胞包括 B 细胞和 T 细胞,其中 T 细胞与细胞免疫有关,主要通过吞噬外来侵袭物发挥免疫作用;B 细胞与体液免疫有关,通过产生抗体抵御外来的入侵物。细胞免疫和体液免疫共同构成一个极为精细、复杂而完善的防卫体系。

微量元素中,锌对免疫功能的影响最为显著。锌是 DNA 和 RNA 聚合酶、碳酸酐酶、碱性磷酸酶的组成成分和激活因子,直接参与核酸及蛋白质的合成、能量代谢及氧化还原过程。同时,锌还具有激活胸腺素和 T 细胞功能、增强免疫反应等作用。锌之所以可治疗许多疾病如偏头痛、遗尿症、类风湿性关节炎、感冒等,也可能与此有关。

缺锌可影响细胞 DNA 的复制,造成淋巴细胞对各种抗原的反应降低,引起机体免疫力下降,对各种细菌、病菌、真菌的易感性增强。许多证据表明,动物体内缺锌可引起胸腺和淋巴结的萎缩,导致淋巴样细胞的异常分布及胸腺激素的缺乏,同时体内肿瘤坏死因子(TNF-α)、白细胞介素-1(IL-1)、白细胞介素-6(IL-6)等免疫因子的活性明显下降;人缺锌时,脾、胸腺、淋巴结的重量可减少 20% ~40% ,引起 T 细胞功能受损,细胞免疫能力下降。

现在认为,锌不足引起的胸腺素活性减低可能是免疫功能减低的首要原因。胸腺素是促进 T 细胞成熟的因子之一,在体内以含锌复合物的形式存在。临床上缺锌的病人胸腺素活性下降,同时伴随 T 细胞亚群和淋巴因子活性的改变,补锌后胸腺素可恢复正常水平。

但是,超高剂量补充锌剂也可引起动物体生理紊乱,包括胸腺重量减轻、胸腺肽含量及活性显著降低、T 细胞分化出现障碍等。当人体摄入的锌超过正常情况的 40 ~ 50 倍时,可发生急性中毒症状,超过 10 ~ 20 倍也可出现有害作用。高锌摄入的危害性理应引起人们的重视。

(七) 对细胞膜的稳定作用

细胞膜由磷脂双层形成的基本骨架镶嵌以多种形式的膜蛋白构成(见图 2-11)。膜蛋白是膜功能的重要体现者。锌可与生物膜上固有的一些功能基团如磷脂中的磷酸基、膜蛋白上的巯基反应,也可与唾液酸蛋白的羧基结合,增加膜的稳定性;还可通过胞膜上附着的多种酶类控制膜的结构和功能。缺锌时生物膜稳定性发生变化,膜通透性增加,可加重心肌损伤。

锌对重金属镉、铅对细胞膜的损伤有拮抗作用,可抑制自由基对生物膜

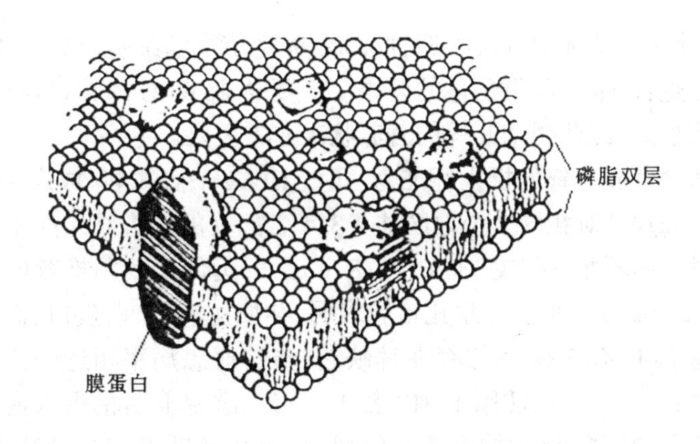

图 2-11　细胞膜的结构

的破坏。细胞产生脂质过氧化损伤时，膜内巯基氧化成二硫键，锌可与其形成稳定的硫醇盐，防止氧化，从而保护膜的完整性。缺锌可导致海马组织内 Cu/Zn-SOD 水平下降，产生过氧化损伤而导致生物膜结构的破坏，从而影响胆囊收缩素和生长抑素的合成。胆囊收缩素和生长抑素对大脑有重要的促智功能，它们的抑制势必会影响到儿童的智力发育。

二、人体内的锌

（一）摄入和需要

饮食是锌的主要来源。食物中的锌按含量的高低排列次序为：动物性食物 > 豆类 > 谷类 > 水果 > 蔬菜。含锌较多的食品有：乳品、动物肝脏、肉、海产品、花生、黄豆、葵花子、蘑菇、蛋类和核桃等，其中贝类、肉类和动物内脏是锌的极好来源。

世界卫生组织（WHO）对不同人群锌的日需要量的推荐值如表 2-7 所示。不难看出，孕妇和乳母需锌量最高。如前所述，锌是 DNA、RNA 聚合酶的组成部分，而 DNA、RNA 控制着蛋白质的合成；缺锌可影响细胞分裂的正常进行。

表 2-7　世界卫生组织推荐各年龄组锌的一日需要量　（mg）

年龄	需要量	年龄	需要量
1 岁以下	3～5	少年女子	7～15
1～3 岁	5～10	成年人	12～16
4～6 岁	6～10	孕妇	14.6
7～10 岁	7～10	乳母	27.3
少年男子	8～15		

胎儿、婴儿处在大脑细胞分裂时期，此时缺锌将使大脑细胞总数减少，同时抑制脑细胞的生长，造成不可估量的后果。但要达到 WHO 的锌日需要量，锌的利用率必须很高，因此婴幼儿锌的营养状况非常重要。

我国膳食营养中锌的摄入标准为：儿童 10 mg/d；青少年、成人 15 mg/d；孕妇、乳母 20 mg/d。对我国 8 个地区共 4 314 名妇女的调查结果显示，孕妇、乳母锌摄入量普遍不足，平均只有 6.9 ~ 8.9 mg/d，远低于我国推荐的日摄入量(RDA)15 ~ 20 mg/d 水平。血生化检验表明，孕妇血清锌、白蛋白、血红蛋白含量均随孕期下降，有 30% 孕妇存在锌缺乏，与贫血患病率相近。锌缺乏在儿童中也很常见。据调查，沈阳市 318 名 3 ~ 6 岁儿童膳食锌的摄入量仅为 RDA 的 64%。全国 22 省、市的抽样调查发现，有 40% 的儿童锌含量处于低水平。因此，提高对锌营养的认识，改善膳食营养状况，弥补锌摄入的不足已成为当务之急。

(二) 锌的存在和分布

体重 70 kg 的成年男子体内含锌 1.4 ~ 2.3 g，主要存在于肌肉(62.2%)、骨骼(28.5%)、肝(1.8%)和皮肤(1.0%)等组织。其中视网膜、脉络膜和前列腺中锌含量最高。头发、皮肤、指甲等也可反映营养状况。

正常人血中锌的含量为：713 ~ 880 mg/100 mL。其中红细胞中占 75% ~ 88%；血浆中占 12% ~ 22%。红细胞膜中锌含量很高，主要作为金属酶、碳酸酐酶和碱性磷酸酶的组分；血浆中的锌主要与血清白蛋白和球蛋白(多数为 α_2-巨球蛋白)结合，少量与氨基酸结合。锌与血清白蛋白结合比较牢固，而与 α_2-巨球蛋白的结合相对较弱。

体内锌大致可分为两部分，一部分是与细胞成分紧密结合的锌，这部分锌代谢缓慢，缺锌时不易被动员；另一部分是在组织间积极进行交换的部分——锌代谢池，它周转快，缺锌时能被迅速动用，其大小与膳食中的锌摄入量同步增减，因此可精确灵敏地反映人体锌的营养状况。

(三) 营养指标

1. 静态生化指标

主要包括血液、体液、组织、毛发、指甲等样品中锌的含量。

(1) 血浆(清)锌。是目前评价锌营养状况中应用最普遍的指标，一般认为，它反映机体近期的锌营养状况。血浆(清)锌水平具有昼夜节律性，且在餐后 2 h 开始下降，因此应注意保持采血时间的一致性，一般取早晨空腹静脉血。

血浆(清)锌只有在机体锌摄入量低至必须从锌代谢池中动用以建立新的

血液平衡时才会下降，且易受各种病理生理条件如感染、组织代谢、慢性疾病以及妊娠等的影响，因此在急性和边缘性缺锌时不是理想的检测指标。

血清锌正常值各地报道结果有一定差异。上海、安徽儿童正常值为(91 ± 13) μg/100 mL；北京地区成人正常值为(109.8 ± 17) μg/100 mL。

(2) 发锌。取材简易，储存、检测也方便，但外界污染难以控制。锌缺乏会影响蛋白质的合成，使毛发生长减慢而产生锌的蓄积，因此发锌结果一般偏高。发锌水平主要反映群体既往锌营养状况。锌缺乏患者，特别是儿童，机体锌营养状况改善后，发锌可显著发生变化，进入正常范围。但该指标对重度锌缺乏反映不灵敏。发锌正常值为 115 ~ 216 μg/g。

(3) 尿锌。缺锌时，肾脏对锌的滞留可使尿锌排出减少。一般采用计算 24 h 尿锌排出总量的办法来测定，排出量一般约为 0.5 mg。尿锌减少虽早于血浆锌的下降，但由于尿的完整收集及污染问题不容易解决，因此不是评价缺锌的可靠指标。

2. 功能性指标

通过考查与锌相关的机体的某些功能的变化间接判断机体锌的营养状况。考查对象包括各种含锌酶(如血清碱性磷酸酶，红细胞碳酸酐酶等)的活性、与锌有关的激素水平(如胸腺激素水平)、视网膜电流图、味觉灵敏度和白细胞趋化性等。

视网膜电流图是缺锌的物理性敏感测定指标，通过黑暗中视网膜对迅速闪烁的光的逐渐增强的电流信号产生反应的速度和程度进行测定。由于维生素 A 和锌缺乏都会损伤视锥细胞的暗适应力，因此该方法受维生素 A 缺乏的干扰。

血浆中的锌酶活性虽与锌含量有密切关系，但在缺锌初期并不是灵敏的指标。

3. 动力学检测指标

包括血清锌清除率、血浆同位素锌生物利用度、机体锌转化率等。由于测定需要用同位素质谱仪，所用试剂昂贵，因此一般实验室难以推广。同时口服或静脉注射同位素也不容易被患者接受，因此该方法并不是理想的发展途径。

目前比较有研究价值的评价方法主要有：血浆锌 + 红细胞金属硫蛋白(MT)、血清锌 + 血清碱性磷酸酶(AKP)活性、多形核白细胞锌和血浆非蛋白结合锌等。

(四) 吸收和排泄

锌主要被人的小肠吸收，尤其在十二指肠末端和空肠吸收最多。机体对锌的吸收是一种需氧的主动吸收，需要消耗能量。机体可通过促进或抑制锌的吸收与排泄、影响膳食中锌的利用率等因素来保持内环境锌的稳定。当膳食锌水平较低时，锌的吸收和利用率增加。

锌被吸收后，经粘膜细胞进入血浆，或在粘膜细胞中与金属硫蛋白形成复合物。锌与金属硫蛋白的结合主要作用在于控制锌进入机体的量。吸收后的锌一部分直接进入血液，然后输送至各组织供其所用；一部分分泌返回小肠，由小肠再吸收；一小部分则通过尿直接排出。

1. 吸收

对动物食品中锌的吸收明显优于植物食品，其原因在于植物性食品富含植物酸。酸性环境下，有钙存在时，锌可与植物酸形成钙-锌-植物酸混合金属化合物，该化合物在 pH 值 3～9 范围内溶解度非常小，因而难以为小肠吸收。

膳食中蛋白质的含量与锌吸收呈正相关。动物蛋白可促进锌的吸收，但食用大量蛋白质时，膳食磷可显著抑制锌的吸收量。当磷不多、蛋白质含量高时，锌储留最多。

膳食中吡啶酸、色氨酸、组氨酸、胱氨酸、半胱氨酸均可促进锌吸收。吡啶酸在人乳、牛乳中均有存在，但在人乳中的含量显著多于牛乳，肝和肌肉中也有。因此，牛乳喂养的婴儿易缺锌，应提倡母乳喂养。

抑制锌吸收利用的外源因素主要有膳食植酸盐、膳食纤维、钙、铁(Ⅲ)等，其中植酸、纤维影响较大。钙在植酸沉淀锌的过程起“帮凶作用”；铜由于与锌的吸收部位相同，对锌的吸收也有抑制作用；还原性铁与锌争夺吡啶酸，因而影响锌的吸收。胶质及树胶也影响锌吸收。谷物、蔬菜中含植酸、纤维相对较多，锌吸收率较低。

锌的吸收和排泄还受激素的影响。前列腺素 E_2、甲基吡啶酸均可明显促进锌的吸收，而前列腺素 F_2 促使锌向肠腔排出。

2. 排泄

锌主要通过肠道、胰脏、胆汁排泄，头发、指甲、皮肤也可排出少量锌。值得注意的是，汗液排锌相对较多，因此运动员和在高温环境下作业的工人应注意锌的补充，这也是运动饮料应关注的问题。在正常膳食水平时，胃肠道是主要的排锌途径。人体粪锌排出量与锌摄入量呈正相关。尿排锌量较少，其与膳食中的锌含量也呈正相关。锌缺乏时，尿排锌可减少至 0.1 mg/d。

三、缺锌引起的疾病

(一) 营养性侏儒症

营养性侏儒症也称伊朗乡村病，因其首先在伊朗乡村营养较差地区发现而得名。患者可出现贫血、生殖腺功能不足、皮肤粗糙、嗜睡、嗜土癖和生长发育停滞等症状;女性则月经闭止或不来潮。

此病多发于农村,多见于儿童。调查显示,发病区谷类食品中锌的含量并不低,但未发酵面包中的6-磷酸肌醇含量过多,后者可与锌结合形成难溶性复合物,阻碍锌的吸收。伊朗、埃及、土耳其、摩洛哥、巴拉马、南斯拉夫和印度等国都曾发生此病。我国新疆伽师发现的体格小、肝大、味觉缺陷和第二性征不明显的所谓“伽师病”人也是因为缺锌造成的。

营养性侏儒症的治疗重在补锌。补锌能促进生长发育,使病情好转。一般每天口服120 mg锌可达到治疗要求。连服6月,血清锌由治疗开始时的(51 ± 18) μg/100 mL,恢复至(75 ± 9) μg /100 mL;身体增高(10.9 ± 4.3) cm,体重有所增加;生殖器官发育成熟,女性出现月经、乳房发育、阴毛生长;血清铁及贫血逐渐恢复正常;全身状态好转,逐渐痊愈。

(二) 肠原性肢体皮炎

肠原性肢体皮炎也称肠病性肢端皮炎,是一种以腹泻、皮炎和秃发为主要特征的缺锌性遗传疾病,多发于婴儿和儿童。尤其是母乳喂养停止,改用牛乳或其他人工方式喂养的婴幼儿。患者可出现进展性的肢端、口腔、肛门、生殖器大脓泡皮炎,伴有甲沟炎和秃发;胃肠道症状有腹泻、脂漏、吸收异常;神经症状为暴躁、情感异常、震颤。若不及时治疗,1 ~ 3岁即死亡。

肠原性肢体皮炎是一种常染色体隐性遗传疾病,主要因胃肠道锌吸收障碍所致,与肠黏膜刷状缘上的锌载体被改变或根本不存在有关。这种病发病率不高,意大利、美国、伊朗等国家曾有发生。我国湖北仙桃从1979年至1988年曾发现89例。

目前治疗该病的主要方法是服用锌制剂(硫酸锌)。剂量一般每日25 ~ 150 mg,分3次服用。由于锌摄入过多可引起中毒,应注意摄入量的控制。

(三) 原发性男性不育症

精液中的锌来自前列腺,前列腺是含锌最高的器官之一。精液中的锌过低可影响男性生殖能力。补锌为治疗原发性男性不育症提供了一种新途径。有人用口服硫酸锌治疗男性不育,剂量每次220 mg,每日3次。结果显示,4 ~ 8周后,精子数目由$(14.6 \pm 6.9) \times 10^6$增加至$(24.8 \pm 9.1) \times 10^6$;上海杨浦中心医院用中药五子衍宗丸合并1%硫酸锌治疗原发性男性不育症获得良好效果。

(四) 厌食症、异食症(癖)

厌食症是小儿缺锌的常见症状。人体内的锌通过一种含锌唾液酶(即味觉素介质)影响味觉和食欲。味觉素是口腔黏膜上皮细胞的营养因子,缺锌则味觉素合成减少，味觉减弱，对酸、甜、苦、咸四种味觉的敏感明显减退造成味觉迟钝，从而引致小儿厌食。多见于1～3岁幼儿。

厌食症严重者可养成异物咀嚼的嗜好，即异食症。发生年龄从1～10岁均有，以1～5岁最多，男略多于女，病程长短不一。异食的种类很多，有吃泥土、煤渣、纸张、墙面石灰、蛋壳、烟头、手指甲、头发、石沙子、酱油、食盐等，少则一种，多则几种，往往伴有食欲不振、厌食、不吃荤菜等偏食习惯。

厌食症、异食症可用2%硫酸锌糖浆治疗，日服3次，每次5 mL，或用硫酸锌胶囊每日3～5 mg/kg治疗，疗程一般为2～4周。也可用葡萄糖酸锌。若同时多食用鱼、瘦肉、肝等，则效果更好。

(五) 口腔溃疡

近年来研究表明，微量元素锌、铁缺乏可引起口角糜烂、口腔黏膜溃疡、黏膜出血等。缺锌时口腔黏膜上皮增厚，细胞分裂增加，上皮出现角化不良，易于脱落。目前认为，这种现象可能与缺锌引起的DNA聚合酶活性降低、蛋白质合成障碍有关。临床实验证实，葡萄糖酸锌对慢性口腔溃疡、口腔复发性溃疡有很好的疗效。

另外，缺锌时，伤口不易愈合。

(六) 对儿童智商的影响

缺锌可影响儿童智商，其中以妊娠20周至出生一年这一时期最为明显。因此这一阶段应特别注意，尽可能防止缺锌。

动物实验显示，缺锌可导致幼鼠脑变小，脑细胞数减少，细胞核与细胞质的比例增大。严重时仔胎可出现无脑、脊柱裂等中枢神经系统的畸形；同时，缺锌还可引致脑部超微结构的改变，如颗粒细胞减少、浦肯野细胞外观畸形、树突状分支减少、突触连接减少，等等。缺锌幼鼠脑组织中DNA、RNA、海马锥体细胞DNA等含量均明显低于对照组。迷宫学习能力、主动回避反应能力也显著低于对照组。

中枢神经系统存在大量含锌神经通路，这些通路主要分布在小脑、海马、纹状体和膝状体等部位。作为信号分子，NO参与脑内许多生理功能。它可能作为一种逆向的信息传递物质参与海马的长时程突触增强(LTP)，以及小脑的长时程突触传递抑制(LTD)过程，LTP是长期记忆形成的生理基础。研究发现，缺锌可使体内兴奋性氨基酸浓度、脑内(小脑、纹状体、下丘脑)NOS(NO合酶)活性降低。目前认为缺锌可能是影响脑发育和学习记忆能力的一个重要机制。

(七) 夜盲症

如前所述,锌在人的视觉过程中扮演着十分重要的角色。视紫红质是人体产生暗视觉的物质基础,血液中的维生素 A 即视黄醇需要在维生素 A 还原酶的作用下脱氢氧化成有活性的顺—视黄醛,而后视黄醛与视杆细胞中的视蛋白组成视紫红质。维生素 A 还原酶是含锌酶,缺锌时维生素 A 还原酶活性降低,从而影响视紫红质的合成。因此,即使人体维生素 A 并不缺乏,但锌缺乏时,维生素 A 并不能得到充分利用,因而对微光的感觉能力不正常。伊朗乡村病患者许多患有夜盲症就是这个原因。

四、机体锌缺乏的原因

(一) 先天性锌储不足

早产儿、母亲孕期锌不足易造成婴儿体内锌储不足;一些遗传性疾病如镰状红细胞贫血、肠原性肢体皮炎等也可引起锌储不足。

(二) 摄入不足

人工喂养或牛奶喂养婴儿易造成锌摄入不足;长期食用精制食品也可造成锌摄入不足。在食品加工过程中锌的丢失比较严重。如全小麦中锌含量为 31.5 mg/kg,上等面粉为 8.9 mg/kg,一级面粉为 15.9 mg/kg,低档粉为33.6 mg/kg,黑粉为 106 mg/kg,麦麸中为 100.2 mg/kg。食品质量低劣(食物锌含量低、生物活性小、生物利用率低),或者偏食锌含量低的食品也是造成锌摄入不足的常见原因。

(三) 吸收不良

某些疾病如慢性腹泻、痢疾、胰腺纤维囊性化等可引起机体锌吸收不良;药物如螯合剂、四环素、青霉胺、口服避孕药等影响锌的吸收;食物中的植酸、鞣酸、磷酸、钙、粗纤维、淀粉、果胶过多也可造成锌吸收障碍。芹菜、菠菜、韭菜、橙汁等食品中纤维、植酸含量较高。

(四) 排泄增加

肾病变、肝硬化、酒精中毒、烧伤、失血等可使机体锌排泄增多。大量运动或在高温环境下作业也可通过汗液增加锌的排泄,因此运动员、高温下作业的工人、多汗及过分好动的小儿等应适当补锌。

(五) 生理或病理需锌增加

人体对锌的需求量与新陈代谢有关。一般而言,新生儿、青少年需锌量最多,妇女妊娠或哺乳也可使锌需求量增多。如果不注意锌的摄入,容易引发缺锌。

五、锌的毒性

锌的毒性与盐的形式有关。硫酸锌($ZnSO_4$)、氧化锌(ZnO)毒性相对较小,氯化锌($ZnCl_2$)毒性则比较大。

(一) 急性中毒

常见于意外口服。症状有腹痛、呕吐、腹泻、消化道出血、厌食、倦怠和昏睡等。

金属在加热至熔点以上时可变成烟雾状,在空气中被氧化,吸入后可引起中毒,出现急性发热反应,这种现象叫做铸造热,也叫金属烟尘热。现认为除锌外,铜、锡、镉、锑、镍等金属氧化物烟雾均可引起发热反应。锌铸造热比较严重,通常吸入后 4 ~ 12 h 发作。症状类似流感、疟疾,可出现发热、出汗、全身疼痛、倦怠等症状。

轻者无须治疗,可休息、保温、大量饮水;重者口服阿司匹林治疗。

(二) 慢性中毒

多见于长期小剂量锌制剂服用者,长时间使用含锌玩具的儿童和由于职业或环境原因接触锌者。锌慢性中毒会造成顽固性贫血、食欲下降、血清脂肪酶和淀粉酶活性升高。另外还可造成铜代谢障碍,引起低铜,进而影响胆固醇代谢,形成高胆固醇血症,甚至引发动脉粥样硬化、高血压和冠心病。

可用金属螯合剂、依地酸钙治疗。

六、锌对某些疾病的治疗作用

(一) 减轻感冒症状

用葡萄糖酸锌片 (每片含锌 23 mg)能使感冒症状明显减轻。这是由于锌离子能抑制感冒病毒的复制,以及锌的补充增强了机体免疫功能的缘故。

(二) 治疗痤疮、慢性小腿溃疡等皮肤病

有人曾用锌制剂治疗痤疮、小腿溃疡和慢性湿疹,治疗痤疮有效率为95.1%,慢性小腿溃疡和慢性湿疹有效率分别为 84.5% 和 80%,2 ~ 36 个月后复发率仅为 11%。初发时服用有效,复发时再服仍有效。

(三) 治疗眼科疾病

可治疗如沙眼、夜盲症、色弱、角膜混浊、视网膜病等。

另外,锌制剂在治疗偏头痛、遗尿症、类风湿性关节炎等疾病方面亦显示出良好的疗效。

[生活小提示]

1. 如何预防缺锌

(1) 多吃含锌量丰富的食品，如肝脏、瘦肉、鱼等。

(2) 提倡母乳喂养。

(3) 避免食品加工过程损失过多。

(4) 积极治疗慢性肠道疾患以利锌的吸收和利用。

(5) 特殊人群注意补锌。

2. 锌的使用及注意事项

补充锌以接近生理浓度为宜，剂量过大有害无益。正常人需摄入的锌为：初生 1~6 个月 3 mg/d；7~12 个月 5 mg/d；1~10 岁 10 mg/d；11~13岁 13 mg/d；15 岁以上可按成人量即 10~15 mg/d；妊娠孕妇 25 mg/d；哺乳期妇女 30~40 mg/d。

硫酸锌不宜空腹服用，其可与胃酸(盐酸)起化学反应生成有毒性的氯化锌，导致胃黏膜损伤，甚至引起胃出血。

如长期服用锌，应定期测定血清中的锌浓度。

第四节　硒——癌症的克星

硒，元素符号为 Se，原子序数为 34，与硫同属 VI_A 族，化学性质与硫十分类似。

一、硒的生物学功能

硒最基本、最主要的生物学功能是抗氧化性，其他如抗癌、抗衰老甚至治疗艾滋病等功能都与硒的抗氧化性有关。

(一) 抗氧化作用

1. 谷胱甘肽过氧化酶(GSH-Px)的抗氧化作用

GSH-Px 广泛存在于哺乳动物的红细胞、肝、肺、心、肾、脑及其他组织中。其特异底物是还原型谷胱甘肽(GSH)，它将脂质氢过氧化物或过氧化氢还原成无害的醇类和水：

$$GSH + ROOH \xrightarrow{GSH\text{-}Px} GSSG + ROH + H_2O$$

$$GSH + H_2O_2 \xrightarrow{GSH\text{-}Px} GSSH + H_2O$$

从而起到保护细胞和细胞膜，使其免遭氧化损伤的作用。

一个 GSH-Px 分子中含有 4 个硒原子，是 GSH-Px 起氧化-还原催化作用的唯一原子。多肽链上的硒代半胱氨酸是酶的催化部分，—SeH 代表酶的活性还原形式。

2. 含硒磷脂过氧化氢谷胱甘肽过氧化酶的抗氧化作用

含硒磷脂过氧化氢谷胱甘肽过氧化酶（Phospholipid Hydroperoxide Glutathine Peroxides，HGPX）于 1982 年由意大利科学家 Ursini 发现，具 GSH－Px 活性，催化底物为磷脂过氧化氢，活性中心 Se-Cys，抗氧化作用主要发生在膜的脂质上。目前发现，该酶除存在于包括核膜、线粒体膜和细胞膜的各种膜以外，还存在于胞浆。它能使细胞膜中的脂类免受过氧化氢的作用，从而保护细胞膜和细胞。

3. 硒与维生素 E 在抗氧化中的协同作用

硒与维生素 E 在抗氧化方面表现出明显的协同效应。维生素 E 和硒能以不同的途径保护细胞膜免受过氧化物的损伤，且相互配合，相互补充。维生素 E 控制着膜磷脂上不饱和脂肪酸不被氧化，减少过氧化物的生成。硒以谷胱甘肽过氧化酶的形式催化脂质氢过氧化物的还原，在细胞质中将水合过氧化物迅速分解成醇和水，使细胞膜结构免受过氧化物的损害，同时阻止其生成能引发膜脂质过氧化的羟基自由基和单线态氧。

（二）非酶硒化合物的生物学功能

1. 硒蛋白质

硒的生物功能主要是通过各种硒酶和硒蛋白来实现的。硒蛋白质并非仅具有抗氧化作用，有些硒蛋白质的功能目前还不清楚。哺乳动物体内的硒主要以硒代半胱氨酸（Se-Cys）和硒甲硫氨酸（Se-Met）的形式参与蛋白组成，Se-Cys因其重要性被称为第 21 个氨基酸。

目前在哺乳动物体内发现 35 种含硒蛋白，分子量大约在 8 000～116 000 之间。主要的硒蛋白有 GSH-Px、碘化甲腺原氨酸脱碘酶（5′-ID）、硫氧还蛋白还原酶（TR）、硒蛋白 P、硒蛋白 W、精子线粒体膜硒蛋白、精子 DNA 结合硒蛋白和前列腺上皮结合硒蛋白等。

碘化甲腺原氨酸脱碘酶是一类重要的含硒酶，在合成和调节活性甲状腺激素过程中起重要作用，I 型 5′-ID 主要催化甲状腺素脱碘成为生物活性强的三碘甲腺原氨酸。硫氧还蛋白还原酶是一个含 Se-Cys 的黄素酶，能催化NADPH依赖的硫氧还蛋白的还原，在细胞增殖过程中具有重要功能。硒蛋白P 是硒的贮运蛋白，并调节硒在人体中的平衡，有很强的还原能力，具有重要的抗氧化损伤的作用。硒蛋白 W 主要存在于肌肉细胞的胞浆中，可结合谷胱甘肽，有抗氧化作用，同时与肌肉的代谢和功能有关。精子线粒体膜硒蛋白具有和 GSH-Px 一样的活性,能阻止精子发育过程中的氧化损伤,维持精子的稳定性和活力。精子 DNA 结合硒蛋白可能与精子的生成有关。前列腺上皮结合硒蛋白具有防止腺细胞癌变的作用。

2. 含硒化合物

含硒化合物主要包括:无机硒化合物如 SeO_2、SeS_2、Na_2SeO_3 等,有机硒化合物如 2-苯基-1, 2-苯并异硒唑-3(2H)-酮、$Se(CH_2CH_2COOH)_2$、$Se(CH_2CH_2CN)_2$、$Se(CH_2COOH)$和 RseSeR 等,硒代氨基酸如 Se-Cys、Se-Met 等,其他如 BXT51072 和 BXT51077。鉴于硒的特殊的生理活性,在过去的 20 年间人们合成了许多有机硒化合物,并对其生理活性进行了深入研究。其中,涉及药理活性有抗感染(如结核杆菌、革兰氏阴性菌、大肠杆菌、肺炎双球菌和化脓性链球菌等)、抗流感病毒、抗真菌、抗寄生虫(如四膜虫属、钩端螺旋体和短鞭毛虫属等)、抗癌、抗炎、抗辐射、镇静作用、止痛和局部麻醉作用等。近年来的工作主要侧重于抗高血压活性、抗炎活性、抗癌活性的探讨。

(1) 2-苯基-1,2-苯并异硒唑-3(2H)-酮。即 Ebselen,是目前研究最广泛的含硒化合物,具有与 GPH-Px 相似的酶活性,有多种治疗作用及极低的毒性,尤其是在抗炎和抗氧化方面。其抗氧化作用机理可能与清除活性氧自由基、影响脂质过氧化代谢酶及干扰氧的代谢有关。研究表明,异硒吡咯环上的硒可与金属硫蛋白中的 S-Zn 键反应,反应是化学定量的,而且反应非常迅速($t_{1/2} < 1$ min)。这一发现表明 Ebselen 还可用于治疗与锌有关的疾病。

过氧亚硝酸盐是一种极强的生物氧化剂,是炎症反应中的一个毒性介质,对巯基、抗坏血酸、脂类、氨基酸和核酸等多种分子都有强氧化性,并能引起 DNA 链断裂。研究发现,Ebselen 可抑制过氧亚硝酸盐引起的溶血。目前日本正进行 Ebselen Ⅲ期临床试验,以评估其对缺血性卒中(中风)的治疗效果。而 Ebselen 类似物的合成、研究也在进行,以期获得活性更好的硒化合物。

(2) 富硒酵母。富硒酵母是微生物转化的一种高硒含量的生物硒制剂,是最主要的含硒药物。硒酵母一般含硒 500 ~ 1 500 mg/kg。其中 95% 为有机硒,主要以硒代蛋氨酸形态存在,同时一部分形成硒多糖。硒酵母活性高,毒性低,具有较高安全性,且对某些癌细胞的生长具抑制作用。

(3) 硒化角叉菜胶。又称硒酸酯多糖、硒化卡拉胶,是中国科学院环境生态研究中心研制的新型有机硒营养补剂。其构型与硫酸酯多糖基本相同,但生物可利用性明显高于亚硒酸钠。硒化卡拉胶硒含量可达 10 000 mg/kg 以上,是目前含硒量最高的有机硒源。研究表明,硒酸酯多糖毒性小、活性高、疗效好,可用于生产富硒针剂、口服液、片剂、胶囊剂等。

(三) 硒的抗癌作用

流行病学调查显示,硒对肝癌、结肠癌、乳腺癌、皮肤癌等均有抑制作用。低硒人群的肿瘤发生率是高硒人群的 2~6 倍,癌症患者血硒含量明显低于健康人群,且病情愈重,血硒含量愈低,预后愈差。硒的摄入量与经年龄校正的癌症死亡率呈负相关,癌症死亡率与硒的地理分布呈反相关关系。土壤中硒含量最高的国家和地区,癌症死亡率最低;硒含量最低的国家,癌症死亡率最高。我国台湾省和泰国、菲律宾、波多黎各、哥斯达黎加等国,人群中血硒水平较高,而澳大利亚、新西兰、英国、美国、德国、瑞典、奥地利、挪威等国人群血硒水平较低,后者癌症死亡率明显高于前者。美国低硒地区肺癌、乳腺癌、消化道癌、淋巴瘤死亡率较高。江苏启东肝癌高发区人群血硒值低于低发区。结肠、胃和胰腺癌患者血硒水平仅为正常值的2/3,肝癌患者血硒水平也显著低于正常人和良性肝病者。有报道认为,补硒可使肝癌发生率下降,还有研究发现硒有调整细胞分裂、分化及使癌细胞向正常转化的作用。硒的抗癌作用可能与硒的抗氧化作用、增强机体免疫功能、改变某些致癌剂的代谢等因素有关。

(1) 影响某些致癌剂的体内代谢。某些致癌剂在体内经过生物转化后才具有致癌作用(如苯并芘等),这类致癌物叫做间接致癌物。硒可通过促进间接致癌物中间代谢产物生成酶活性的降低,使清除其中间代谢产物酶的活性增加,阻止某些化学致癌物的代谢活化,拮抗其代谢产物,从而抑制其致癌作用。比如,硒可降低能激活间接致癌物的羟化酶(如芳基羟化酶 AHH)的活性,提高解毒酶系统如葡萄糖醛基转移酶的活性。体外实验表明,硒能使 AHH 的活性降低 50% 以上,并使多环芳烃化合物转变为致癌物的代谢减弱,降低机体对各种致癌物质的敏感性。

(2) 硒的抗氧化作用。细胞膜系统的氧化性损伤与癌变密切相关。自由基是引起细胞突变的重要因素之一,机体在代谢过程中产生大量的自由基,因而启动生物膜的脂质过氧化反应,使膜的结构和功能遭到破坏发生癌变。硒可通过硒蛋白、硒化合物发挥抗氧化作用,清除体内多余的 H_2O_2 和 ROOH,防止过氧化物在体内积累,保护生物膜不受损害,防止突变发生。

(3) 硒的抗突变作用。硒化物对多种致突变剂(其中包括多种致癌剂)的致突变作用有明显的抑制作用。如在沙门氏菌 TA1538 体系中,对 2-乙酰氨基芴、N-羟基-2-乙酰基芴和 N-羟基氨基芴致突变作用的抑制,在沙门氏菌 TA100 体系中对 7,12-二甲基苯并蒽致突变性的抑制,等等。

(4) 激活免疫系统,增强人体免疫系统的抗癌能力。机体免疫功能下降是肿瘤发生的最重要的因素之一。研究表明,硒可增强动物和人的体液和细胞免疫功能,增强 T 细胞介导的肿瘤特异性免疫能力,有利于细胞毒性 T 细胞

(CTL)的诱导并明显加强 CTL 的细胞毒活性。

(5) 对肿瘤细胞的直接作用。癌是细胞生长与分裂失控引起的疾病,其根源是体细胞调节细胞生长与分裂的基因(包括原癌基因和抑癌基因)异常表达。原癌基因是一些与控制细胞生长、分裂和调节细胞周期相关的基因,原癌基因的结构变化或失控就会变成癌基因。抑癌基因是编码防止细胞无节制分裂基因。任何使抑癌基因失活或减少表达的突变均可能导致癌变的发生。硒是癌基因表达的调控因子,硒的水平可明显影响癌基因与抑癌基因的表达。体外 BEL7420 人癌细胞培养实验表明,补充亚硒酸钠后 *c-myc*(癌基因)表达明显降低,而 *c-fos*(抑癌基因)表达则升高。整体小鼠的实验也获得类似的结果。

硒对多种肿瘤细胞的 DNA、RNA 和蛋白质合成有抑制作用,但对正常细胞却无类似作用。硒还可选择性影响肝癌细胞 cAMP 的代谢,从而抑制肿瘤细胞的分裂,促进其分化和逆转。硒还可能通过调节线粒体功能对肿瘤细胞早期生长产生影响。

(四) 解除重金属的毒性作用

硒和金属有很强的亲和力,是一种天然的重金属解毒剂。硒与金属相结合可形成金属硒蛋白复合物,从而使金属毒得到解除和排泄。对汞和甲基汞,硒化氢和蛋白质形成的结合物能使 Hg^{2+} 或甲基汞的活性丧失。硒还可以拮抗镉的毒性,减轻 Cd^{2+} 对睾丸、肝肾造成的损伤等。

Na_2SeO_3 可拮抗氟诱导的脂质过氧化作用和氟致肾脏损伤。又,硒和锌存在协同作用。

(五) 抗艾滋病的作用

硒与人体免疫功能有关,缺硒可导致免疫能力低下,补硒可提高机体免疫力。硒可增加免疫球蛋白 IgM 的合成,促使 T 细胞更加活跃,从而增强机体免疫力。近年来研究发现,艾滋病患者比正常人血浆硒水平低 59%,血红细胞硒水平低 24%。艾滋病患者的一个常见恶病质症状是硒的消耗,缺硒的艾滋病患者死于并发症的可能性是硒充足者的 20 倍。因此推测低硒可增加艾滋病的死亡率。但低硒是艾滋病的发病原因还是艾滋病所引起,目前并不清楚。

近期,有关硒与艾滋病的关系研究有了新的突破。科学家发现艾滋病毒(HIV)包含以前未知的可编码硒蛋白质的基因。有理论依据表明,这是一种新基因转录的 DNA 结合蛋白,能够作为艾滋病毒转录的阻遏物。这意味着该基因有关闭艾滋病毒表达的能力。硒代半胱氨酸是阻遏蛋白的一个部件,研究者推测足够水平的硒的摄入能促使阻遏蛋白产生,抑制艾滋病毒的转录,在已感染的患者中推迟艾滋病症状的出现。这可以解释部分艾滋病毒携带者能够保持无感染症状而长期存活的现象。

二、硒在人体内的吸收、分布

(一) 安全量与需要量

硒的人体生理需要量是指满足身体合成谷胱甘肽过氧化物酶(GSH-Px)所需要的硒量,约 40 μg/d,成年人的推荐供给量为 40 ~ 240 μg/d。这些剂量的制订是以满足机体合成 GSH-Px,使其活性达到饱和为标准确定的。但硒的功能不仅表现在 GSH-Px 活性上,GSH-Px 中的硒仅占机体硒总量的 30% 左右。给缺硒大鼠补充硒,其他含硒的蛋白优先合成,而用于合成 GSH-Px 的硒量很少,表明有比 GSH-Px 更重要的硒蛋白。越来越多的证据表明,摄入高于传统营养充足量的硒有利于预防癌症,这有可能导致产生新的硒饮食推荐量。

考虑到硒在抗癌和预防心脏病等方面具有的良好作用,中国预防医学科学院营养与食品卫生研究所杨光圻教授认为,应把 250 μg/d 作为适宜摄入量的上限,400 μg/d 作为最大安全剂量,而建议一般摄入量范围为 50 ~ 250 μg/d。流行病学调查显示,即使平均摄入量为 750 μg/d,也从未有过硒中毒的病例发生。

长期处于精神压力大、体能消耗多的状态时,机体硒消耗相对比较多而吸收可能减少,需要补充更多的硒。有资料显示,我国部分运动员存在着程度不同的硒营养不足就是这个原因。

(二) 食物中硒的分布、存在形式

1. 硒在食品中的分布

硒在食品中的分布随产地的不同差异很大。植物通过吸取土壤中的无机硒进行生物转化并积累,由于不同地区土壤中硒的水平差异很大,因此影响了植物体、同时也影响了动物体内硒的含量。我国高硒区(如湖北恩施、陕西安康)植物中硒含量是缺硒区的几百倍,有的甚至相差上千倍。即使在一般非缺硒区,主食中的硒含量也明显高于严重缺硒区(见表 2-8)。不同的食品中硒的含量差异也十分悬殊。如马肾中硒含量达 4.98 mg/kg,鸡肝、猪肾中为 2.17 ~ 2.65 mg/kg,而西红柿、青椒硒含量仅为 0.003 mg/kg, 相差极大。

一般说来,各类食品中硒含量的大小顺序为:动物内脏 > 海产品 > 鱼 > 蛋 > 肉 > 油料 > 豆类 > 粮食 > 蔬菜 > 水果。蘑菇、大蒜中硒的含量也很高。动物中蟹、虾含量虽高,但利用率低;乳、蛋受饲料硒影响较大。综合起来,肉类是硒的可靠来源。

在我国,西北、内蒙古西部半干旱草原地区和湖北恩施的局部地区为硒毒地区,硒含量过高,而东北三省、山东、山西、陕西、四川、甘肃、云南等省市自治区部分地方为缺硒地区。闻名遐迩的“克山病”就是在黑龙江克山县发现的,并因此得名。

表 2-8　我国非缺硒区与缺硒区主食含硒量(引自"硒与健康"数据库)　(mg/kg)

样品	正常区	缺硒区	样品	正常区	缺硒区
玉米	0.035	0.010	土豆	0.019	0.001
小麦	0.028	0.011	面粉	0.047	0.020
大米	0.070	0.015	玉米面	0.051	0.016
高粱	0.023	0.016	芸豆	0.115	0.010
荞麦	0.036	0.016	洋芋	0.014	0.005
小米	0.027	0.013	甘薯	0.035	0.016
大豆	0.071	0.013	瓜干	0.033	0.007

2. 存在形式

硒在自然界以无机态和有机态形式存在。无机态的硒与有机态的硒化物的生物功能、生物活性和生物利用度存在着较大差异。因此,区分硒的不同存在形式,对于硒的利用具有十分重要的意义。在硒的无机化合物中,最常见、最重要的是亚硒酸钠和硒酸钠。亚硒酸钠在植物和动物体内可转化为有机态硒,因而具有极其重要的利用价值。我国防治克山病就是利用亚硒酸钠进行补硒,取得了举世瞩目的成就。另外,亚硒酸钠还是生物转化有机态硒的基础原料,许多有机硒化合物的开发合成都是由亚硒酸钠开始的。所以说亚硒酸钠是最重要的食用硒源。但其作为无机盐类,毒性相对较大,活性也比较低,在生物体内存留时间短,转化率低。

有机态硒存在于动植物体内,具有重要的生理功能。含硒化合物根据分子量大小可分为两类。一是低分子量硒化物,这类化合物有十几种,最常见的有硒代半胱氨酸、硒代蛋氨酸、硒甲基硒代半胱氨酸、硒甲基硒代蛋氨酸、二甲基硒、二甲基二硒和三甲基硒等。另外,还有硒代胱氨酸、硒代高胱氨酸、硒代牛磺酸和硒代辅酶 A 等。二是高分子量硒化合物。主要包括含硒酶、含硒蛋白质及含硒多糖类。这些化合物主要存在于动物体和微生物中,具有十分重要的生物功能,如谷胱甘肽过氧化物酶、含硒磷脂谷胱甘肽过氧化物酶、甲酸脱氢酶和烟酸羟化酶等。

从硒在生物体内的存在形态可以明显看出,硒在机体内的存在形式与元素硫有极大的相似性。硒一般是取代了化合物中硫原子的相应位置,由硫化物转化为相应的硒化物。如蛋氨酸中的硫被硒取代,变成硒(代)蛋氨酸。这与硒和硫在元素周期表中处于同族相邻的位置有关。更确切地说,与硒和硫原子结构的相似性有关。

3. 食物中硒的利用率

与其他微量元素的吸收不同,一般来说,植物食品中硒的生物利用率高于动物性食品。经过比较,不同食物中硒的生物利用率大小顺序为:苜蓿粉 > 谷物 > 黄豆 > 动物性食品。维生素 E、C、A 及合成的抗氧化剂可促进硒的吸收,但汞、镉、砷、铅、锌、铜、铁会削弱硒的吸收,同时维生素 B_6、维生素 E、蛋氨酸、核黄素、维生素 B_{12} 的缺乏和元素硫过量也可影响硒的生物利用率。

4. 硒的吸收、分布和排泄

硒主要通过消化道吸收,也可通过呼吸道、皮肤、肌肉或静脉吸收。正常情况下,硒的主要吸收部位是小肠,胃和大肠几乎不吸收。硒的吸收因其存在形态的不同而有很大差异。一般认为可溶性的硒酸盐、亚硒酸盐和硒代氨基酸(如硒代蛋氨酸、硒代半胱氨酸)容易吸收,而有机硒化合物如硒代二乙酸、硒代丙酸和硒代嘌呤等吸收较慢。单质硒几乎不被吸收。

吸收的硒与血浆蛋白结合并被血浆运载。亚硒酸盐形式的硒须经过红细胞进行化学转化才能与血浆蛋白结合。硒从红细胞中游离出的过程取决于细胞中适宜的谷胱甘肽水平,硒主要是用来合成含硒酶——谷胱甘肽过氧化物酶 GSH-Px,并通过其表现生物学功能。GSH-Px 仅在一定范围内表现血硒水平变化,用于评价机体硒状态及膳食硒摄入水平。在较多的膳食硒摄入后,血红蛋白和白蛋白中的硒是相应增加的,这说明血红蛋白和白蛋白中的硒起着硒库作用,可作为硒储备需要量和硒中毒的有用指标。硒可分布到全身各组织,主要分布在肝、肾,其次在血、脾、心、肌肉、胰、肺及生殖腺等,脑、骨及消化道等分布最少。硒还可进入胎盘。

未吸收的硒可通过粪便排泄,也可随胆汁、胰液、肠液排出。尿液中硒主要为$(CH_3)_3Se^+$,汗液、呼气亦可排出少量硒。

5. 营养状况评价

血清硒或血浆硒是表达人体硒营养状况的最常用指标。血浆硒低于 50 ~ 60 μg/L为低硒,高于为 100 ~ 120 μg/L 高硒,介于两者之间为正常。

三、缺硒引起的疾病

(一) 克山病

克山病也称地方性心肌病,于 1935 年在我国黑龙江省克山县发现,因而命名为克山病。

1. 特征

克山病是以线粒体损害为主要特征的原发性代谢性疾病。患者心肌线粒体内膜的呼吸酶降低,氧化磷酸化功能明显障碍。心肌纤维变性和缺氧性坏死，类似缺血。

2. 症状

面色苍白、手足冰冷、头晕、气短、恶心、呕吐，类似缺氧时症状，有时甚至迅速发生心力衰竭、吐黄水而猝死。克山病分为慢性和急性，急性发作时死亡率很高，学龄前儿童和生育期妇女易患此病。当地群众称“快当病”或“黄水病”。

3. 病因

发病原因尚不十分清楚，存在生物地球化学病因和生物病因两类学说，但缺硒是克山病的主要病因已得到广泛认可。

(1) 缺硒：缺硒导致 GSH-Px 活性降低，心肌脂质过氧化作用增强，自由基明显增多，引发心肌损伤。

(2) 维生素 E 相对不足：调查显示，病区粮食及患者血浆中维生素 E 含量明显较低，是机体抗氧化能力降低的一个原因。

(3) 蛋白质摄入不足：含硫氨基酸摄入不足，膳食中的硒代蛋氨酸将替代蛋氨酸参与蛋白质合成，硒将不能发挥其自身功能，从而影响到其利用。另一方面，含硫氨基酸是 GSH 的前体物质，其缺乏势必影响 GSH 的合成。GSH 不仅是 GSH-Px 的底物，而且自身也是自由基清除剂。

(4) 膳食低钙：膳食低钙可能是克山病发病的协同因素。动物实验表明，低钙饲料可明显加重大鼠缺氧性心肌坏死。

(5) 黄绿青霉毒素(CIT)中毒：病区粮食中存在黄绿青霉菌，并在培养物中检出大量黄绿青霉毒素。黄绿青霉毒素可使大鼠心肌出现明显病变，如心肌细胞呈颗粒变性，肌原纤维凝集、崩解等。

(6) 肠道病毒：近年来研究发现，原本无毒的 CVB 病毒在低硒、低维生素 E 条件下核苷酸序列可发生突变，从而可由无毒株变成有毒株，引起心肌病变。

4. 预防

食用硒化粮，服用亚硒酸钠药片。

(二) 大骨节病

国际上习惯称为卡辛-贝克氏病，发病区与克山病往往重叠，因此有克山病“姊妹病”之称。图 2-12 为中国地方性大骨节病和克山病分布示意图。

1. 特征

管状骨生长骺板局灶性坏死引起对称性关节增大。四肢关节对称性疼痛，变形、变粗，屈伸受限(见图 2-13)。主要发生在 5 ~ 13 岁的儿童、少年中，个别地区群众称其为“柳拐子病”，发病区与克山病相似，有东三省、河北、山

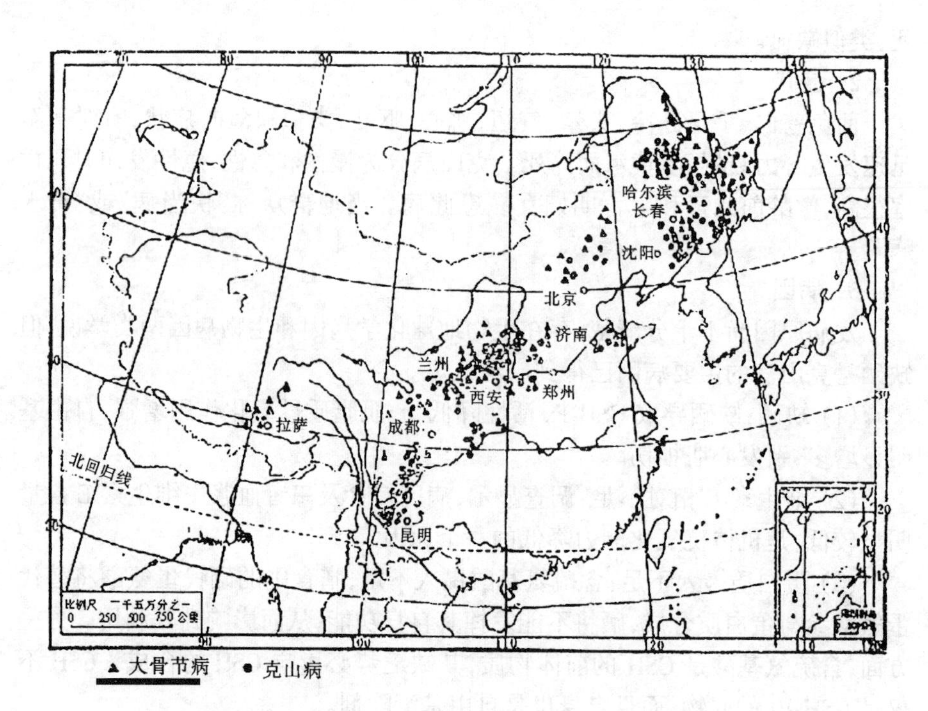

图 2-12 中国地方性大骨节病和克山病分布示意图

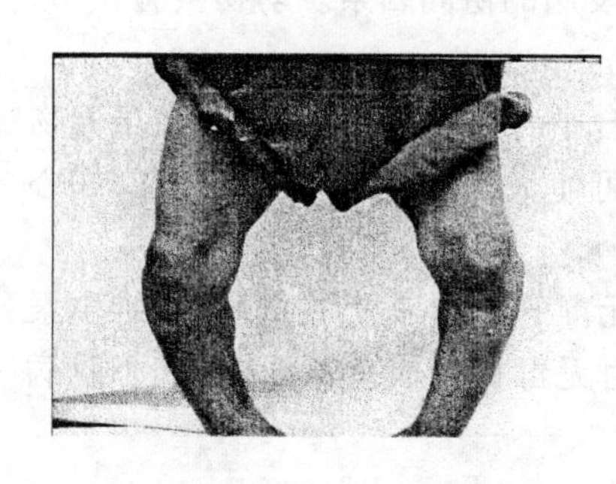

图 2-13 大骨节病(引自第四军医大学军事劳动与环境卫生教研室地方病教学材料)

东、河南、内蒙古、山西、陕西、甘肃、四川、青海和西藏等16个省区。

2. 病因

病因尚不十分清楚，目前主要趋于两种学说，即缺硒和镰刀菌毒素中毒学说。

3. 治疗和预防

虽然有不少负面的说法，但目前大部分地区仍然采用补硒即服用亚硒酸钠的方法防治大骨节病，维生素 E 通常作辅助治疗。

(三) 白内障

老年性白内障是致盲的主要眼病之一。紫外线、电脑辐射、代谢系统障碍、营养障碍等均为老年性白内障的危险因素，其中过氧化损伤在老年性白内障病因学方面具有重要位置。

许多实验证明，晶状体细胞膜的氧化是老年性白内障发生的一个重要因素，老年人晶体蛋白氧化与白内障的发生密切相关。晶状体的氧化损伤不仅存在于各种动物模型实验中白内障的形成过程,同时在老年性白内障发生过程中也可观察到。晶状体是无血管组织,其代谢属封闭环境中的无氧代谢。机体自身代谢或外界因素等都可导致晶体中自由基的产生。一旦自由基生成过多或晶体本身的防御屏障受到损害,就可产生自由基聚积,致使晶体蛋白、膜蛋白、膜不饱和脂肪酸及酶等发生氧化,导致蛋白质降解、蛋白质脂膜功能异常、通透性增加、细胞肿胀、结构破坏、细胞膜破裂和晶体浑浊。晶状体蛋白的折光系数改变后就会形成白内障。

正常晶状体内有抗氧化的防御屏障。第一道屏障由谷胱甘肽、抗坏血酸和维生素 E 构成;第二道屏障则由抗氧化酶构成,主要有 SOD、过氧化氢酶 CAT 和 GSH-Px。目前认为 GST(谷胱甘肽-S-转移酶)在保护晶状体免受超氧化损伤方面也有重要作用,其活性的降低可能是白内障发生的因素之一。晶状体的氧化损伤最早表现在 GSH 含量大幅度下降,GSH/GSSG(氧化型谷胱甘肽)比值降低。晶状体中 GSH 的含量很高,它是一种含甘氨酸、胱氨酸、谷氨酸的三肽,具还原性,可在 GSH-Px 的催化下与过氧化物发生反应,消除活性氧和自由基对晶状体的攻击。我们知道,GSH-Px 是一种含硒酶,如果长期缺硒,体内 GSH-Px 水平便会降低,活性氧和自由基对晶状体的攻击难以消除,从而导致白内障的发生。

动物实验证明,缺硒可使大鼠晶状体 GSH-Px 活性明显降低,丙二醛 MDA 含量明显升高,其中 MDA 水平与红细胞硒水平呈负相关;用SDZICT322诱发大鼠后皮质白内障,缺硒组 7 周后即可观察到白内障,而正常饲料组 14 周后才可观察到。体外实验显示,微量亚硒酸钠可提高晶状体上皮细胞的抗氧化能力,减轻·OH 对晶状体上皮细胞的损伤,对预防白内障有重要意义。因此,有学者指出,可补充富硒食品提高机体抗氧化能力,预防白内障的发生。目前,已有人将硒制剂用于早期老年性白内障的治疗,取得一定效果。经 3 ~ 6 个月治疗后,治疗组视力明显高于对照组。

四、硒的毒性

(一) 职业性中毒

1. 相关职业

主要有硫化物矿、电极制造、有机合成、农药、颜料、涂料、塑料工业、橡胶工业、半导体制造、硫酸生产和摄影化学剂生产等。另外还有光传导、光电池、无线电通讯、冶金、玻璃、橡胶添加剂和浮选矿上用的起泡剂制造等。

2. 途径

呼吸道,皮肤,主要是通过空气被人体接收。在熔化含硒矿石时,温度低于硒熔点,硒即逸出,高于硒熔点,直接形成二氧化硒。

3. 症状

急性症状:神经过敏,痉挛,呼吸困难,呕吐,嗜睡。

慢性症状:胃肠障碍,乏力,眩晕,腹水,指甲变形,胸闷,咳嗽,食欲不振,皮肤红斑。

4. 诊断

硒中毒的一个典型特征是呼出大蒜气味,是由代谢产物二甲基硒形成。测定硒的人体样本有血、发、尿及指甲。

(二) 自然界中硒中毒

1. 典型病例

湖北恩施是著名的富硒地区,其蕴藏的高硒石煤和碳质页岩是目前已发现含硒量最高的岩石,含硒量在 40 ~ 7 188 mg/kg,预计储量达 20 多亿吨。1963 年至 1964 年,湖北恩施双河公社大风暴大队十小队,全队 23 人有 19 人发生慢性硒中毒,发病率高达 83%。

2. 症状

毛发脱落、指甲(趾甲)脱落、眉下皮肤发痒、凝血时间延长,严重还可造成神经系统损害如四肢麻木、感觉迟钝。

3. 治疗

急性:静脉注射 100 g/L 硫代硫酸钠 10 ~ 20 mL,使氧化硒、硒化物转化为硒。此外给予高渗葡萄糖、胱氨酸保肝并促进硒的排泄。

慢性:可给予高蛋白(酪蛋白、乳清蛋白、卵清蛋白、明胶等)饮食以减轻硒中毒症状。服用蛋氨酸也可减轻硒中毒症状。维生素 C 和维生素 E 可加速硒的排泄,此外需服用胱氨酸、保肝药物以保护肝脏免受损伤。

硒皮肤烧伤:100g/L 硫代硫酸钠和 20g/L 硼酸溶液冲洗,然后涂可的松软膏。

二氧化硒渗入指甲:用肥皂水刷洗,再用 100 g/L 硫代硫酸钠浸泡。

二氧化硒入眼:立即用清水冲洗,再用 100 g/L 硫代硫酸钠清洗。

(三) 其他类型的硒中毒

尽管亚硒酸钠可以预防和治疗克山病和大骨节病并取得良好效果,但服用过多可引起中毒甚至死亡。20 世纪 80 年代在硒盐防治大骨节病工作中,国内曾发生过一村民误将数日用量的硒盐一次性和在面里,导致中毒死亡的案例。另外,媒体也曾披露过服用四氧合硒酸自杀的事件。因此,不能因为硒有重要的生理功能而忽视其毒性,放任其管理。另外,家畜比人更容易发生硒中毒。

[生活小提示]　哪些人群需要补硒？

1. 肝脏疾病患者

大量研究表明，病毒性肝炎、慢性迁延性肝炎、慢性活动性肝炎、脂肪肝及肝硬化患者体内血硒水平显著低于正常人。及时补硒能改善肝细胞环境，促进肝细胞的修复和再生，恢复肝细胞的解毒功能，提高肝脏自身的抗病能力，预防酒精性肝病，防止肝脏癌变。慢性肝炎病人平时可以多吃一些含硒丰富的食物，如带鱼、黄鱼、紫菜、海带、香菇、银耳等。

2. 糖尿病患者

缺硒是糖尿病的诱因之一。补硒对糖尿病患者有较强的辅助治疗功能，可以逐步恢复胰腺功能，还可延缓、减轻、防治糖尿病并发症的发生。

3. 前列腺疾病患者

前列腺增生是老年男性常见病，其发病原因尚不明确。资料显示，低硒地区的前列腺增生发病率增高，年龄趋于年轻化，尤其低硒环境下的镉作业工人更多患此病。硒能使白细胞的吞噬、杀菌能力提高2倍，并延长白细胞的寿命，从而提高前列腺局部的抗感染能力，防止致病细菌向精囊、尿道、输尿管等处播散，而且可以使前列腺体组织由于长期炎症刺激形成的疤痕软化，血管疏通，改善其血液循环。补硒既可控制炎症又可控制增生，也防止患者因大量使用抗菌素而引起的副作用。

4. 心脑血管疾病患者

有研究发现，硒对各种原因引起的高血压均有调节作用，可通过抗氧化和保护细胞完整来维持心血管细胞的正常功能。自由基、脂质过氧化和低密度脂蛋白的氧化改变在动脉粥样硬化、冠心病、高血压的发病中起重要作用，机体缺硒可增加脂质过氧化和低密度脂蛋白氧化改变，使心血管功能受到损伤。调查发现，心血管疾病死亡率的分布有显著的地方性差异，这种差异又突出表现在硒含量的高低。美国缺硒地区的冠心病死亡率比富硒地区高3倍，芬兰低硒地区的心脏病死亡率比富硒地区高7倍，心肌梗塞死亡率最高的地区恰巧是世界上土壤中硒含量最低的地区。

5. 癌症患者

6. 肠胃病患者

慢性胃炎、消化道溃疡等疾病与消化道内的细菌、自由基密切相关。硒不但能够消除胃肠内的过氧化物和自由基,直接抑制肠道病菌群,还能调节胃肠道内的平衡,修复和保护胃黏膜,防止其癌变。

7. 哮喘患者

目前发现,硒可能还与哮喘以及某些心血管疾病有关。脂质过氧化物所产生的代谢产物对支气管平滑肌的影响是哮喘的发病机制之一。脂质过氧化所产生的代谢产物具有强烈的生物活性,可引起支气管平滑肌黏膜水肿,产生强烈收缩作用,造成气管狭窄。GSH-Px 可抑制脂质过氧化作用,因而硒在哮喘的防治中有重要作用。

8. 从事有毒有害工种者

硒可以解除重金属铅、镉、汞、砷、铊、锡等的毒性,减轻环境中重金属等的致畸致癌毒性,降低癌症的发病率。

第五节 氟——防治龋齿

氟在元素周期表中的原子序数为 9,原子量为 18.998,在室温下是一种淡黄色气体。液态氟呈淡黄色,固态时为乳白色。氟是人体必需的微量元素,正常成人体内共含氟 2.6 g,占体内微量元素的第三位。人体中几乎所有的器官和组织中都含有氟,其中骨骼和牙齿中的氟含量大约占人体中氟含量的 90%。缺氟可引起龋齿,但氟过多又可引致氟斑牙,甚至氟骨病。在必需元素中,人体对氟的含量最为敏感(见表 2-9)。氟被国际粮农组织(FAO)、国际原子能机构(IAEA)和世界卫生组织(WHO)列入“人体可能必需,但有潜在毒性的微量元素”。

表 2-9 不同含氟量对机体的影响 (mg/L)

含氟量	介质	作用及毒性影响
1	水	预防龋齿
2	空气	对植物有害
2	水	氟斑牙
5	水	可出现骨硬化症
8	水	10% 骨硬化症
20 ~ 80	水,空气	有残疾氟骨病
50	水,食物	甲状腺异常
100	水,食物	生长发育延迟
125	水,食物	肾脏病变

一、氟的生物学功能

(一) 防龋作用

氟的防龋作用已为世人所公认,氟化牙膏在国内外的广泛应用也取得了明显的防龋效果。氟的防龋作用体现在两个方面,一是对牙釉质的性质和结构的影响,二是对致龋细菌的抑制作用。

1. 对牙釉质的性质和结构的影响

人体牙齿外表是由坚硬富有光泽的釉质构成的,如图 2-14 所示。氟可与牙釉质结合生成氟磷灰石,氟磷灰石的增加可降低釉质的溶解性,增强其抗酸性。同时,高浓度氟离子与溶解牙釉质产生的钙离子结合,在牙釉质与牙菌斑之间形成氟化钙颗粒。牙釉质表面的氟化钙层可通过以下几个方面防龋:① 作为酸攻击时的暂时屏障;② 在酸攻击时,氟化钙中和酸,增加牙釉质-牙菌斑界面的 pH 值,使牙釉质表面达到中性;③ 氟化钙溶解产生的游离氟与钙磷结合形成氟磷灰石,促进脱矿牙釉质的再矿化。

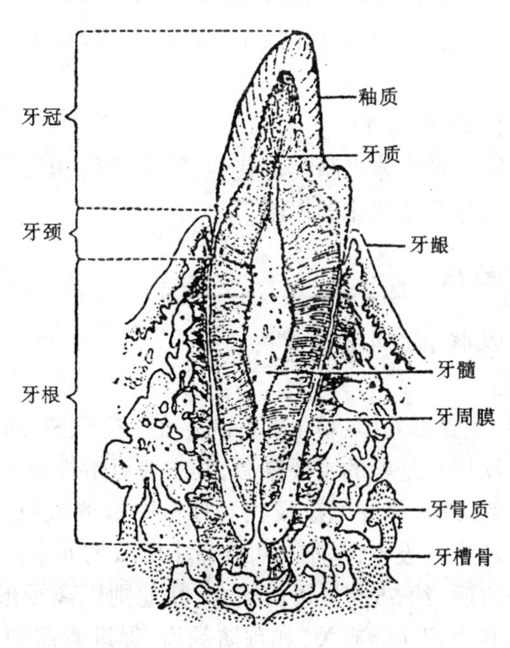

图 2-14　牙的结构

2. 对致龋细菌的抑制作用

氟可抑制细菌生长的能量代谢和其在牙面的吸附,还可抑制细菌中某些生物大分子、酶(如细胞色素氧化酶、过氧化氢酶)等的合成和活性。当牙菌斑中氟的浓度达到一定浓度时，细胞中酶的活性被显著抑制，细菌生长、代谢停止。

(二) 对骨骼的影响

骨骼是构成人体的重要器官。机体吸收的氟 90 % 以上贮存在骨组织中，其含量范围每千克体重在几十至上千毫克之间。氟是生物钙化作用所必需的物质，适量的氟可使骨质坚硬，强度增加。骨骼中的钙和磷以磷酸氢钙 ($Ca_8H_2(PO_4)_6 \cdot 5H_2O$) 和羟基磷灰石 ($Ca_{10}(PO_4)_6(OH)_2$) 的形式存在，氟离子与羟基离子相互置换能形成一种更难溶于酸并且性质更加稳定的氟磷灰石，

$$Ca_{10}(PO_4)_6(OH)_2 + 2F^- \longrightarrow Ca_{10}(PO_4)_6F_2 + 2OH^-$$

加速骨骼的形成，对骨吸收产生抑制作用。流行病学调查研究发现，缺氟地区骨质疏松发病率比较高(但高氟也可致骨质疏松)。临床上应用氟化物治疗骨软化和骨质疏松有较好的效果，氟还有利于骨折愈合。

(三) 对造血功能的影响

适量的氟有利于提高机体的造血能力。动物实验显示，缺氟时可引起小细胞性贫血，这种贫血可通过补铁得到改善。同时，补充适宜的氟也可矫正因缺铁导致的小细胞性贫血。当机体处于缺铁状态时，氟对铁的吸收和利用有促进作用。

(四) 对脂代谢的影响

机体摄入的氟可影响体内脂类的代谢，降低脂肪和类脂质的吸收。氟的适量摄入有预防动脉粥样硬化的作用。

二、人体中的氟

(一) 氟的吸收、分布和排泄

1. 氟的吸收

氟是无机物，主要以气体、粉尘的形式存在于空气中，通过呼吸道、消化道为人体所吸收。饮用水是氟的主要来源，其中对可溶性氟的吸收可达 95% 以上。食物中的氟约 80% 左右可被吸收。骨粉中氟的吸收率较低，在 37% 左右。氟主要在胃和小肠吸收，是唯一可在胃中吸收的元素。

氟化物被吸收后，约 75% 与蛋白结合，其他则以离子形式存在。只有离子形式的氟才与其生理功能有关，如预防龋齿、促进骨骼的形成、促进机体的生长发育，等等。

2. 影响氟吸收的因素

(1) 饮用水中的化学成分。钙、镁和铝可与氟形成难溶性盐，因此饮水中存在的大量钙、镁和铝可降低氟的吸收。地方性氟中毒流行病调查组发现，水

中钙离子浓度、水的总硬度、总碱度、氟钙比值与氟中毒患病率相关性最强。

(2) 膳食成分。牛奶中的蛋白可影响氟的吸收。膳食中蛋白质、维生素 C，以及钙含量不足时可增加对氟的吸收。有人将“氟斑牙”、“氟骨病”称为穷人病就是这个原因。

3. 氟在人体中的分布、排泄

氟在体内主要分布在骨骼和牙齿，少量存在于软组织，可透胎盘。

氟在人体内无降解作用，能在体内富集。随着年龄的增长，骨骼中的氟含量也在增加。20～30 岁骨骼中氟含量约为 200～800 mg/kg，到 50～80 岁时氟含量可高达 1 000～2 000 mg/kg，因此可称骨骼为人体的“氟库”。但是当这种蓄积发生得过早或量过大，就会引起氟斑牙与氟骨病。

血液中的氟不能自我调节，因而无正常浓度，一般在 0.4～2.7 μmol/L。人体中的氟主要经肾脏由尿排出，少量通过粪便、汗液和乳汁排泄。

(二) 建议摄入量

长期过量摄入氟可引起慢性氟中毒，而摄入不足又会促使龋齿高发，可能还与骨质疏松和骨折有关。因此，氟既是一种毒物，又是人体必需元素。其有利与有害作用之间的阈值很窄，确定人体总摄氟量存在很大困难，所以到目前为止，各国尚无正式的总氟摄入量标准，只有关于建议值的研究报道。

美国国家科学研究委员会生物科学分会 1989 年膳食营养素供给量第 10 版提出的总摄氟量建议值，基本上同 1980 年。该书指出，氟是人体必需元素，适宜的氟含量对牙齿和骨健康有益。推荐总摄氟量的安全值，青少年为 1.5～2.5 mg/d，成人为 1.5～4.0 mg/d。

世界卫生组织(WHO)在 1986 年版的《有关人类健康的适宜摄氟》一书中指出，人的总摄氟量各国的报道结果不一样。Frankas 建议适宜的总摄氟量为 0.05～0.07 mg/kg。该书的主编 Murray 根据几个作者调查研究的结果进行分析，提出每日总摄氟量的建议值为婴儿 0.2 mg，成人 5.0 mg。如果在特殊的环境下，由于过多的消耗或不同的膳食习惯，则每日从食物摄取的氟量超过 3.5 mg。

我国食品氟允许限量研究组通过毒理学实验与环境氟水平的分析，提出人群每人每日氟的允许限量为 3.5 mg。卫生部初级卫生保健计划中提出每人每日总摄氟量为 4 mg。中国预防医学科学院梁超轲等在对人群总摄氟量大量调查的基础上，结合国内外研究概况，提出适合于我国人群的总摄氟量卫生标准为 8～15 岁每人每日 2.0～2.4 mg，15 岁以上为每人每日 3.0～3.5 mg。表 2-10 列出中国营养学会公布的氟安全和适宜摄入量。

表 2-10 中国营养学会公布的氟安全和适宜摄入量 (mg/d)

人群	摄入量	人群	摄入量
0.5 岁以下	0.1~0.5	7~10 岁	1.5~2.5
0.5 岁~1 岁	0.2~1.0	11 岁以上	1.5~2.5
1~3 岁	0.5~1.5	成年人	1.5~4.0
4~6 岁	1.0~2.5		

(三) 饮用水标准

美国学者 Hodge 曾证明饮水中最适宜的氟的浓度是 1 mg/L。饮水中氟的浓度大于或小于此值，龋齿的发生率都明显升高。基于这些研究成果，人们开始在那些自然水源中氟含量低的供给水源中添加氟化物，使水中氟的含量达到 1 mg/L 的标准浓度，用来降低龋齿的发生率。到 1972 年全世界开展自来水加氟的国家和地区超过了 30 个，有两亿多人口饮用加氟的水。我国广州市于 1965 年开始自来水加氟工作，对防治龋齿起到了一定作用。但后来发现，随着龋齿率的降低，氟斑牙的患者却不断增多。人们逐渐认识到，氟作为药物的浓度范围是极小的，长期饮用加氟自来水（氟浓度 1 mg/L），已近于中毒。因此，1983 年我国停止加氟。不过，世界范围内仍有不少国家和地区采用自来水中加氟的办法预防龋齿，如美国、欧洲和我国香港地区等。但对其可能引起的不良反应——增加患氟斑牙和骨质疏松的危险的关注和研究一直在进行中。目前，美国 50 个大城市中有 41 个城市的饮水经过氟化处理，氟浓度 1 mg/L。但仍有很多学者极力反对在自来水中加氟，这正是为什么美国政府没能在 1990 年实现氟化处理全国 95% 饮水目标的原因。

西方发达国家实施氟化饮水后，引起氟中毒的情况比较少，其原因与饮食结构和生活习惯有关。西餐蛋白含量高，高蛋白可抑制氟的吸收。茶叶中氟含量比较高，有喝茶习惯的人少之又少。因此，同样条件下，氟中毒更青睐中国人，特别是贫困山区的人就不难理解了。

考虑到人摄入氟的途径非常广泛，不仅可以从水摄入，还可通过食物、空气摄入。而各地氟的本底值各不相同，人体的氟的摄入总量难以精确控制，因此目前饮用水标准要求氟浓度小于 1 mg/L。

三、缺氟引起的疾病

(一) 龋齿

龋齿是儿童口腔常发病，患病率非常高。据第二次全国口腔健康调查结果显示,患病率达75%。使用含氟药膏或者饮用适量的含氟水可使龋齿发病率大大降低,欧美国家儿童龋齿患病率低的原因与含氟牙膏和含氟水的使用有关。

（二）老年性骨质疏松

适当补氟可降低老年性骨质疏松发病率。一氟磷酸盐(MFP)加钙疗法因其耐受性好、生物利用率高备受推崇。受卫生部委托,北京协和医院和301医院曾对新药特乐定（MFP + Ca）进行试验,以评价其对治疗绝经后骨质疏松妇女的有效性和安全性。结果显示,特乐定6个月的治疗使有骨质疏松的女性患者腰椎骨密度明显增加。

四、人体缺氟原因及含氟食品

氟在地理环境中属易迁移元素,分布严重不均。既有堆积富氟地区,也有淋失缺氟地区,因而造成人体摄入过多或不足的问题。

热带、亚热带季风区,由于雨水多,淋失作用强,因此土壤中氟含量低,属缺氟地区,如我国江南。这些地方龋齿发病率比较高。另外,有些地方虽然水中含氟量不低,但由于冬季漫长,水结冰,人们只能饮用雪水,而雪水中氟含量仅为夏季饮水的1/20至1/15,因而也存在氟摄入过少的问题。这些地方龋齿发病率相对较高,如大兴安岭、长白山、秦岭、湘西山地等。

值得注意的是,云、贵两省部分地区虽然雨水较多,但该地区岩石多为含氟丰富的玄武岩、海相石灰岩和磷灰石,且土壤中铝比较多。在酸性条件下,黏土和土壤胶体具有很强的吸附力。这样,氟和铝一方面结合成为配合物,使得其不易淋失,另一方面,黏土和土壤胶体可吸附部分氟。所以该地区虽然水中氟含量不高,但土壤中氟的含量却相对较高,因而龋齿发病率低。

含氟食品主要有茶叶、肉类、海产品等。有调查显示,江浙闽赣茶叶中氟含量可高达140 μg/g,江苏碧螺春中氟含量20.5 μg/g,江西庐山毛尖氟含量24.9 μg/g,河南信阳毛尖中氟含量达39.0 μg/g,陕西的紫阳茶中氟含量达49.5 μg/g,其中嫩叶中氟含量较低。

五、氟的毒性

（一）毒性

氟是高毒性物质,其毒性可到达肾脏、心血管、牙齿、骨骼、神经系统和生殖系统等,对某些酶的活性也有抑制作用。可引起氟斑牙、氟骨病,造成甲状腺功能低下、肾上腺皮质功能减弱,引起生育能力降低,导致肾脏、神经系统的损害。儿童长期饮用含氟量超标的饮用水还可引起大脑损伤、智商下降和较为持久的学习记忆与行为障碍。

(二) 中毒类型

1. 职业性氟中毒

冰晶石厂、硫酸厂、电解铝厂、磷肥厂、农药厂、炼钢厂、金属提炼厂等相关企业的职工中均有发生。另外,使用萤石的炼铁工业以及使用云母的制砖、水泥、瓷砖、釉药工业,使用氟化氢蚀刻或去污的玻璃工业、电子工业以及使用含氟化钙煤炭也可造成氟污染,是职业性氟中毒的潜在因素。

主要症状有:恶心、呕吐、骨关节和肌肉组织疼痛;头痛、失眠、眩晕、易倦;也可造成鼻、咽部炎症,引起甲状腺及副甲状腺损伤;还可能导致氟骨病。

2. 地方性氟中毒

地方性氟中毒是一种不仅影响骨骼和牙齿,而且还累及包括心血管、中枢神经、消化系统、内分泌、视器官、皮肤等多系统的全身性疾病。山西省阳高县发掘出的10万年前古人类的牙化石上就有氟斑牙病变。晋代嵇康的《养生论》中“齿居晋而黄”是人类历史上最早有关氟斑牙的记载。地方性氟中毒分布范围极广,欧洲、亚洲、非洲和美洲均存在发病区。在我国,除上海以外,其他省、市、自治区均有不同程度的地方性氟中毒,病区人口3.3亿,氟斑牙患者约4 000万人,氟骨病患者260万,涉及1 187个县(市、区、旗)。

1) 临床表现

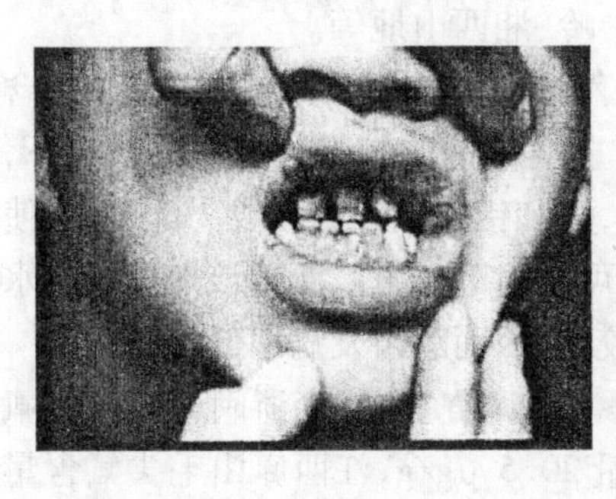

图 2-15 氟斑牙患者(引自中国网)

(1) 氟斑牙。日本人称其为“阿苏火山病”,美国人称之为“得克萨斯牙”,南非则称为“达尔斯病”。以门齿的氟斑釉最明显,先呈白垩状,继而出现褐染,重则牙面磨损、碎裂或牙齿脱落(见图2-15)。氟化物主要损害发育中的牙釉质,一般发生在恒牙。出生在高氟区者几乎都可患氟斑牙,少数幼儿的乳牙亦可发生氟斑牙。

一般情况下不影响健康,也不必治疗。轻者可磨除,重者可采用脱色或磨除相结合的办法,一般用3% ~4.5%浓度的盐酸,也可用30%的双氧水。

(2) 氟骨病。氟骨病发病缓慢,一般难以确定发病的准确日期,其症状也比较复杂,常见有疼痛、麻木、僵硬等。疼痛通常由腰、背始,逐渐累至四肢大关节及足根,也可遍及全身;麻木多发生在四肢和躯干,常伴有感觉异常和减退症状;僵硬的同时常出现疼痛症状,伴有双下肢关节发紧情况(见图2-16)。

氟骨病发展至非常严重时可致神经系统损伤,发病率大约可占氟骨病的10%,主要表现是神经根损害,肢端感觉异常,有被带子绑上的感觉,对温度及疼痛感觉迟钝。同时可使人记忆力减退，精神不振，易失眠、疲劳。脊髓损害可致瘫痪。

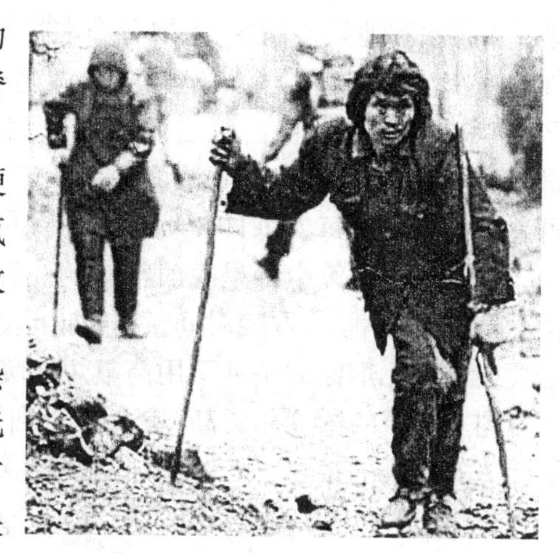

图 2-16 氟骨病患者（引自中国网）

氟骨病的实质是广泛性的骨硬化或明显的骨质疏松软化。随着氟在骨骼中的蓄积使骨质呈硬化型改变，此后衍变为骨质疏松或骨软化。

骨的产生和再建是一个很复杂的过程。骨的框架是由骨胶原、无定形基质和无机盐构成，里面还有骨细胞、成骨细胞和破骨细胞，一块完整的骨外面还有一层骨膜。骨形成以后，存在反复再建的过程，包括骨吸收和骨形成。骨细胞不断地被破骨细胞消化，析出钙离子，进入细胞间液，再进入毛细血管，通过血液循环，输送到其他组织和器官。同时，血液循环系统又把消化食物中摄取的钙不断地输送到细胞间液和成骨细胞，析出和提炼出结晶，成为骨细胞。许多学者认为骨质硬化是由于氟破坏了骨再建过程中骨吸收和骨形成之间的偶联平衡。机体长期摄入过量的氟，氟取代羟基后形成氟磷灰石，增加骨的钙化，使溶解度降低，破坏了骨组织再建的微环境，刺激成骨细胞，增加骨基质的形成。同时使破骨细胞的数目减少、活性降低，引起骨的吸收障碍，导致骨量净增加而引起骨质硬化。

骨质疏松、骨软化性氟骨病是由于过量氟，一方面使骨细胞功能活跃，新骨形成增多，但由于钙化障碍导致骨质疏松、软化。另一方面使肠道钙吸收减少，血钙浓度降低，继发性的1，25-羟基维生素 D_3（1，25-$(OH)_2$-D_3）和甲状腺旁腺素（PTH）含量升高，使骨的吸收作用增强，引起骨质疏松、骨软化。

2）发病区与发病原因

根据机体所接触的含氟环境介质不同，可将地方性氟中毒分为水源型、生活燃煤污染型和天然食物型等三个类型。

水源型氟中毒主要因饮水中氟含量过高而引起，分布最广，影响面最大。水源型氟中毒分布在除上海以外的29个省（市、自治区）的1 054个县（市、区、旗）。病区村屯人口2.7亿，有氟斑牙患者2 638万人，氟骨病患者128万人，重点为西北干旱盆地。根据水的来源不同，又可分为以下几种：① 浅层地下水病区，主要包括长白山以西，长江以北干旱、半干旱地区；② 深层地下水病区，主要分布在天津、江苏沿海、河北的沧州、新疆北部部分地区和山东惠民等地;③ 泉水和地热水病区,主要分布在福建、广东、江西南部温泉较多的地区,如北京小汤山、广东丰顺、福建龙溪、湖北英山等,分布广而散。也有冷泉水病区,如黑龙江海林;④ 富氟岩矿高氟水病区,如河南方城、云南昆阳、江西宁都、新疆温宿等地。饮水氟浓度一般大于 1 mg/L,重度饮水型氟中毒地区,人群总摄氟量可达每人每日 5 ~ 10 mg,其中 75% ~ 90% 来自饮水。

生活燃煤型氟中毒是我国特有的一种地氟病类型。病区多为高寒山区,由于气候寒冷潮湿,取暖时间长,再加上收获季节阴雨连绵,粮食水分多,当地居民通常在无烟囱的条件下用高氟煤取暖、烘烤粮食(特别是玉米)和做饭,使得室内空气氟的浓度非常高,粮食也受到煤烟氟污染(见图 2-17)。人们一方面摄入氟污染的粮食,另一方面呼吸氟污染空气,从而造成严重的氟中毒。据报道,烘烤玉米中氟含量可达 276.5 mg/kg,辣椒中高达 310.0 ~ 565.0 mg/kg,空气中氟浓度可达 0.5 mg/m^3。重病区病情严重程度超过饮水型氟中毒地区,每人每日摄氟量可高达 15 ~ 30 mg,其中 75% ~ 95% 来自煤烟污染的玉米。重病区主要分布在我国西南如云南、贵州、四川、湖北西部、陕南等地的高寒地区,尤以贵州省最为严重。据资料称,贵州现有 1000 万氟斑牙患者,64 万氟骨病病人。以县为单位,氟中毒的人口达 1900 万,占贵州人口的一半。另外,在其他 13 个省市也有不同程度的生活燃煤型氟中毒发生,其中有病区县 197 个,氟斑牙病人 1 650 万,氟骨病病人 108 万。

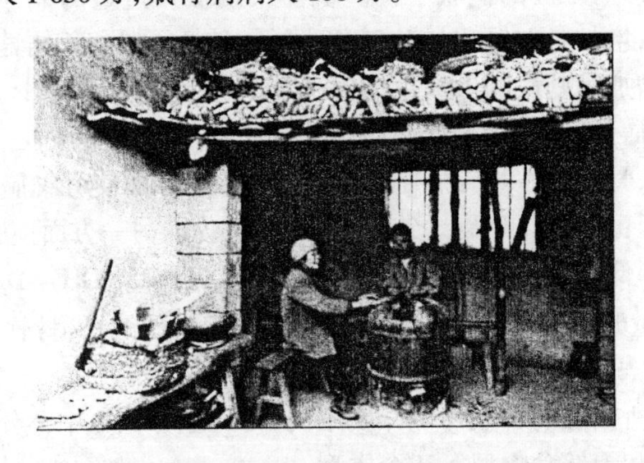

图 2-17 生活燃煤型病区的居民生活(引自中国网)

天然食物型氟中毒是由能引起氟中毒的含氟食物造成的。如啤酒、海产品、食盐、豆腐、砖茶等,但以砖茶居多。茶叶可以分为绿茶、红茶、花茶、砖茶等几种,其中以砖茶的氟含量最高,可达 543 ~ 586 mg/kg。从 1984 年到 1996 年,科技工作者先后在四川省壤塘县、阿坝州、新疆北部阿勒泰地区和南部莎车绿州、内蒙锡盟牧区和呼盟牧区、四川省甘孜州道孚县和甘肃省阿克塞哈萨克族自治县等地发现饮茶型氟中毒。个别地方儿童氟斑牙患病率为 100%，成人氟骨病患病率为 24.75%。致病原因是牧民大量饮用含氟量高的砖茶和劣质茶叶。人群主要为当地少数民族如藏族、蒙古族、哈萨克族等，也有少数汉族，多数人有大量饮用奶茶和酥油茶的习惯。一般 8～15 岁儿童主要表现为氟斑牙，16 岁以上成人主要表现为氟斑牙和氟骨症。这是由于儿童饮茶量小、时间短，成人饮茶量大、时间长，所以成人氟骨病情相对较重。

我国地方性氟中毒分布情况如图 2-18 所示。

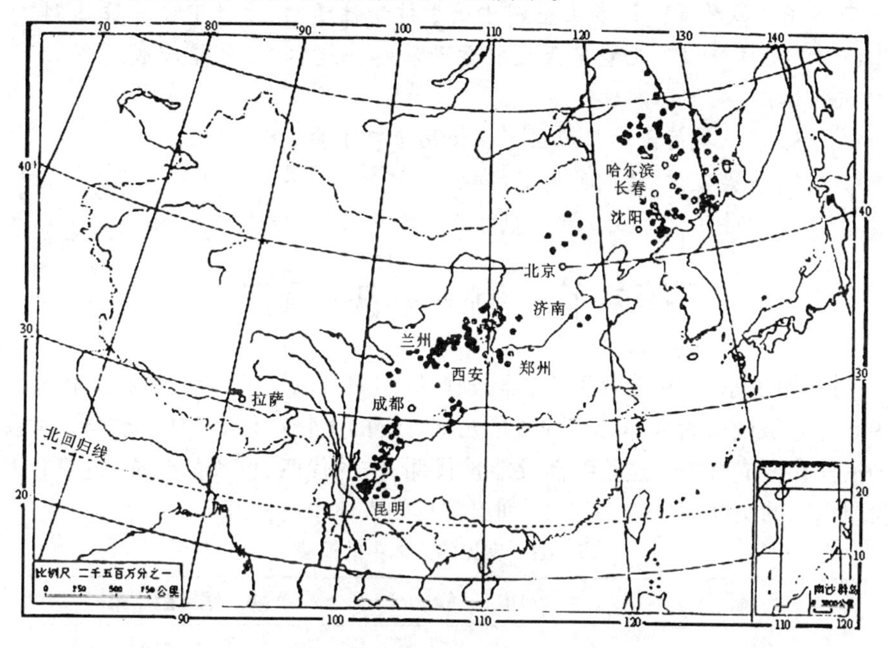

图 2-18 我国地方性氟中毒分布示意图

3）预防和治疗

减少氟的摄入是预防地方性氟中毒的根本性措施，饮水型氟中毒应以改水降氟为原则，高氟煤烟污染食物和空气的病区以改灶防污染为主。常用的改水降氟有两种方法，即人工降氟（沉降）和改用低氟水源，如引用江、河、水库的地面水，打低氟的深井以及收集、储备天然降水等。人工降氟方法有明矾法、三氯化铝法、过磷酸法及活性炭法等。

氟中毒没有特效药治疗，可补充钙和维生素 C。维生素 C 和钙具有抗氟化物毒性的作用。用蛇纹石粉（有效成分为偏硅酸镁）治疗氟中毒效果也比较好，可增加氟的排泄。

考虑到氟的毒性与脂质过氧化作用有非常密切的关系，有人试图用抗氧化剂(硒 + 维生素 E)治疗氟中毒。动物实验显示,饮水加硒可使大鼠血清氟、骨氟及尿氟排泄量增加,还可显著降低氟中毒和大鼠血清氟的含量。

[生活小提示] 使用含氟牙膏的注意事项

1. 高氟地区禁用含氟牙膏,如贵州、西北干旱盆地等高氟中毒地区。

2. 3 岁以前儿童不要使用含氟牙膏,6 岁以前儿童要在家长指导下慎用含氟牙膏。许多儿童刷牙属于被动性活动,牙缝中牙膏往往刷不干净。4 岁以下儿童甚至会将牙膏和水一起吞入,可能造成过多氟进入体内。

3. 涉及氟污染的工业区不要使用含氟牙膏。

4. 加大宣传,说明氟的危害性。

5. 引导儿童养成正确的刷牙方式和习惯。

第六节 铜——铁的助手

铜,原子序数 29,虽然其在医药领域的利用可以追溯到秦汉时期,但直到 1925 年才被确认为人体必需的微量元素。铜的生物功能非常广泛,与多种酶的活性和合成有关。这些酶涉及能量代谢、铁的代谢、色素的合成、抗氧化及胶原组织的交联,等等。表 2-11 列出常见的人体中的铜酶。

表 2-11 常见的人体中的铜酶

酶	功 能	缺 铜 后 果
细胞色素 c 氧化酶	电子转移作用	肌肉无力;心肌病;大脑退化
超氧化物歧化酶	对抗自由基的损害作用	膜损害;其他自由基损害表现
酪氨酸酶	黑色素合成	色素变浅
多巴胺-β-羟化酶	儿茶酚胺合成	神经方面的影响,类型尚不明确
赖氨酰氧化酶	胶原与弹性蛋白交链	血管破裂;皮肤关节松弛;骨质疏松;肺气肿等
血浆铜蓝蛋白	铁氧化、胺氧化作用,铜运输	贫血;铜对其他组织的供血减少
未知名酶	角蛋白交链(二硫键)	毛发盘绕

一、铜的生物学功能

（一）对铁代谢和造血功能的影响

一般认为造血功能主要与微量元素铁有关，但其实铜在铁的代谢过程中也发挥着重要作用，影响着机体对铁的吸收、运输及利用。Fe^{2+} 由肠黏膜进入血浆后，需要与血浆中的转铁蛋白结合才能被运送到骨髓、肝脏及全身组织，用于合成血红蛋白、肌红蛋白和含铁酶类，或在骨髓和肝脏内形成铁储备。然而 Fe^{2+} 不能与转铁蛋白直接结合，需要氧化成 Fe^{3+} 才行。铜蓝蛋白是人类血清中唯一的亚铁氧化酶，可将二价铁氧化成三价铁。铜蓝蛋白缺乏，就会影响铁的转运和利用，有些缺铁性贫血病人单纯补铁效果不明显，而加用铜制剂后便很快得到纠正。

（二）解毒作用

超氧阴离子自由基是生物体有氧代谢的产物，也是有氧条件下电离辐射与生物体作用所产生的活性自由基之一，是造成氧毒性和辐射损伤增强的主要原因。超氧化物歧化酶(SOD)可清除超氧阴离子自由基 O_2，因而在防御氧的毒性、抗辐射损伤以及预防衰老方面具有重要意义。按结合的金属的不同，SOD 可以分为 Cu/Zn-SOD、Mn-SOD 和 Fe-SOD。其中，Cu/Zn-SOD 主要存在于红细胞、肝脏及脑组织中，在机体抗氧化反应中发挥重要作用，其反应可大致表示如下：

$$Cu^{2+}\text{-SOD} + O_2^{\cdot -} \rightarrow Cu^{+}\text{-SOD} + O_2$$

$$Cu^{+}\text{-SOD} + O_2^{\cdot -} + 2H^{+} \rightarrow Cu^{2+}\text{-SOD} + H_2O_2$$

金属硫蛋白是目前已知的体内清除自由基能力最强的一种蛋白质，可参与微量元素的吸收、转运，并具有解除重金属毒性的作用。铜可刺激、诱导机体合成金属硫蛋白，并与之结合。动物实验研究表明，以铜、锌刺激机体产生金属硫蛋白，可减缓重金属镉的吸收速度，并降低其在肝、肾的毒性。

（三）有助于形成黑色素

黑色素是一种生物多聚体，广泛存在于人和动物的皮肤、毛发和眼睛中。动物黑色素可分为两类，一是真黑色素，不含硫原子，呈棕色或黑色；二是脱黑色素，含硫原子，呈黄色或微红棕色。动物与人的皮肤毛发色素沉着取决于其所含真黑色素与脱黑色素的相对比例。黑色素的合成需酪氨酸羟化酶，该酶是一种含 Cu^{2+} 酶，能被紫外线辐射活化，催化酪氨酸氧化聚合等一系列变化生成黑色素。缺铜会使酪氨酸羟化酶活性降低，黑色素合成减少，导致皮肤与毛发颜色变浅，甚至出现少白头和白癜风等疾病。

（四）对骨骼、心血管系统及结缔组织代谢的影响

赖氨酸氧化酶、抗坏血酸氧化酶均为含铜酶，主要催化弹性蛋白肽键中赖

氨酸残基、氨基,使其氧化脱氨为醛基,并与分子间的另一肽键的类似醇基或氨基进行醛醇缩合或醛氨缩合,形成胶原纤维及弹性蛋白共价交联结构,使得弹性纤维形成不溶性状态,从而使机体组织维持正常弹性和韧性。缺铜会导致赖氨酸氧化酶、抗坏血酸氧化酶等生成量减少。对于骨骼来说,缺铜会使得骨胶的多胶键的交联不牢固,胶原的稳定性和强度降低,容易导致骨质疏松,骨骼畸变易折。对于心血管系统来说,缺铜会使弹性蛋白及胶原纤维共价交联形成障碍,胶原及弹性蛋白成熟迟缓,导致心肌纤维异常,心肌细胞氧化和代谢紊乱,引起心脏畸形和心肌病变,同时还会使弹性组织形成的大动脉易于破碎。

(五) 对能量代谢的影响

细胞色素 c 氧化酶是线粒体呼吸链电子传递的终末复合物,属亚铁血红素-铜氧化酶的超家族,是线粒体氧化能力的关键调节部位,与机体能量代谢有密切关系。缺铜后细胞色素 c 氧化酶活性减低,传递电子和激活氧的能力下降,从而导致生物氧化中断。血中氧不能为组织所利用,导致组织缺氧。

(六) 对中枢神经系统的影响

铜参与人体很多重要酶的合成,其中有些酶与脑的发育有关,如细胞色素 c 氧化酶和多巴胺-β-羟化酶等。细胞色素 c 氧化酶能促进髓鞘的形成和维持髓鞘的形态,对神经系统的发育有一定影响。多巴胺-β-羟化酶是唯一存在于突触和囊泡内的儿茶酚胺合成酶,与儿茶酚胺类神经递质如去甲肾上腺素密切相关。当脑内铜缺乏时,会严重影响儿童大脑发育,导致神经元减少,精神发育停滞,出现神志淡漠、嗜睡、视觉障碍、运动迟缓或共济失调,引起多动以致智力发育迟缓等。有研究报道,72例多动症患病儿童中缺铜者占58.33%。

二、在人体中的分布、排泄

(一) 吸收和分布

除新生儿可从胎盘吸收一定量铜以外,饮食几乎是机体铜的唯一来源。食物中铜含量一般不高,所以饮水中的铜非常重要,可能是成人吸收铜的主要来源。饮水中的铜受水中矿物质、pH 值以及自来水管道材料的影响,软水、酸性水和铜制输水管道中的水含铜较多。某些国家在水中加铜盐控制水藻生长,其中铜的水平会大大增加。

摄入的铜主要在十二指肠和小肠上段吸收,吸收率约为 30%。研究表明,大部分铜是与肠黏膜内的含巯基金属蛋白和过氧化物歧化酶结合后被携带进入体内的,小部分铜与小分子的蛋白质和氨基酸结合转运到小肠黏膜细胞而被吸收到体内。

进入血液的铜先与血清白蛋白形成松散结合,而后经门静脉进入肝脏。

在肝脏内一部分铜转变成肝铜蛋白贮存于肝脏，一部分与 α_2-球蛋白结合成铜蓝蛋白(约占成人血浆铜的95%)，再返回血液参与全身铜代谢。血浆铜蓝蛋白与铜含量可以调节小肠黏膜对铜的吸收，二者含量的高低与存在于肠道食物中的铜维持着某种平衡关系。

铜在动物体内主要以结合态的形式存在，小部分呈游离态。在哺乳动物血液中，90% ~ 95% 的铜以血浆铜蓝蛋白形式存在。成人体内含铜总量为100 ~ 150 mg，其中 50% ~ 70% 存在于肌肉与骨骼中，20% 的铜储存在肝脏中，5% ~ 10% 的铜分布于血液中，微量铜存在于酶分子中。在机体的各组织器官中，肝、肾及脑的铜浓度较高，其中以肝组织中最高，肝可谓铜最大的储存器官。

影响铜吸收的因素主要有微量元素锌、镉、汞、钼和硫化物等，其他如大豆蛋白、蔗糖和果糖等也可对铜的吸收产生不利影响。抗坏血酸对铜的吸收利用比较复杂。

锌与铜的拮抗作用已为人们所熟知。当膳食中锌浓度呈对数上升时，血清及肝中铜浓度会直线下降。如果每日膳食锌的摄入从 5 mg 增加到 20 mg，铜的摄入便需增加 60% 以维持平衡。锌的过量补充曾引起一些医源性、小红细胞性和低色性贫血及白细胞减少症的病例，这些病症对铁治疗无反应，但可通过补铜纠正。

抗坏血酸的摄入能降低血浆铜蓝蛋白的含量，但对小肠铜吸收、反映铜营养状况的其他标志物不会产生影响。相反，铜吸收之后服用抗坏血酸可大大促进铜的组织利用。食物中其他有机酸如枸橼酸、乳酸、醋酸和苹果酸也可增加铜的生物利用率，特别是枸橼酸能与铜形成稳定的复合物。

(二) 排泄

体内约 80% 的铜经胆道排泄，其中主要是非重吸收铜；通过尿排泄的铜不足 3%，当铜的排泄、储存和铜蓝蛋白合成失衡时会出现铜尿。

(三) 铜营养状况及其评价

1. 铜的人体需要量

由于人类对铜的代谢及其生理功能的认识还不很深入，目前有关人对铜的需求量尚无统一标准，各个国家和机构对铜的摄入量的要求也不尽一致(见表 2-12)。

世界卫生组织(WHO)推荐不同年龄人群每天铜的摄入量如下：婴儿(0 ~ 0.5 岁)0.13 ~ 0.20 mg/kg，0.5 岁 ~ 10 岁 0.08 ~ 0.12 mg/kg，大于 10 岁的儿童和成人 0.03 ~ 0.06 mg/kg。怀孕期间应适度增加铜的摄入。

美国提出的铜的日膳食标准供给量为：成人 2 mg/d，婴儿 0.5 ~ 1 mg/d，1 ~ 3岁儿童 1 ~ 1.5 mg/d，4 ~ 6 岁儿童 1.5 ~ 2 mg/d，7 ~ 10 岁 2 ~ 2.5 mg/d，大

于11岁的儿童2~3 mg/d。早产儿、羊水早破分娩婴儿需铜量较多。

美国食品药品管理局和美国儿科学会建议婴儿食品中铜的最低含量为0.2 μmol/kJ,欧洲儿科胃肠学会及营养委员会推荐婴儿食品中铜的最低含量为0.3 μmol/kJ,早产儿食品为0.3~0.7 μmol /kJ。

表2-12 中国、美国、意大利提出的饮食中铜的含量

类别	年龄/岁	摄入量/(mg/d)		
		中国	美国	意大利
婴儿	0~0.5	0.5~0.7	0.5~0.6	0.03~0.7
	0.5~1	0.7~1.0	0.6~1.0	0.7~1.0
	1~3	1.0~1.5	1.0~1.5	1.0~1.5
	4~6	1.5~2.0	1.5~2.0	1.5~2.0
儿童和青少年	7~10	2.0~2.5	2.0~2.5	1.5~2.5
	10~14	2.0~3.0	2.0~3.0	1.5~3.0
成人		2.0~3.0	2.0~3.0	1.5~3.0

2. 铜营养状态的评价指标

(1) 血清(浆)铜。血清(浆)铜浓度是评价铜营养状况的一个传统指标。由于在机体铜储备耗竭时血清(浆)铜变化较显著,而短期的临界铜缺乏则变化不明显,因此血清(浆)铜不能作为评价临界铜缺乏的指标。妊娠、使用雌激素、感染、炎症、类风湿性关节炎、心肌梗塞和扩张型心肌病等都可使血浆铜增高,服用皮质类固醇和促肾上腺皮质激素则可降低血浆铜。血清正常值1.09~1.30 mg/L,一般女性大于男性。

(2) 铜蓝蛋白。铜蓝蛋白是一个急性期蛋白,其活性在急性或慢性感染或炎性应激等情况下可升高。此外性别、激素水平及口服避孕药等对其也有影响。血浆铜蓝蛋白正常值各地标准不一,正常人为250~430 mg/L。

(3) 超氧化物歧化酶。与血清铜及铜蓝蛋白不同的是,红细胞Cu/Zn超氧化物歧化酶对铜水平的变化非常敏感,其活性不受年龄、性别或激素应用的影响。但最近也有研究表明,在能产生氧化应激的情况下一些低铜的摄入也能使Cu/Zn-SOD活性增高。

(4) 毛发铜。含量比较稳定,但受很多因素影响。正常人毛发含量的平均值为9.5~23 μg/g。

三、铜缺乏引起的疾病

(一) 低色素小细胞性贫血

缺铜时可出现低色素性、正常红细胞性或巨红细胞性贫血,伴有网织红细

胞(指骨髓中刚脱核的红细胞,区别于成熟红细胞。由于细胞浆中还存在RNA,所以染色为点状或网状)计数减少,血铁过少,中性粒细胞减少和血小板减少等症状。少数病例尚有小红细胞性贫血。骨髓细胞学检查显示,可出现红细胞性改变,以及红细胞样和髓细胞样祖细胞的空泡形成,也可出现髓细胞样前体细胞成熟停滞等。这些改变对铁治疗无反应,但易为补铜所纠正。目前主要的观点为:铜缺乏时的贫血是由于血浆铜蓝蛋白活性下降所致的铁动员不足。

治疗与预防:补充足够量的铜元素,补充方法可采用食补和药补两种方式,以食补为佳。

食补法可适当多食些含铜丰富的食物,如动物内脏,牡蛎和鱼虾等水产品,荞麦、红薯等粗粮,核桃、葵花籽和花生等坚果类,以及豆制品、蘑菇和黑木耳等,也可采用铜强化牛奶和奶粉。喜食甜食者需注意,糖代谢过程中需消耗一定量的铜,因此多食含糖量高的食品可能导致缺铜。

药补法为口服硫酸铜片剂,每天3~5 mg,若超过10 mg则对人体有害。

(二) 白化病

白化病是一种常染色体隐性遗传疾病,患者遗传缺陷导致酪氨酸羟化酶(一种含铜酶,含铜量为0.2%)缺乏,不能催化酪氨酸转变成黑色素。临床表现为皮肤呈白色或淡红色,毛发银白或淡红色,虹膜及瞳孔呈淡红色,畏光等。

(三) Menkes综合征

Menkes综合征,也称卷法综合征,是一种罕见的X-连锁隐性遗传病,由Menkes等首先发现并报道,故而得名。患者肠黏膜虽然可以吸收食物中的铜,但因为基因缺陷不能使细胞中的铜转运至细胞间液或血液,导致机体铜缺乏引起此病。

Menkes综合征以严重的进行性中枢神经症状及头发卷曲、色浅易断为主要临床症状。常见于男孩,1~4个月时发病。早期表现为体温过低,喂养困难,2~3个月时发作癫痫并呈现出特有的症状,如面色苍白、头发变粗、变短、变浅、变弯曲、变脆、变粗糙、变稀疏。可出现嗜睡、进行性运动障碍、营养不良、消瘦、生长发育迟缓等症状。大部分在3岁前死亡。

目前铜制剂是唯一有效的药物,一般静脉给铜后症状可有改善,但一般仍在3岁左右死亡。

(四) 婴儿营养性铜缺乏症

婴儿营养性铜缺乏症主要表现为低色素性小细胞性贫血,症状有网织红细胞增加,中性白细胞减少,面色苍白,类似坏血病的骨骼改变。这些症状用铁制剂治疗无效,一般采用1%硫酸铜制剂治疗。

(五) 其他

1. 少白头

少白头是指青少年出现白发,其发病原因非常复杂,包括精神因素、慢性疾病因素、遗传因素和营养因素等。精神受到强烈刺激,毛母细胞代谢受到阻碍,影响黑色素生成或运输可引起白发。慢性病如结核病、贫血、内分泌功能障碍也会影响黑色素合成与运输,引致少白头。

营养因素主要有微量元素铜、钴、铁、钙、硼等。其中铜最为重要,是合成黑色素所需酶——酪氨酸羟化酶的组成成分。缺铜,酪氨酸羟化酶活性降低,黑色素合成受到影响,从而引致白发。北方地区少白头发病率相对较高,其原因在于那里水的硬度(钙、镁含量)较高,而钙影响铜的吸收。土壤中的某些氮化物如二缩脲可与铜形成难以为生物所利用的配合物,也容易使机体缺铜。

2. 白癜风

白癜风是一种原发性的局限性或泛发性皮肤色素脱失症。患者在脸、胸、背、腿、颈、四肢、手脚等部位出现大小不等的白斑。若该处长有毛发,则毛发亦为白色。正常人体皮肤、毛发等处均含有黑色素,黑色素的合成需要含铜酶——酪氨酸羟化酶。当人体铜缺乏时,酪氨酸羟化酶合成减少,就会引起黑色素生成障碍而发病。

研究发现,白癜风患者血液及皮肤中铜或铜蓝蛋白含量低于正常对照组,血清中形成黑色素的原料——苯丙氨酸、酪氨酸的含量也比较低。这表明该病的发生与机体铜的缺乏密切相关。贵阳中医学院赵金等用 5% 硫酸铜配合使用梅花针与艾灸外治白癜风皮损 64 片,总有效率达 54.76%,显著优于仅用梅花针与艾灸自体治疗。这提示铜制剂皮肤给药配合传统中医外治法,能多途径地增加药物透皮吸收,有助提高疗效。

另外,白癜风的发病还与内分泌失调、免疫功能紊乱、环境及食品污染以及外伤如烧烫伤、刀刺伤、蚊虫叮咬及局部感染等有关,其发病原因非常复杂。

3. 冠心病

胶原是将心血管的肌细胞牢固地连接起来的纤维部分,弹性蛋白有使心脏和心血管保持弹性的功能。赖氨酸羟化酶是一种铜酶,可促使弹性蛋白与基质胶原共价交联的形成。缺铜,赖氨酸羟化酶活性减弱,胶原纤维和弹性纤维发生降解、分裂,使血管壁内膜损伤,弹性下降。这会导致心肌纤维异常、心肌细胞氧化和代谢紊乱、心肌脆性增加、血管易破裂并影响心血管的正常形态和功能。还有可能引起高胆固醇血症,进而引起冠心病。

许多研究显示,冠心病患者血清铜含量、铜锌比值显著降低,血清锌含量显著升高。高锌低铜饮食易发生高血脂与冠心病,缺铜是冠心病的一个重要易患因素。

4. 女性不孕

铜既能干扰卵巢铜受体部位和线粒体膜的通透性从而影响排卵，又可促进前列腺素的合成，提高子宫收缩的频率和振幅。缺铜可抑制输卵管蠕动，影响卵子和受精卵的运动，引起女性不孕。

子宫中铜离子浓度过高也可引起不孕，其原因在于铜离子可降低精子的活动能力，阻碍精子穿过黏液，并能抑制碳酸酐酶等诸多酶的活性，影响黏液的合成，进一步影响受精卵的着床；子宫内相对过高的前列腺素可加重宫内无菌炎症反应，后者有可能对胚胎产生毒害作用，影响胚胎发育。含铜避孕环正是基于以上原理制作以达到避孕的目的。

四、铜缺乏易感人群

（一）乳粉喂养小儿

完全以牛乳喂养的婴儿比母乳喂养更易发生铜缺乏，这是因为牛乳含铜量低和铜吸收少所致。相比之下，母乳喂养的婴儿可吸收较多的铜，这可能是由于人乳含酪蛋白较少，以及能促铜吸收。在发展中国家，婴儿喂养往往以富含高浓度精制碳水化合物的牛乳为主，而果糖和其他精制糖能降低铜的吸收，因而铜缺乏更普遍。

（二）胃肠道疾病患者

胃酸缺乏、胃肠切除、胰切除、胆道切除可造成铜吸收不良，而腹泻则可造成铜丢失过多，因此容易缺铜。此外，热带和非热带口炎性腹泻、囊性纤维化病人也容易缺铜。

（三）肾病综合征

肾病综合征的患者，血浆铜蓝蛋白经尿丢失可能是铜缺乏的主要原因；接受腹膜透析的肾病患者，血浆铜蓝蛋白经透析液也会丢失铜。

（四）先天铜储备不足

铜缺乏较常见于早产儿，尤其是出生体重极低者。研究显示，胎儿的铜储备主要来源于孕期后 3 个月，由母体的铜穿过胎盘的时间和净速率决定胎儿的铜储备，正是这 15 ~ 17 mg 的储备量为新生儿早期抵抗铜缺乏提供了保障。与足月婴儿相比，早产儿肝中铜储备量少而生长中铜需求量又增加，因而早产儿非常容易缺铜。

（五）其他

锌和铁的大剂量摄入者容易缺铜。在用锌治疗一些疾病的报道中已见到锌诱发铜缺乏的情况，低出生体重婴儿接受大量铁补充时也有铜缺乏的危险。这时红细胞超氧化物歧化酶的活力可反映铜代谢改变和潜在的铜缺乏情况，相对而言，其他指标则不够灵敏。

另外，大量口服维生素 C 者、接受青霉胺或高剂量碱性药物的患者也会出现铜缺乏；烧伤患者由于皮肤损伤也可丢失较多的铜。

五、铜的毒性

（一）Wilson 氏病

Wilson 氏病也被称为肝豆状核变性。1912 年，Kinnier Wilson 首次报道该病。现认为该病是一种常染色体隐性遗传病。患者因遗传缺陷不能合成铜蓝蛋白并有胆道排铜障碍，使得大量游离铜沉积于各种组织中引起疾病。症状主要表现为慢性肝病、肝硬化，甚至暴发性肝坏死，引起肾功能不全、角膜褐色素环和指甲上的蓝色月牙斑痕、震颤、讷吃、流涎、吞咽困难、癫痫等。可出现蛋白尿、糖尿、氨基酸尿、尿酸尿及肾性佝偻病等。患病率约为百万分之五，发病人群多居于 10 ~30 岁之间。据报道，汉族人患病率大约为万分之一，华东地区相对较高。

如能尽早治疗，仍有可能恢复正常的寿命和生活质量。一般治疗措施可使用 D-青霉胺等螯合剂除去蓄积于组织内的铜，补充维生素 B_6，少吃含铜量高的食品等。肝脏损害和神经损害需要对症治疗。

（二）职业性中毒

冶炼铜，镀铜，生产油漆、农药、陶瓷、焰火、化学试剂，以及铸造含铜部件、焊接含铜金属、喷洒农药等生产环节都可能大量接触金属铜，从而造成铜中毒。葡萄园喷洒工因长期接触农药波尔多液（主要成分为硫酸铜）而极易造成铜中毒，其肺和肝组织中铜含量明显高于普通人。

铜的毒性攻击范围很广，除可造成肝、肾损伤以外，也可累及皮肤、黏膜，以及呼吸、消化、心血管、神经、内分泌等系统。造成记忆力减退、注意力不集中，易激动、心悸、心前区疼痛，高血压等，还会刺激呼吸道及眼黏膜。经常接触铜尘时，皮肤、头发和齿龈会变成浅绿色或黑绿色，也可能出现皮肤和毛发的脱色。

（三）非职业性中毒

1. 途径

非职业性铜中毒的情况主要有：误服可溶性铜盐；有意服用硫酸铜自杀；临床治疗应用硫酸铜过量（主要是治疗烧伤）；食物铜中毒，如用铜器皿长期存放食品、饮料，使用铜器皿烹调含醋、盐渍食品，在铜器皿中制茶等。

2. 症状

急性铜中毒的临床症状表现为急性胃肠炎，中毒者口中有金属味，恶心、呕吐，呕吐物呈蓝绿色或绿色。口腔和食道有烧灼感，腹泻并伴有腹痛、剧烈头痛、出冷汗等症状，还伴有黄疸、溶血等。肝肿大是突出的临床表现，实验室检查可有肝功能异常，谷(氨酸)丙(酮酸)转氨酶(GPT)、α_2-球蛋白、γ-球蛋白升高。病情严重者可因休克、肾脏功能衰竭而死亡。

慢性中毒临床表现有记忆力减退、注意力不集中、容易激动。还可以出现多发性神经炎、神经衰弱综合征。消化系统方面可出现食欲不振、恶心呕吐、腹痛、腹泻、黄疸等，部分病人出现肝肿大、肝功能异常。心血管系统方面可出现心前区疼痛、心悸、高血压或低血压等。

3. 典型事例

据报载，印度曾发生大面积的儿童肝硬化，发病儿童出现腹胀、间隔性发烧、过度哭泣等症状，并震惊了国际社会。后来经联合国专家组调查发现，造成儿童大面积发生肝硬化的原因与印度儿童摄铜过量有关。印度人喜用铜器烹调食物，正是过量的铜导致印度儿童肝硬化。

4. 治疗

急性中毒时可用1%亚铁氰化钾反复洗胃，同时服用牛奶、蛋清保护胃黏膜，输液保护肝、肾。慢性中毒时可服用铜螯合剂如D-青霉胺、二巯基丙醇、二巯基丙磺酸钠、二巯基丁二酸钠、EDTA等。可的松可加速肾对铜的清除。也有用白蛋白加速腹膜透析疗法，效果很好，可使体内铜排除量增加10倍。

[生活小提示]　吃火锅谨防铜中毒

铜制火锅与空气和水长期接触，会生成一种绿色的铜锈，即铜绿。火锅产生铜绿后，如果不经过彻底的清除就使用，铜绿会溶解在食物中，随着食物一起进入人体，从而导致铜中毒。

防止铜中毒的最好办法是不用铜制火锅，用不锈钢电热锅来代替。如果要使用铜制火锅，在使用前一定要彻底洗刷干净。

第七节　钴——绝对素食者的软肋

钴的元素符号为Co，原子序数27，在元素周期表中为Ⅷ副族元素，与铁同属一族。钴在体内主要通过维生素B_{12}发挥其功能。

维生素B_{12}是水溶性的维生素，其中含有一个类似铁卟啉的卟啉环，钴位于环的中心，构成维生素B_{12}的核心部分。维生素B_{12}有三种形式，即羟钴胺素、5-脱氧腺苷钴胺素和甲基钴胺素。羟钴胺素是食物中的维生素 B_{12} 的主要存在形式,5-脱氧腺苷钴胺素和甲基钴胺素则是有代谢功能的辅酶,在机体细胞代谢中发挥重要功能。

一、钴的生物学功能

(一) 造血功能

钴可刺激红细胞生成素的生成,促进胃肠道对铁的吸收,加速肝脏贮存铁的动用,从而促进造血。维生素 B_{12}、叶酸和铁是红细胞生成最基本的原料。缺钴或维生素 B_{12},将影响正常红细胞的发育和成熟,引起巨细胞贫血。研究表明,无机钴盐对小细胞低色素贫血有治疗作用,且疗效比较好,亦有用钴盐治疗感染性贫血的报道。维生素 B_{12} 对高色素巨细胞贫血有显著疗效。

(二) 对代谢的影响

钴参与蛋白质的合成、叶酸的储存、硫醇酶的活化及磷脂的合成代谢,同时作为辅酶协助某些酶发挥作用。在体内,5-脱氧腺苷钴胺素是 L-甲基丙二酰辅酶 A 变位酶的辅酶,催化琥珀酰乙酰辅酶的生成;甲基钴胺素是蛋氨酸合成酶的辅酶,从 5-甲基四氢叶酸获得甲基后供给同型半胱氨酸,并在蛋氨酸合成酶的作用下合成蛋氨酸。

(三) 对甲状腺功能的影响

钴可拮抗碘缺乏所产生的影响,增强甲状腺功能。部分地方性甲状腺肿的发病可能与粮食缺钴有关,可通过补钴得到治疗,碘、钴联合作用效果则更好。甚至有人认为,钴可能是合成甲状腺激素的必需成分。

(四) 解毒功能

在实验性的苯胺、铅中毒中,钴的解毒功能最强。钴可与氢氰酸形成稳定配合物如六氰合钴酸钾 $K_3[Co(CN)_6]$,因而可解除氰化物中毒。其中 Co-EDTA 效果较佳。

二、在人体中的分布、排泄

(一) 维生素 B_{12} 的吸收

在血液中维生素 B_{12} 主要以甲基钴胺的形式存在。虽然人体大肠内细菌可以合成维生素 B_{12},但不能为人体所利用,所以一般认为人不能自行合成维生素 B_{12},必须从外界补充。而反刍动物可将食物中的钴转化为维生素 B_{12}。

动物性食物是人体维生素 B_{12} 的主要来源,其中以动物肝、肾及软体动物最为丰富,肉蛋、乳制品则次之。

维生素 B_{12} 主要在回肠吸收,并需内因子(IF)、R 蛋白的参与。R 蛋白是一种血浆蛋白,内因子是由胃幽门部壁细胞分泌的一种糖蛋白。食物进入胃以后,在胃蛋白酶和盐酸的作用下,维生素 B_{12} 从食物中解离并与 R 蛋白结合形成维生素 B_{12}-R 蛋白复合物。在小肠上段胰蛋白酶将这种结合断裂,维生素 B_{12} 转而与 IF 结合形成维生素 B_{12}-IF 复合物。内因子有两个结合部位。其一可与维生素 B_{12} 结合,另外一个部位则可与回肠上皮细胞膜上的受体结合。回肠段,维生素 - IF 复合物与该受体结合而后进入门脉系统血流。其中一部分维生素 B_{12} 贮存于肝脏,一部分则与转钴蛋白结合,通过血液输送至造血组织,参与造血。

维生素 B_{12} 的主要储存器官是肝脏,大约占人体维生素 B_{12} 总量的 30% ~ 60%,另外肾、脾、肺中钴的含量也比较高。

(二) 钴的吸收

钴主要在小肠上端吸收,吸收率在 20% ~ 95% 之间,可能受铁、锰影响。铁吸收率增加时往往伴有钴吸收的增加。缺铁时,人体中钴的吸收率比正常人可高出 1 倍。但铁、钴同时给药时又存在相互制约作用,治疗贫血时医生常采用铁-钴联合治疗的原因即在于此。锰也存在类似制约作用。

钴主要由肠道排泄,人体内 80% 的钴可在 5 d 内排出,其中绝大部分在 48 h 内排出。静脉注射氯化钴则主要由肾脏排出。成人体内约含钴 1 ~ 2 mg,其中 14% 在骨骼,13% 在肌肉,其余分布在脂肪等组织中。

(三) 摄入量

钴在体内主要通过维生素 B_{12} 发挥生理功能,无机钴盐的生理活性仅为维生素 B_{12} 中钴活性的 0.1%。因此通常只考虑维生素 B_{12} 的需要量。根据成年人每天需要 1 μg 维生素 B_{12} 计算,正常人钴的日需要量仅为 0.7 μmol/d。联合国粮食及农业组织(FAO)和世界卫生组织(WHO)专家组推荐维生素 B_{12} 的日摄入量为:小于 1 岁 0.3 μg/d,1 ~ 3 岁 0.9 μg/d,4 ~ 9 岁 1.5 μg/d,大于 10 岁 2 μg/d,孕妇 3 μg/d,乳母 2.5 μg/d。

(四) 营养指标

人不能利用钴来合成维生素 B_{12},钴在血液中的含量非常低。医生常用血清不饱和维生素 B_{12} 结合力(UBBC)和血清维生素 B_{12} 作为检测指标,这两项指标有利于肝癌的诊断。正常人 UBBC 为 0.7 ~ 1.6 μg/L,血清维生素 B_{12} 为 0.16 ~ 0.75 μg /L。

非职业性接触钴的人群,血液中钴的含量一般低于 2 μg/L,尿钴含量很少超过 1 μg/L。有报道血钴和尿钴的正常值上限分别为 1.8 μg/L、98 μg/L,因为钴在体内生物半减期较短,所以尿钴的测定可用于评价当前钴的接触情况。

三、钴缺乏引起的疾病

1. 巨幼红细胞贫血

巨幼红细胞贫血也称营养性大细胞性贫血，由DNA合成障碍所引起，表现为红细胞的数量减少而体积增大，所谓"只长个，不成熟"，因而称为大细胞性贫血。

多见于婴幼儿、尤其是2岁以内的婴幼儿，我国华北、东北、西北农村多见，近年已减少。主要因缺乏维生素 B_{12} 或叶酸所致，也可因遗传性或药物性DNA合成障碍引起。主要特点为各期红细胞大于正常，红细胞比血色素减少更明显，粒细胞和血小板减少，粒细胞核右移，骨髓出现巨幼红细胞等。维生素 B_{12} 及叶酸可有效治疗。

临床症状有面色蜡黄似黄疸，虚胖，面部略显浮肿；头发稀而黄，肝、脾肿大，其中以前者更明显；可出现神经发育迟缓、表情呆滞、反应迟钝、嗜睡、智力减退；头、脚常不自觉颤抖；哭时泪少、无汗。

2. 白血病

白血病是造血系统中的一种恶性肿瘤，是由体内负责产生血细胞和免疫细胞的骨髓发生癌变造成的。特征为白细胞及幼稚细胞在造血系统中异常增生，侵入各种组织，周围血液中白细胞发生质和量的变化。通常的疗法是摧毁癌变骨髓，移植入新的骨髓。有人研究认为白血病的发病与钴有关，其原因在于维生素 B_{12} 和叶酸在DNA合成过程中发挥重要作用。因此，在发生白血病时要注意维生素 B_{12} 的营养状况，必要时需及时进行补充。

3. 老年性痴呆

老年性痴呆是老年人常发疾病，以认知功能的减退为主要特征。研究发现，血液中维生素 B_{12} 含量在正常范围的1/3以下者患老年痴呆的可能性增加3倍以上。在维生素 B_{12} 和叶酸缺乏的人中，半胱氨酸浓度最高，半胱氨酸含量在正常范围的1/3以上者患老年痴呆的可能性比正常人要高35倍。相反，加大维生素 B_{12} 和叶酸的摄入则有利于避免最常见的早发性痴呆。但维生素 B_{12}、叶酸和半胱氨酸的差异是导致老年痴呆病的结果还是原因尚不明确。

维生素 B_{12} 缺乏可引起进行性的斑状、弥漫性神经脱髓鞘。这种神经病变起始于末梢神经，逐渐向中心发展，最终累及脊髓和大脑，形成亚急性复合变性，导致患者出现精神抑郁、记忆力下降、四肢震颤等神经症状。有人认为，维生素 B_{12} 缺乏引起的神经系统的损害是由于甲基钴胺素不足引起蛋氨酸和S-腺苷蛋氨酸合成障碍所致，因为甲基的传递活性是神经系统发挥正常功能的基础。也有人提出是因为维生素 B_{12} 的缺乏影响了脂肪酸的正常合成。

四、钴缺乏易感人群

(一) 长期素食者

五台山是著名佛教圣地，当地汉僧持长期素食的习惯。为了解长期素食对维生素 B_{12} 及叶酸代谢的影响，山西医科大学王来远等对五台山地区 39 名汉僧维生素 B_{12}、叶酸水平及营养性巨幼红细胞贫血患病情况进行了调查。结果发现，汉僧叶酸水平正常，维生素 B_{12} 低于正常，缺乏率高达 71.8%，由于维生素 B_{12} 缺乏引起的巨幼红细胞贫血达 33.33%。汉僧忌荤长达 16～56 年，平均 36.3 年。显然，汉僧维生素 B_{12} 的缺乏与其饮食密切关联。人体维生素 B_{12} 的主要来源是动物性食物，如肉、肝、肾、蛋黄等。正常饮食习惯的人，体内有足够的维生素 B_{12} 储备，高达 2 000～5 000 μg，而每天维生素 B_{12} 需要量仅为 0.6～1.2 μg，即使数年不从食物摄入维生素 B_{12}，也不会造成缺乏，但时间不可过久，否则也可造成维生素 B_{12} 的储备下降。汉僧忌荤如此漫长的时间，自然会造成维生素 B_{12} 储备的下降。

(二) 胃部分或全部切除者

维生素 B_{12} 的吸收必须有内因子的参与。内因子是胃肠壁细胞分泌的一种糖蛋白。胃部分或全部切除后，内因子难以分泌。缺乏内因子，即造成维生素 B_{12} 吸收障碍。

(三) 小肠疾病患者

由于维生素 B_{12} 的吸收主要在回肠部位，因此小肠疾病如口炎性腹泻、节段性回肠炎、回肠切除等通常会使维生素 B_{12} 吸收不良。另外，家族性选择性维生素 B_{12} 吸收不良的情况也有发生。

(四) 服用某些药物者

对氨基水杨酸(抗结核药)、新霉素和氯霉素(抗生素类药)、甲氨喋呤(抗肿瘤药物)、硝普药(降压药)、二甲双胍和苯乙双胍(治疗糖尿病的药物)和考来烯胺(治疗高胆固醇血症、梗阻性黄疸的瘙痒等)等药物会影响维生素 B_{12} 的吸收。

(五) 寄生虫病患者

阔节裂头条虫寄生于小肠较高部位，可夺取营养物质，其中包括维生素 B_{12}。

(六) 需求增加未能及时补充者

孕妇、肿瘤患者、甲状腺机能亢进者对钴的需求量比较高,若不及时补充就会发生钴缺乏。

五、钴的毒性

人体内钴胺素过多可引起红血球过多症。摄入过多钴盐可引起胃肠功能紊乱、耳聋、甲状腺吸收碘的能力减弱、甲状腺肿大,还可损伤心脏,甚至引起心肌炎等。钴对皮肤粘膜的损害可造成过敏性皮炎、结膜炎和角膜损害等。如果人长期接触钴盐,会刺激上呼吸道,产生咳嗽、鼻咽炎等上呼吸道疾病。

钴中毒的常见情况如下。

(1) 摄入过多治疗剂氯化钴。症状有食欲减退、恶心、呕吐、腹痛、发热等。可引起甲状腺肿大,并伴有黏液水肿。重者可引起缺氧紫绀、昏迷甚至死亡。

(2) 饮用含钴过高的啤酒。在啤酒生产过程中,钴曾被用作泡沫安定剂增加泡沫,这增加了喜欢喝啤酒的人钴中毒的可能。加拿大和美国人因长期饮用加钴啤酒,心肌病患者曾一度显著增多。还有饮用加钴啤酒一个月后就有人患心肌病,停止加钴一个月后就不再有新病人。为此,1996 年美国通过一项控制发酵麦芽饮料中使用钴的法令。

[生活小提示] 维生素 B_{12}的补充

1. 素食且不吃蛋和奶制品的人须补充维生素 B_{12}。

2. 胃肠道患者在积极治疗疾病的同时,须补充维生素 B_{12}。

3. 经常应酬而大量喝酒的人,补充维生素 B_{12}非常重要。

4. 维生素 B_{12}和叶酸一起摄取时,可使维生素 B_{12}产生最佳效果,很快就能使人恢复活力。

5. 老年人经常会对维生素 B_{12}吸收困难,因此必须通过注射予以补充。

6. 月经期间或月经前,同时服用维生素 B_{12}和其他的 B 族维生素非常有益。

7. 在烹饪和消毒过程中,食物中的维生素 B_{12}有一定损失,因此烹饪时间不宜过长。

第八节　其他必需微量元素

一、锰

元素符号 Mn，与元素铁、钴同属于Ⅷ副族。1931 年首次报道锰在大鼠的生长和繁殖中是必需元素。

（一）锰的生物学功能

1. 作为多种酶的组成成分和激活剂

锰是精氨酸酶、脯氨酸肽酶、丙酮酸羧化酶、RNA 聚合酶、超氧化物歧化酶的组成成分，又是碱性磷酸酶、DNA 聚合酶、黄素激酶等的激活剂，与蛋白质、核酸、葡萄糖和脂肪等的生物代谢有密切关系。缺锰可直接影响蛋白质的生物合成，降低机体的抗氧化能力，引起葡萄糖耐量降低和脂代谢异常等，从而严重影响机体的健康状况。

2. 对生长发育的影响

锰是涉及脑发育、神经系统功能的重要微量元素，对于维持正常的脑功能是必不可少的。有报道指出，孕期缺锰，胎儿可发生生长停滞、出生后智力低下、脑功能失调和平衡功能障碍等症状，甚至可能诱发癫痫和精神分裂症。

锰摄入过多也可通过影响神经递质代谢、诱导神经细胞凋亡等机制造成中枢神经系统不可逆转的损坏，影响学习记忆能力，甚至引起智力低下。

3. 改善机体造血功能

锰有刺激红细胞生成素和促进造血的作用。血红蛋白由一个二价铁离子与原卟啉分子上的 4 个吡咯环上的氮原子结合而成，元素锰可以取代二价铁，使血红蛋白结合氧的能力减弱，造成组织缺氧，反馈产生红细胞生成素，刺激造血。动物实验表明，给贫血动物补充小剂量的锰，可使血红蛋白、中幼红细胞、成熟红细胞及循环血量增多。

4. 促进骨骼的生长发育

锰能促进骨的钙化过程，增加维生素 D 在体内的蓄积。动物实验表明，缺锰饲料喂养的动物所生后代骨骼生长不成比例，四肢骨骼缩短，常出现“骨短粗病”。临床资料显示，骨质疏松患者的血锰含量通常只有正常人的 1/4 左右。骨质疏松除了与钙有关以外，与膳食中锰的摄入有很大关系，锰缺乏可能是引起骨质疏松和易发生骨折的重要原因。

（二）人体中锰的含量、分布和代谢

成人体内含锰 12 ~ 20 mg，分布于所有组织，其中以肌肉、肝脏和胰脏的含

量较高。人每日从食物中摄入锰 2～5 mg，吸收率为 3%～15%。主要经十二指肠吸收，在肝脏中与 β_1-球蛋白结合形成转锰素后，迅速运至全身富含线粒体的细胞中。

人体内的锰主要由肠道、胆汁、尿液排泄，其中肠道排除量占 97% 以上。

因谷类富含锰，因此锰缺乏的情况相对比较少。孕妇、乳母和儿童应注意对粗粮、核桃、花生等富锰食物的摄入。

(三) 锰的毒性

常见于职业中毒，如锰矿石的开采、运输与加工，锰铁冶炼，锰合金制造，电焊的制作与使用，锰干电池生产等。

急性中毒主要有锰致"金属烟尘热"和有机锰中毒。可出现胸闷、呼吸困难、头痛、恶心、感觉异常等症状。

慢性中毒多见于锰铁、电焊制造与使用的工人，发病工龄一般为 5～10 年。早期表现有嗜睡、精神萎靡、注意力不集中、记忆力减退、对周围事物缺乏兴趣、反应迟钝等；后期可出现两腿发沉、走路速度慢、容易跌倒，口吃、言语单调，有类似帕金森症的表现。

二、铬

元素符号 Cr，处于元素周期表Ⅵ副族。1959 年证实，微量的铬对大鼠正常的糖耐量是必要的。

(一) 铬的生物学功能

1. 形成葡萄糖耐量因子(GTF)，参与糖代谢

胰岛素是促进合成代谢、调节血糖稳定的主要激素，其最显著的功能是降低血糖。GTF 是胰岛素的辅因子，可促使胰岛素分子 A 链的两个二硫键与细胞膜受体上的巯基形成—S—S—键，使胰岛素的作用得到充分发挥。缺铬可使组织对胰岛素的敏感性降低，引起血糖升高。调查发现，高铬地区居民糖尿病发病率较低，而缺铬地区则比较高。

2. 参与脂类代谢

铬能增强血浆卵磷脂胆固醇酰基转移酶、肝内皮细胞脂酶的活性，使血脂、血清胆固醇下降，降低动脉粥样硬化的发生率。动物实验显示，缺铬饲料喂养的大鼠血清胆固醇较高，喂铬以后胆固醇降低；缺铬大鼠主动脉中胆固醇氧化物沉积在血管壁形成斑块的发病率高于有充足铬的对照组，缺铬可使大鼠发生动脉粥样硬化。

3. 对体质和减肥的影响

动物实验显示，补铬有助于猪的生长和提高猪的瘦肉率，同时亦可对牛、狗、鸡的体质产生有益影响。那么,补铬对人体是否也会造成有益的影响呢?早在1989年,美国学者Evans等就进行了这方面的探索。他将进行体重训练的10名男大学生分成两组,其中一组补充有机铬200 μg/d。结果发现,40 d后补铬组体重增加2.2 kg,脂肪未发生明显变化;而未补铬组体重虽也增加1.25 kg,但脂肪增加1.1 kg。对参加体重训练的31名足球运动员的调查结果显示补铬者14 d内脂肪消耗了2.7 kg,肌肉增加1.8 kg,42 d时脂肪消耗3.4 kg,肌肉增加2.6 kg。而对照组仅消耗脂肪1 kg,肌肉增加1.8 kg。据此,他认为补铬可促进脂肪的消耗,有助于氨基酸转化为蛋白质形成肌肉,并可抑制脂肪的沉积。这一研究曾引起人们的广泛关注,然而后来针对提高运动员体质,主要是体能和肌肉质量的研究,大多数并未显示出积极意义,倒是对肥胖患者的研究显示出良好的前景。

目前含有有机铬的减肥配方专利在美国已有不少报道,有些人甚至把有机铬称为"脂肪燃烧器"(fat burner)。显然,有机铬是一种非常有前景的减肥药剂,但问题在于有些实验仍呈负性结果。虽然可以从体内是否缺铬得到某种意义上的解释,然而包括有机铬减肥的机理、适宜人群,有机铬长期摄入的安全性等问题目前尚未得到完全解决,因此利用有机铬进行减肥尚须慎重。

(二) 人体中铬的含量、分布和代谢

人体中铬的含量甚微,并随着年龄的增长而降低,成人体内的铬只有6 mg左右。铬在人体中的分布非常广泛,其中骨、皮肤、脂肪、肾上腺、大脑和肌肉中的含量较高。全血铬正常值为0.2 μg/L。

铬主要经肠道吸收。无机铬的吸收率很低,只有0.4% ~3%。天然的有机铬配合物较易吸收,吸收率为10% ~25%。进入血浆的铬与运铁蛋白结合运至肝脏及全身。

世界卫生组织建议每人每日铬的供给量为30~200 μg。食物为人体铬的主要来源,啤酒酵母是公认的良好补铬食品,其中的铬含量不仅丰富,而且以铬-烟酸-谷胱甘肽形式存在,有很高的生物利用率。其他食物如红糖、坚果、菌藻类和鱼都是含铬比较丰富的食物。食品的精加工是铬缺乏的主要原因。小麦中铬的含量为1.75 μg/g,麸皮2.18 μg/g,粗面粉2.19 μg/g,细面粉0.6 μg/g,精细粉只有0.23 μg/g;从红糖到白糖,铬损失90%;从糙米到精米铬损失75%。

人体是否缺铬可由以下数种情况综合判断。① 口服、注射葡萄糖的耐受性降低,但补铬可改善。② 组织铬含量,特别是头发铬含量低。一般正常值男性为0.20~1.64 μg/g,女性为0.21~1.26 μg/g。③ 尿铬含量低。正常排出量为5~10 μg/d。

(三) 铬的毒性

铬的毒性主要体现在其无机化合物上。铬(Ⅲ)的毒性很低,铬(Ⅵ)的毒性较强,是铬(Ⅲ)的100倍。铬中毒主要见于职业性中毒,可引起呼吸道刺激症状,引致皮炎和湿疹,并具有致癌作用。

调查发现,铬作业工人肿瘤发生率显著高于一般人群。据调查,我国铬酸盐生产工人的肺癌发病率为52.63/100 000,是一般人群的3.58倍。日本铬作业工人肺癌发生率比一般人群高16.6倍。

三、钼

元素符号Mo,处于周期表中Ⅵ副族。1953年发现钼是醛氧化酶的组成成分,现证明钼为动物所必需的营养素,并推断亦为人体所必需。

(一) 钼的生物学功能

1. 作为多种酶的组成成分

钼是构成黄嘌呤氧化酶、醛氧化酶、亚硫酸氧化酶等氧化酶的组成成分,可解除有害醛类的毒性。黄嘌呤氧化酶对体内嘌呤化合物的氧化代谢及最后形成尿酸起主要的催化作用。高钼地区痛风发病率高,可能与黄嘌呤氧化酶活性增高、尿酸生成增多有关。醛氧化酶对解除体内形成的醛类毒性有重要作用。亚硫酸氧化酶在含硫氨基酸的代谢中发挥作用,当其缺乏时可使尿液中含硫氨基酸降解的异常代谢产物亚硫酸盐、硫代亚硫酸盐排出量增多。先天性缺乏亚硫酸氧化酶的婴幼儿可出现严重的脑损伤、智力发育迟缓、易夭折等情况。

2. 抗癌作用

钼是植物亚硝酸还原酶的组成成分,可使亚硝酸盐还原成氨,从而降低环境中亚硝酸的含量,减少致癌物亚硝胺的生成。缺钼则仅有部分的硝酸盐还原,从而造成环境和粮食中亚硝酸盐积累,增加食管癌、胃癌的发病率。调查发现,食管癌高发区饮水中钼的含量显著低于低发区;居民血清、尿液及头发中钼的含量也比较低。研究表明,饲料中添加钼可显著抑制小鼠前期胃癌的发展,饮水中加钼可显著抑制食管癌。

(二) 人体中钼的含量、吸收和代谢

成人体内含钼9 mg左右,分布于全部组织及体液中,其中骨骼、肝、肾和皮肤中含量最高。

钼主要通过膳食摄入,吸收率约50%。随食物及饮水进入消化道的钼化物可迅速被吸收,80%与蛋白质结合,进而通过血液输送至肝脏和全身各组织器官。

中国营养学会制定了每日膳食中钼的“安全和适宜的钼的摄入量”参考指标为0～0.5岁30～60 μg,0.5～1岁40～80 μg,1～4岁50～80 μg,4～7岁60～150 μg,7～10岁100～300 μg,11岁以上150～500 μg。

富含钼的食品有豆荚、肝、肾、酵母、牛乳、牛肉及粗麦粉等。施用钼肥和在饲料中添加钼是有效提高食品中钼含量的方法。

(三) 钼的毒性

钼的毒性比较低,人类发生钼中毒的情况比较少。过多钼的摄入可造成尿酸增多引起痛风,还可造成生长发育迟缓、体重下降、毛发脱落等症状。

1. 非职业性中毒

可出现典型的痛风症状,如膝关节、指关节和指、趾小关节肿胀、疼痛,经常发作并伴有关节畸形,多见高钼地区。

2. 职业性中毒

相关行业如钼的冶炼、镀钼等,可出现头痛、背痛、关节痛、手指关节水肿和血清尿酸增高等症状。接触烟尘者,可有眼、咽、鼻黏膜刺激症状。

四、镍

元素符号Ni,处于元素周期表Ⅷ副族。1974年被证明是高等动物(包括人)的必需微量元素。

(一) 镍的生物学功能

1. 作为多种酶的激活剂

镍是多种酶的激活剂,包括精氨酸酶、酸性磷酸酶、脱羧酶、脱氧核糖核酸酶等,这些酶是生物体蛋白质、核酸代谢中的重要酶类。因此,镍水平降低时,有可能引起机体代谢障碍。

2. 刺激机体造血功能

镍可刺激机体造血功能,促进血红细胞的再生,具有类似钴的造血活性。动物实验表明,补充适量的镍可使动物体红细胞、白细胞和血红蛋白增多。镍因何能促进造血功能目前尚不十分清楚,推测镍能通过某些途径促进铁的吸收。

(二) 人体中镍的含量、分布和代谢

人体含镍总量约为6～10 mg,广泛分布于肺、肾、脑、脊髓和皮肤等组织器官中。

食物中的镍主要在小肠吸收,吸收率不到10%。吸收后经代谢从粪便排出,尿中排出量较少,每天约为2～20 μg。金属镍可通过呼吸道吸收,吸收率比较高。

人体新陈代谢所需镍的量非常小，而环境、食物中镍的来源十分丰富，因此目前尚未发现有缺镍引起的疾病。只是某些疾病，如肝硬化、慢性肾功能不全的病人血清中含镍量较低。相反，因摄入过多而引起的中毒或病变情况却比较多。

(三) 镍的毒性

镍及其化合物是常见的工业毒物，毒性涉及生殖系统、呼吸系统、免疫系统、心血管系统和皮肤等，具有致癌作用。国际癌症研究机构指出，镍化合物(硫酸镍、镍硫化物和镍氧化物)对人体有致癌作用，金属镍可能是致癌的。

1. 急性镍中毒

常见羰基镍中毒。羰基镍是镍的配合物，50 ℃时由镍粉与一氧化碳形成。羰基镍是高毒性物质，因无刺激性气味，吸入时不易察觉，因而容易造成中毒。急性中毒时往往有即发症状和延迟症状。常见的即发症状包括头晕、额痛、虚弱、恶心、呕吐，脱离环境后可很快缓解。延迟症状主要包括胸闷、胸骨后疼痛、阵发性咳嗽、呼吸困难和干咳等。严重中毒者可出现肌痛、疲劳、极度虚弱、谵妄和惊厥等。

2. 慢性镍中毒

长期吸入镍可引起哮喘、慢性肥大性鼻炎、鼻窦炎、鼻息肉及鼻中隔穿孔等，增加肺癌、鼻咽癌等呼吸道癌症发病的危险性。据报道，镍矿工人肺癌发病率比一般居民高 2.6 ~ 16 倍，鼻腔癌高 37 ~ 196 倍。

慢性镍中毒还可引起过敏，在职业人群中发病率高达 29%，常见职业有理发师、雇员、家庭清洁工及金属制品工。穿耳孔是发生镍致敏的重要危险因素。

3. 鼻咽癌

鼻咽癌是我国常见的恶性肿瘤疾病，广东是世界上发病率最高的地区，甚至有人将鼻咽癌称为“广东癌”。调查发现，高发区水、土壤、粮食、岩石中镍元素含量明显高于对照低发区，与死亡率成正相关。

第三章　有害元素

第一节　铅——危害健康的第一杀手

一、铅的用途

铅的元素符号为 Pb，是元素周期表中IV_A族元素，原子序数 82。虽然被人们称为“危害健康的第一杀手”，但因其良好的导电性、延展性、润滑性、抗侵蚀性，以及高密度、高膨胀系数和低熔点等诸多优点，被广泛用于蓄电池、汽油防爆剂、建筑材料、电缆外套、弹药、放射线屏蔽、铅字、膏药、油漆、焊锡和保险丝等工业制造领域，颇受相关行业青睐。

二、铅的环境分布

铅是一种不能降解和广泛存在的元素，在环境中可长期蓄积。土壤、水和空气均可被其污染。

（一）大气中的铅

大气中铅的来源主要有火山爆发、森林火灾烟尘、地面尘埃和岩石风化等。在人群稀少的地区，大气中铅浓度仅为 0.000 1～0.001 $\mu g/m^3$。城市中空气受污染时，铅浓度可达 1～8 $\mu g/m^3$，交通要道更高达 10 $\mu g/m^3$。

大气中铅的污染主要来自汽车废气、煤燃烧，以及相关工业如熔炼铅、生产蓄电池、制造和使用含铅颜料、制造铅合金等产生的铅污染，其中含铅汽油是造成空气铅污染的主要因素。

汽油中加铅的目的是为了提高辛烷值,使汽车发动机在无异常燃烧的情况下能有较高的能量转化效率。含铅汽油中铅的量一般在 0.5 ~ 0.78 g/L,汽油燃烧后大量的铅以尾气的形式排放到大气中,如桑塔纳轿车在 40、60 及 80 km/h 的速度下行驶,尾气排放量分别为 0.48、1.14 和 1.24 $\mu g/m^3$。有调查分析了上海市街道大气中铅的来源,结果显示,汽车尾气所造成的铅污染占大气铅污染总量的 85%。显然,含铅汽油已成为空气铅污染的重要因素。因此,世界各国均加快了汽油无铅化的进程。自 2000 年起,我国开始在全国范围内停止使用含铅汽油,而以无铅汽油代替,情况开始有了好转。

煤燃烧是大气铅污染的另一主要途径,特别是在产煤地区和一些小城镇。家庭的主要燃料仍以煤为主,做饭、取暖均需要烧煤。即使在一些大中城市,取暖也直接、间接地依赖煤的燃烧。生活用煤中含铅约 0.6 ~ 3.1 mg/kg,煤在燃烧过程会释放出大量铅尘。据研究,燃煤家庭空气中铅的浓度、儿童血铅值显著高于非燃煤家庭,因此煤燃烧的污染不容忽视。

大气铅污染的最主要来源是生产性污染,即铅相关工业所造成的污染。如铅熔炼车间空气铅浓度为 0.1 ~ 7.5 mg/m^3;蓄电池生产中混合用氧化铅时,空气中铅浓度高达 2 mg/m^3;含铅油漆车间空气铅浓度可达 1 ~ 2 mg/m^3。这些车间环境内的铅污染必然污染到周围的大气。某蓄电池厂周围大气中铅含量超过国家空气质量标准(15 $\mu g/m^3$)15.3 倍,超标率高达 100%。

虽然世界各国对铅污染的防治非常重视,但世界范围内铅的污染状况仍旧非常严峻。据报道,全世界有 40 亿吨铅以悬浮微粒的形式飘浮于空气中,北京上空的铅就有 1 万多吨。治理空气中铅的污染任重而道远。

(二) 水中的铅

不同水源中天然存在的铅的浓度有一定差异。地面水中天然铅的浓度大约为 0.5 $\mu g/L$,地下水约为 1 ~ 60 $\mu g/L$,江水和湖水约为 1 ~ 10 $\mu g/L$,海水中含铅量低于陆地水,深水更低。水体中的铅污染主要来自工业废水和城市垃圾。铅锌矿、有色金属矿尾水、选矿废水及废渣所含铅均可严重污染生活用水,特别是在发生酸雨的地区污染更为严重。建筑物内二次水加压设施使用含铅材料和含铅输水管道构成自来水铅的主要来源。水源质量(pH 值、硬度、水温等)、水在水管内停留时间等因素也可影响其中铅的含量。含铅的金属废渣和城市垃圾是地下水、江河水污染的主要来源。

(三) 土壤中的铅

土壤中天然存在的铅的浓度大约是 5 ~ 25 mg/kg,污染区可达 1 000 mg/kg。农村土壤含铅量一般为 15 ~ 106 mg/kg。未禁用含铅汽油的城市土壤中铅浓度极高。公路、特别是高速公路两侧的土壤含铅量明显升高。距公路越近,土壤中铅的含量越高,含量与距离呈一定的负相关性。铅蓄电池厂周围河底淤泥中铅污染超标可高达 78.5 倍。铅在土壤中主要以水溶态的铅及不溶于水的铅两种状态存在,有些农作物可富集土壤中的铅,进而进入人的食物中,如茶叶、花生等,这是土壤铅的最大威胁所在。种植该类农作物时应高度重视土壤中铅的污染状况,最好远离污染区,尽量离公路远一些。

三、主要存在形态及接触途径

(一) 职业性接触

1. 金属铅

应用金属铅的作业和工种有:含铅矿或锡矿的开采,蓄电池及电极的制造,电缆护套,机械工业制造铅管、铅箔、铅皮、铅板、铅丸,铅浴热处理,制造火车轴承(挂瓦),造船业熔割含铅油漆的金属板、焊料、铆钉,无线电元件的喷铅,制造 X 射线和原子辐射防护材料,制造铅合金,印刷铸字及浇版,制造含铅的耐腐蚀化工设备、管道、构件,建筑工程中焊接、焊割及锻接铅管和铅板,灯泡及罐头的焊锡,锉模成型等。

2. 铅盐

铅盐一般为碱式盐或几种盐的混合物。铅金属矿石或锡矿石的熔炼从业人员可接触硫化铅。生产使用油漆、颜料、搪瓷、陶瓷、釉料和配料、揩粉、刮铲旧油漆的作业人员等,可接触各种不同的铅化物如氧化铅、四氧化三铅、二氧化铅、二氧化三铅、硫酸铅、铬酸铅、硝酸铅、硅酸铅、醋酸铅、碱式碳酸铅、氯化铅和碘化铅等。铅玻璃及玻璃工艺品制造者可接触二氧化铅、二氧化三铅及硅酸铅等。橡胶工业的配料人员可接触碱式碳酸铅和硫化促进剂一氧化铅等。石印、火柴、炸药工业的配料人员可接触硝酸铅。生产或使用含铅杀虫农药的工人可接触砷酸铅。塑料、塑铅钢材料生产人员可接触三盐基硫酸铅、二盐基亚磷酸铅。上述各工种主要接触含铅化合物的粉尘。

3. 烷基铅

烷基铅主要用来增加汽油的辛烷值。辛烷值是用来表示点燃式发动机燃料抗爆性能(指汽油燃烧时是否易于发生爆震)的一个约定数值,是车用汽油最重要的质量指标。常用的烷基铅有四乙基铅、四甲基铅等,在人体内可转变三烷基铅并迅速进入大脑。由于四乙基铅等有剧毒,汽车排气给环境造成的危害越来越严重,现已限制向汽油内加入铅,实施汽油无铅化。

(二) 生活性接触

1. 食物

江西省赣州市袁浩等对该市爆米花等十类 385 件食品中的铅含量进行分

析,结果如表 3-1 所示。可以看出,不同食品中铅的含量差异很大,其中爆米花、蜜饯和罐头超标情况比较突出。

表 3-1 十类食品铅含量分析

种类	样品数	检出铅情况				超标		国标/(mg/kg)
		检出件数	比例/(%)	均值(mg/kg)	范围/(mg/kg)	检出件数	比例/(%)	
爆米花	21	21	100.00	2.54	0.83~7.57	19*	90.48	未制定
蜜饯	40	21	52.50	0.44	0~1.54	6	15.00	<1.0
酱油	113	83	73.45	0.27	0~0.87	0	0	<1.0
味精	3	2	66.67	0.26	0~0.44	0	0	<1.0
罐头	40	23	57.50	0.25	0~1.40	1	2.50	<1.0
奶粉	7	3	42.86	0.16	0~0.50	0	0	<0.5
酒类	104	49	47.12	0.14	0~1.00	0	0	<1.0
饮料	39	5	12.82	0.13	0~1.00	0	0	<1.0
月饼	10	0	0	0	0	0	0	<0.5
方便面调料	8	0	0	0	0	0	0	未制定

*参照酒类国标中最大允许含铅量(<1.0 mg/kg)评价

食物中的含铅量因食物的来源和种类不同因而有很大差异。土壤、肥料、农药、灌溉用水和饲料、牧草及空气中铅的污染,是植物性食物和动物性食物铅污染的主要来源。一般情况下,植物性食物中铅的含量大于动物性食品。植物对铅具有一定的蓄积性,植物性食物中铅的含量以根茎类最高。常见食物如马铃薯、番茄等植物的根部对铅有蓄积作用,但果实部分不高。相比之下,花生、茶叶中铅的含量较高,茶叶铅中毒的报道时有发生原因就在于此。动物对铅也有蓄积性,如牛、羊、猪等家畜。铅在骨骼、内脏中的含量高于肌肉和脂肪等中的含量。鱼、贝类水产品中铅的水平受水质影响较大,湘江流域、渤海湾海域鱼体中铅的水平明显高于黄河上游。由于鱼、贝类水产品中铅超标的情况比较多,因此,铅被列为国家水产品卫生标准的常规检测指标。

食物包装和加工过程中可能会引入铅。罐装食品,特别是酸性食品,因焊锡含有较高浓度的铅可使食品污染。葡萄酒瓶的包锡铅箔瓶盖可污染酒。用含铅蒸馏器制备酒,彩釉陶瓷制作泡菜、盛酒或饮料,以及用水晶制品装酒可明显增加食品中铅的含量。采用传统工艺制作的皮蛋、用生铁机器炮制的爆米花铅的含量比较高(见表 3-1)。

餐具也是造成食物中铅含量过高的一个重要因素。香港海关曾检查了来自日本、意大利、英国、葡萄牙等国的600款瓷器餐具,包括大小不同的碗、碟、杯和汤匙,结果有526款因释放过量的重金属铅不符合国际标准规定,不合格率高达87%。

2. 水

饮水中的铅含量虽然不高,但其生物利用率较高,易为人体所吸收。研究发现,许多古罗马人的遗骸中含有大量的铅,个中原因与罗马人的供水系统有关。古罗马的供水系统使用了大量铅金属,导致铅直接进入人体,引致铅在体内的蓄积,造成不同程度的铅中毒。古罗马人寿命只有30~50岁,就是因为铅中毒所致。即使现代社会,饮水铅中毒的事例比比皆是,污染源主要来自工业废水。

3. 空气

如前所述,铅污染主要来自铅锌矿的采矿和冶炼、铅的工业应用、含铅汽油的使用等。在我国,乡镇个体企业发展和土法冶炼所致的环境铅污染非常突出。近年来,甘肃、湖南等省市均有因空气污染而造成当地居民铅中毒,特别是儿童铅中毒的报道。空气铅是造成儿童铅中毒的主要因素。世界卫生组织儿童卫生合作中心2004年对我国15个城市1.7万名0~6岁儿童铅中毒情况进行的调查表明,儿童铅中毒率为10.45%。

4. 学习、生活用具和居住场所

居住环境中铅的污染主要来自煤的燃烧、旧房屋墙壁含铅油漆的脱落,以及吸烟。研究发现,燃煤家庭空气中铅的浓度是非燃煤家庭的18倍,儿童血铅均值是非燃煤家庭的2倍。每支香烟中含铅约3~12 μg,其中约2%可释放于空气,父母每日吸烟量与儿童血铅浓度呈正相关。

使用含铅的学习、生活用具是导致儿童铅中毒的重要途径。儿童经常接触涂有含铅油漆的玩具和用品,特别是幼儿经常用舌舔玩具都可导致铅中毒。调查显示,12种市售木制涂漆玩具中,可溶性铅平均含量为6.282 mg/kg,玩具中的可溶性铅在胃内的吸收率高达76%。另外,儿童连环画、糖果纸、塑料袋中的油墨、铅笔、彩色蜡笔、涂有棕黑色油漆层的课桌椅和彩色封面的教科书也是儿童铅污染的可能来源。有调查显示,教科书彩色封面、表面涂有黑色油漆层的课桌铅含量超标情况比较普遍,有些甚至超标数十倍。

5. 化妆品

由于化妆品生产原料、生产设备及包装容器等的问题,造成一些化妆品中含铅。同时有些化妆品,如用于头发染色的乌发乳中需要添加少量醋酸铅。考虑到铅的毒性很高,而化妆品的使用时间比较长,卫生部制定的《化妆品卫生规范》对化妆品含铅量制定了严格的检测标准：除含有机汞防腐剂的眼部化妆品、含醋酸铅的染发剂之外，其他化妆品的含铅量不允许超过 40 mg/kg。即使是含有醋酸铅的染发剂，铅含量也不得超过 1%，并需在包装上注明含铅。但仍有不少化妆品铅含量严重超标，常见超标的化妆品有粉类、软膏、染发剂等。

6. 药物

有些爽身粉、痱子粉中含有铅，长期使用可引致儿童慢性铅中毒。有些治疗哮喘、癫痫等疾病或用于驱蛔虫、堕胎的中药偏方中含有铅，应谨慎使用。中药偏方中所含铅的化合物有：铅粉（碱式硫酸铅）、铅丹、铅霜、密陀僧、黑锡丹和樟丹等。

四、铅在人体中的吸收和分布

（一）吸收、分布

1. 吸收途径

铅主要通过呼吸道和胃肠道吸收。

(1) 呼吸道。铅在呼吸道的吸收因颗粒大小而异。大颗粒主要沉积在上呼吸道，通过纤毛和吞咽运动进入胃肠道后吸收；小颗粒则主要沉积在下呼吸道，可很快为机体所吸收，且吸收率非常高。

(2) 胃肠道。铅在胃肠道的吸收作用低于呼吸道，但临床上铅中毒的最常见途径是胃肠道而非呼吸道。一般经食物摄入的铅可高达 300 ~ 400 μg/d，但仅 5% ~ 10% 为机体所吸收。婴幼儿、儿童对铅的吸收率很高，前者高达 53%，后者为 42%，因此婴幼儿、儿童对铅的毒性反应很灵敏。

2. 影响铅吸收的因素

铅的吸收受许多因素的影响。由于铅在体内的吸收途径与钙、铁、锌可发生竞争，所以提高膳食中钙、铁、锌的含量可减少铅的吸收。牛奶中所含蛋白质能与铅结合成一种不溶性化合物，也可减少铅的吸收。维生素 C 与铅结合成难溶于水而无毒的盐类，随粪便排出体外。所以，维生素 C 可降低铅暴露所产生的毒性。

增加脂肪和维生素 D 的摄入量可促进铅的毒性作用。研究显示，维生素 D 能明显增加铅暴露的不利作用，将维生素 D 添加到混有铅的饲料中可增加铅在大鼠骨中的沉积。将鳕鱼肝油加到大鼠饲料或让大鼠暴露在阳光下也可观察到血铅浓度的增加。

3. 铅在人体中的分布

无机铅主要分布在骨骼、主动脉、肝、肾、胰、气管、喉、肺和皮肤，尤以主动脉、肝和肾中铅浓度最高。人体内总铅量的 90% 以上是以较难溶的磷酸盐储积于骨骼中，因此骨骼构成铅的贮存池。头发、指甲和牙中铅的含量也较高。有机铅则主要积累于肝和大脑。

母体血铅与脐带血铅浓度接近，且呈明显的正相关，而胎盘对铅几乎不起或只起微弱的屏障作用，因此铅很容易通过胎盘进入胎儿体内。发育未成熟的胎儿脑内皮细胞不能阻止铅进入脑组织，因而铅中毒可导致严重的后果。

（二）接触指标

1. 血铅

主要反映近期接触铅量和软组织中铅含量。美国疾病控制中心（CDC）于 1985 年将儿童血铅允许值由 1978 年的 0.3 mg/L 降为 0.25 mg/L，1991 年又重新评审了有关研究结果，将儿童血铅允许浓度再降为 0. 1mg/L，即 0.48 μmol/L，并认为儿童血铅高于 0.48 μmol/L就可造成神经行为缺陷。目前此标准已经被世界各国认同并采纳。

非职业接触成年人血铅浓度一般为 0.24 ~ 0.72 μmol/L（50 ~ 150 μg/L），城市人群通常比农村人群高，吸烟者比不吸烟者高。我国 20 世纪 90 年代对 12 个城市非职业接触者的调研结果显示，血铅范围为 0.05 ~ 1.61 μmol/L，几何均值为 0.39 μmol/L，95% 上限为 0.90 μmol/L。

2. 发铅

因取材方便，被广泛采用。正常值为 2 ~ 30 μg/g。不同地区儿童正常参考值有一定差异，上海儿童参考值为 5.43 μg/g，广东为 5.53 μg/g。

3. 尿铅

尿铅为反映近期铅吸收量的指标。因受液体摄入量和肾功能等因素的影响，尿铅浓度比血铅波动范围要大。我国 1991—1993 年对全国不同地区非职业接触铅劳动人群（1588 人）的调研结果表明，尿铅范围为 12.1 ~ 303.4 nmol/L（2.5 ~ 62.8 μg/L），几何均数 45.0 nmol/L（9.1 μg/L），95% 容许上限 154.6 nmol/L（32 μg/L）。

4. 齿铅（乳牙）

齿铅可代表机体铅负荷的情况，且与铅毒性相关，但仅适于换牙期儿童铅毒性的研究。农村儿童的齿铅含量 < 10 μg/g，城市稍高，一般为 10 ~ 100 μg/g。

目前可应用 X 射线荧光仪（XRF）在体无创伤测定骨铅。该仪器有L-XRF 和 K-XRF 两种，K-XRF 应用较普遍。

5. δ-氨基-γ-酮戊酸脱水酶（ALAD）

δ-氨基-γ-酮戊酸脱水酶是一种金属酶，由 8 个相同的亚单位和 8 个锌离子组成。锌离子对酶的活性和稳定性起着重要作用，铅能置换活性位点的锌离子，从而抑制其活性。该酶对铅极为敏感，是低浓度接触铅时反应最为灵敏的指标,但不能区分中度和重度的铅中毒。

超过 126 单位即为正常。因太过敏感,不适合作为个体诊断指标,但可作为环境评价和就业检查指标。

6. 尿中 δ-氨基-γ-酮戊酸(δ-ALA)

δ-氨基-γ-酮戊酸脱水酶的活性受到铅的抑制后,造成过多的 δ-氨基-γ-酮戊酸在组织中蓄积,使尿中 δ-氨基-γ-酮戊酸增加。其特异性较尿粪卟啉高,但敏感性低于游离原卟啉(FEP)及锌卟啉(ZPP)。6 mg/L 为正常,允许值 20 mg/L,大于 23.8 mg/L 则表示铅吸收。

7. 粪卟啉

粪卟啉与 D-氨基乙酰丙酸是机体合成血红蛋白的中间产物。铅可抑制粪卟啉原氧化酶或脱羧酶的活性,从而使尿中粪卟啉排出增高。其上限值为 0.15 mg/L。尿粪卟啉敏感性和特异性均较差,用作早期诊断不够理想。

8. 游离原卟啉(FEP)和锌卟啉(ZPP)

正常情况下,FEP 和铁在血红素合成酶(亚铁配合酶)的作用下,在红细胞内结合生成血红素。在铅负荷增高的情况下,血红素合成酶受到抑制,FEP 在红细胞内堆积。在红细胞中,90% 的 FEP 会以 ZPP 形式存在。游离 FEP 和 ZPP 与体内铅负荷量的关系比血铅及尿铅与铅负荷量的关系密切,两者均可反映过去一段时间接触铅的水平。ZPP 的增加可作为代谢损害的首选指标,因为其可直接反映铅所引起的代谢损害。非职业接触者血液中 FEP 和 ZPP 上限值分别在 0.72 ~ 1.42 μmol/L(400 ~ 800 μg/L)和 0.72 ~ 1.60 μmol/L(450 ~ 1 000 μg/L)之间。

(三) 铅污染现状

尽管我国各级政府对铅污染的防治非常重视,但铅污染状况令人担忧。据铅防专家对近年 28 个省市的流行病学调查,推算出我国城市儿童铅中毒的流行率达 51.6%。这意味着城市儿童有一半以上铅中毒。许多铅中毒的孩子都有爱吃手、随口咬东西的坏习惯。

五、相关疾病与健康

(一) 铅中毒

机体存在铅的吸收-蓄积-排泄平衡,且有一最大排铅限值。正常情况下,接触一定量的铅后,若进入量和排出量接近则并不产生危害;若进入量大于排出量则铅的吸收增多,但一般仍无中毒症状出现;若机体从外界摄入的铅超过最大排铅限值,铅便会大量蓄积,从而引起铅中毒。

1. 急性中毒

常见于职业中毒和经口大剂量摄入铅。中毒表现为口中有金属味、流涎、恶心、呕吐、阵发性腹痛腹泻、头痛、血压升高、痉挛、抽搐、昏迷等。

2. 慢性中毒

可出现食欲不振、口中有金属味、失眠、头痛、头昏、肌肉关节酸痛、腹痛、便秘或腹泻、贫血等症状。儿童可出现脑病综合征，产生呕吐、嗜睡、昏迷、运动失调、活动过度等神经病学症状，重者失明、失聪，乃至死亡。还可严重影响学习记忆能力，儿童血铅每增加 10 mg/L，智商平均下降 1 至 3 分。

3. 典型病例

(1) 儿童铅中毒。据媒体报道，一名 12 岁的小学 6 年级女生，对学习根本没有任何兴趣，行为很怪，在学校和同学打架。在家里，当母亲向热水瓶灌开水时，居然声称要将水瓶踢翻，令母亲百思不解。另一"问题女孩"只有 10 岁，身体肥胖，已出现性早熟，学习成绩一塌糊涂。经检查，两个孩子体内的铅含量都过高。

(2) 甘肃徽县一铅锭冶炼厂致 800 多村民铅中毒。2006 年 8 月末至 9 月初，甘肃省徽县某乡有近千人前往西安进行血铅检测，其中 373 人为儿童。这些儿童中，90% 以上血铅超标，最高者血铅含量超标数倍，被诊断为重度铅中毒，而成人中血铅超标也很普遍。据调查，中毒原因与村旁一家生产粗铅锭的冶炼厂有关。

(3) 乐圣贝多芬死于铅中毒。2005，美国能源部下属的阿贡国家实验室的研究人员分析了贝多芬的骨骼碎片，发现了大量铅残留，这一结果与以前对贝多芬头发的分析结果一致。这证明贝多芬的死因确与铅中毒有关，至于因何发生铅中毒目前尚未不明确。有学者推测，贝多芬喜爱饮酒，铅可能来自他喝酒的金属杯子。

(4) 古罗马亡于铅。罗马帝国强盛之极，却为何迅速土崩瓦解呢？现在发现，铅中毒可能是罗马帝国衰亡的重要原因。

罗马时代，贵族阶层盛行在葡萄酒中添加铅丹，以增加葡萄汁和酒类的甜味。惯用铅制器皿(如瓶、杯、壶等)和含铅化合物的化妆品，导致贵族阶层普遍生育能力低下，并出现劣生现象。据资料显示，古罗马特洛伊贵族 35 名结婚的王公中有半数不育，其余人虽能生育，但所生的孩子中不少是低能儿和痴呆儿。几代之后，要找到可以传位的嫡系子女都已非常困难，更不用说拥有一个高素质的贵族管理阶层了。平民虽然不能享用高级铅器皿，但饮用的是铅制水管输送的饮水，铅的摄入量也很高。普遍的铅中毒导致罗马帝国整体国民素质迅速下降，应对外敌的能力几乎完全丧失，终于在内忧外患中迅速灭亡。

4. 铅中毒的治疗

排铅药物有依地酸二钠钙(EDTA)、二巯基丁二酸钠(DMSA)、二巯基丙磺酸、二甲基半胱氨酸、青霉胺等。铅和这些化合物可形成稳定的配合物,从而降低了铅的毒性,或者可从体内排出。但排铅的同时可能会增加其他微量元素如锌、铜、锰的排泄,长期使用还可引起肾小管损伤。

一般说来,EDTA是首选驱铅药物,但其不易进入肾小管细胞,难以驱除进入肾细胞内的铅。DMSA被认为是驱除肾及软组织中铅最有效的药物,与EDTA比较其对肾脏无损害,可口服,用药方便,对尚未出现肾间质纤维化的早期铅性肾病疗效较好,是铅性肾病的首选治疗药物,但驱铅治疗必须同时脱离铅接触才可奏效。

维生素C有排铅作用,维生素B_1可预防铅蓄积。实验证实,维生素B_1既可阻止铅进入细胞,还可促进胞内铅排出。因此对于铅中毒患者来说适当补充维生素C和维生素B_1是有益的。

动物实验表明,碘化钾KI具有驱铅、降血糖及恢复肾小球滤过功能的作用,且效果明显好于二巯基丁二酸钠。实验性铅性肾病超微结构显示,KI治疗线粒体和胞浆的变性程度比二巯基丁二酸钠效果好。因其对肾无毒性,可望用于铅性肾病。另外有文献报道,海带、昆布具有驱铅作用,可能与其含碘有关。

(二) 铅中毒机制与相关疾病

1. 贫血和溶血

小红细胞、血红蛋白过少性贫血及轻度溶血性贫血是慢性铅中毒最早出现的症状之一,对儿童尤其如此。铅对蛋白质上的巯基有高度的亲和力,可显著抑制含巯基酶蛋白的活性如δ-氨基-γ-酮戊酸合成酶、δ-氨基-γ-酮戊酸脱水酶、血红素合成酶等,从而使血清、尿中δ-氨基-γ-酮戊酸、红细胞及尿中粪卟啉、红细胞锌卟啉增加,红细胞中血红素的合成减少,导致贫血。

大量铅对成熟红细胞的溶血作用则可能与铅和细胞膜的高亲和力有关,这种高亲和性导致红细胞膜完整性受到影响。

铅对造血系统的影响见图3-1。

2. 肾病和高血压

肾脏是人体重要的排泄器官。肾单位是肾脏的结构和功能单位,由肾小球和肾小管构成(见图3-2)。肾小球是毛细血管球,机体代谢的产物可通过肾小球滤过作用进入肾小管,形成原尿。肾小管包括近曲小管和远曲小管,具有重吸收和分泌功能。一方面,可以将原尿中的某些营养成分重新吸收进入血液;另一方面,将自身代谢的产物分泌至原尿,进一步形成尿。

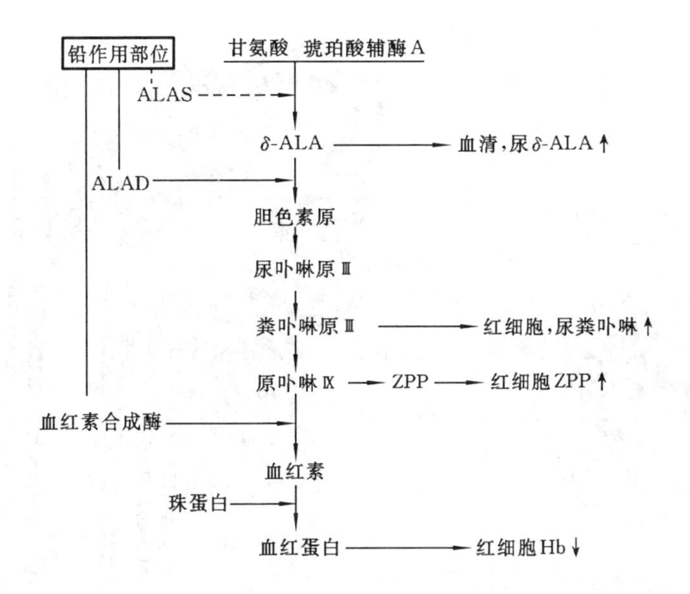

图 3-1 铅对造血系统的影响

进入体内的铅大部分经肾脏排泄。部分经肾小球滤过的铅在肾小管中可被重吸收。肾铅排泄先快后缓,且有一最大排铅限值,超过此限值肾内铅含量就会急剧增高。肾内的铅主要分布于近曲肾小管,浓缩沉积于近曲肾小管上皮细胞的铅可干扰肾细胞的代谢,引起肾细胞结构和机能的改变,导致肾小管重吸收障碍,出现氨基酸尿、糖尿和磷酸盐尿,引发铅性肾病。

铅性肾病引起的慢性肾衰是铅作业工人的主要死因。铅性肾病的发生发展大致可分为三个阶段。早期为近曲肾小管机能障碍,表现为范可尼氏征(急性铅性肾病)、间质性肾炎等。中期则可出现肾小管萎缩、间质纤维化和/或肾小球滤过率降低。晚期可见肾小管赘生物和腺癌、慢性肾衰等。早期肾小管机能改变是可逆的,但可很快发展为不可逆性肾小管萎缩。病变一旦进入中期则疗效极差,预后也不佳。

肾性糖尿、肾性氨基酸尿、肾性蛋白尿和高磷酸盐尿是范可尼氏征的主要表现,也是铅性肾脏损害的早期表现。临床上,急性铅性肾病以氨基酸尿、糖尿及血磷酸盐过少为特征,核包涵体(一种铅蛋白的复合物)也是铅中毒的一个病理形态学特征。

一般认为,血铅小于 0.61 mg/L 不会产生肾脏损害,超过 0.70 mg/L 时则可引起肾脏损害,其损害程度随血铅浓度增高而增大。

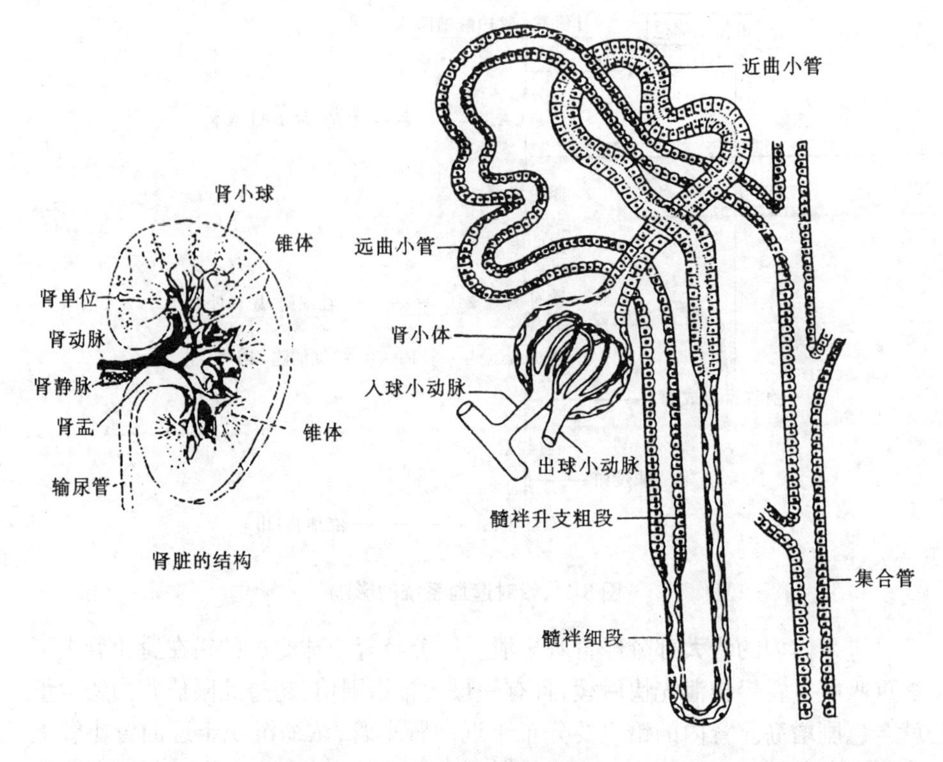

图 3-2 肾单位示意图

3. 铅性脑病和周围神经病

血脑屏障由毛细血管内皮细胞和星状胶质细胞组成。内皮细胞与别处的不同,无孔并且细胞接合非常牢固,从而可以在保障血液和脑之间正常的物质交换的同时,阻止非脑营养物质进大脑组织,起到保护大脑的作用。

铅可通过血脑屏障,影响脑中与神经递质、神经传导有关的酶的活性,如多巴胺(DA)、去甲肾上腺素(NE)、γ-氨基丁酸(GABA)、腺苷酸环化酶(AC)、胆碱酯酶等,同时引起神经系统组织结构与形态上的变化,出现脑水肿及脑血管变化,引发铅性脑病和周围神经病。其特征主要包括:迅速发生大脑水肿,出现惊厥、麻痹、昏迷等。

一般情况下,成人血铅超过 0.80 mg/L、儿童血铅超过 0.60 mg/L 时,急、慢性脑病发病率可明显增加。

4. 其他

(1) 对儿童智力发育的影响。许多调查指出,铅暴露儿童的能力综合发育指数、感觉操作和记忆评分明显低于对照组。北京市卫生防疫站付德学等对北京市区儿童和铅污染区儿童血铅水平与操作智商的调查显示,市区儿童血铅水平与视觉反应错误数、污染区儿童血铅水平与视觉反应时间均呈正相关。上海第二医科大学沈晓明等人的调查显示，血铅与总智商（IQ）、操作 IQ 和语言 IQ 均存在负相关；高铅组的问答、词汇、类同的得分显著低于低铅组。

铅对儿童智商影响的机制研究是毒理学研究的重要内容。研究发现，铅可抑制脑组织中四氢生物蝶呤合成酶、二氢生物蝶呤还原酶、腺苷酸环化酶、氨基铜戊酸脱氢酶及 N_a^+/K^+-ATP 酶的活性，从而干扰中枢神经递质乙酰胆碱和儿茶酚胺的代谢，使得其在含量、合成、更新速度及相互间的比值发生变化，影响脑功能的正常活动，产生情绪异常、智力障碍或行为偏离等反应。

铅还可模拟或抑制钙对神经细胞的调节功能。铅可通过竞争取代钙激活神经末梢蛋白激酶，诱发神经递质的自发释放；通过竞争性阻断 Ca^{2+} 通道抑制神经介质的释放，从而影响神经细胞的功能。

长时程增强（long-term potentiation，LTP）是学习记忆形成的神经基础，是指哺乳动物脑内单突触接头上突触效益的持久性改变。简单地说，在某一个通路上给予一个短串强直刺激可引起突触兴奋性的增加，这种增加可持续数日甚至数周。铅可阻断 LTP 的形成。

铅不仅可破坏血脑屏障，还可选择性损害脑组织的某些部位，如皮层 4、5 区胼胝体、视交叉、内囊及海马回等。这些部位与学习记忆、视觉运动及协调能力密切相关。

(2) 对生殖功能的影响。哺乳动物的睾丸和附睾组织对铅非常敏感，铅可造成雄性动物睾丸的退行性损伤，使睾丸、精囊和附睾的重量减轻，影响精子的生成和发育。随着血铅水平的升高，男性铅作业工人的精液量、精子密度、精子总数、活精子数、精子活力明显减少，精子形态畸变增多。

着床是指受精卵植入子宫内膜的过程。铅可抑制着床过程，使动物的妊娠率、受精卵的着床率明显降低。对人而言，当血铅超过 1.9 ~ 2.9 μmol/L 时会出现月经紊乱，排卵失调。调查显示，孕期接触高浓度铅的作业女工死胎和流产率显著增高。

铅极易通过胎盘。研究表明，母体血铅与胎儿血铅呈高度正相关；脑铅含量随胎儿脑的生长逐渐增高。由于细胞分化对铅的毒作用非常敏感，胎儿越小其脑组织越易受到铅的损害。加拿大多伦多儿童医院的 Bentur 等指出，母亲在孕期接触一定量的铅，在对母体产生危害之前就可对胎儿及其以后的发育产生不良影响。

六、铅中毒的预防

(一) 尽量减少铅的接触

(1) 禁用含铅汽油,尽可能使用催化裂解生产油,减少铅的空气污染。

(2) 改变不良生活习惯,注意生活细节,提高生活质量。不抽或少抽烟,尽量选用无铅化妆品、染发剂等,一些补钙剂和抗酸剂中含有铅,许多中药偏方中也含铅,服用时应注意。

(3) 注意饮食卫生,不要用报纸等印刷品包装食品。蔬菜水果食用前要洗净,能去皮的尽量去皮,以防食入残留农药中的铅成分。慎用罐头食品及饮料,少吃爆米花,使用合格的彩釉餐具,尽量选用表面装饰图案较少的产品,不要在微波炉中使用颜色鲜艳的餐具。

(4) 居住环境上,尽量不要采用含铅油漆装饰家中的墙壁、地板和家具等。

(二) 利用药物减少铅吸收

适当补充硒、锌、铁、钙及维生素 B_1、维生素 E 或维生素 C,可减少铅的吸收,消减铅的毒性,同时可治疗儿童铅中毒。

(三) 食物排铅

牛奶中所含的蛋白质可与铅结合形成不溶物,所含的钙可抑制铅的吸收。沙棘和猕猴桃中富含维生素 C,可抑制铅的吸收,降低铅毒性。魔芋有减少消化道铅吸收和体内铅潴留的作用,可作为铅接触人群预防保健食品和铅中毒患者的辅助治疗手段。魔芋的主要成分是魔芋多糖,是一种难以为人体消化的半纤维素,与铅有特异性结合的能力。动物实验证实,摄入魔芋精粉可使大鼠粪铅排出增加,血铅、肝铅、脑铅、骨铅含量降低。

[生活小提示]

1. 吃烛光晚餐、点生日蜡烛小心铅中毒

一项专题研究表明,点蜡烛,特别是点有香味的和慢燃的蜡烛可能引起铅中毒。这类蜡烛往往是用铅做的或是含铅,如果点燃后弥漫在空气中,人体吸入过多会危害人的神经系统、心脏和呼吸系统,从而导致不同程度的铅中毒。

2. 水中的铅

自来水中铅含量虽然不高,但其生物利用率较高,易为人体所吸收。尤以清晨第一次打开水龙头时放出的水含铅量较高,热水龙头放出的水含铅量较冷水龙头高。

第二节 汞——曾被 WHO 定为首位考虑的环境污染物

一、汞的用途

汞俗称水银,原子量 200.6,常温下是银白色有金属光泽的液体,具挥发性。汞的用途非常广泛。工业上,可用于氯碱生产、电气仪表、油漆、塑料工业,染料生产的催化剂,以及反应堆冷却剂、贵金属冶炼、干电池、涂料、纸浆等。农业上,可作为植物杀虫剂、土壤杀虫剂、种子消毒剂等。军事上,可作为起爆剂如雷汞。日常生活中,常见于温度计、水银灯、荧光灯、血压计、杀菌剂(醋酸苯汞)等。

二、汞在环境中的分布与存在状态

(一) 大气中的汞

主要来源于地壳汞矿的自然挥发、汞矿开采与冶炼、农药的使用、燃煤、垃圾焚烧等,背景值仅为 5 ng/m^3,污染区可达 6.9 $\mu g/m^3$。一般在矿区的含量高于城市,城市高于其他地区,主要以甲基汞、汞的形态存在。

(二) 水中的汞

水体中的汞含量不高。淡水中溶解性汞的含量为 0.02 ~ 0.06 μg/L,海洋中平均为 0.01 ~ 0.03 μg/L。我国三大水系,即北江水系、洞庭湖水系和松花江水系中汞的背景值依次为 0.01 ~ 0.02 μg/L、0.004 5 ~ 0.175 μg/L 和 0.01 ~ 0.069 μg/L。

水体中汞的污染主要来自工业废水。由于水生植物、藻类对汞有富集作用,因此水中的汞可经食物链进入人体,对人的威胁很大。许多国家对地面水中汞的含量有严格规定,甚至个别国家规定地面水和饮水不得检出甲基汞。我国地面水和饮水中汞的限量值分别为 0.000 1 mg/L 和 0.001 mg/L;渔业水域中含汞量不得超过 0.000 5 mg/L;农业灌溉用水不得超过 0.001 mg/L;工业废水汞及其化合物的最大排放量不得超过 0.05 mg/L。

汞在水中主要与悬浮颗粒结合,其中部分以甲基汞形式存在。存在形式主要有元素汞和二价汞,如 $Hg(OH)_2$ 及 $HgCl_2$。

(三) 土壤中的汞

土壤中汞的背景值也很低,一般在 0.03 ~ 0.1 mg/L 之间。但由于人类工农业生产活动使汞进入环境,污染大气、水体和土壤,如有机汞农药的施用(见表 3-2)曾一度使大面积农田土壤含汞量普遍增加。虽然近几十年限制含汞农药的生产与使用,由此带来的土壤汞污染已大大减轻,但由污水灌溉、污泥施肥等引起的局部地区的土壤汞污染却在逐渐增加。另外,大气汞的沉降也是土壤中汞的重要来源。

表 3-2 主要含汞农药及其使用

植物杀虫剂	醋酸苯基汞,碘化苯基汞,乙基磷酸汞,氯化苯基汞,尿素苯基汞,酸性氨基磷酸汞,苹果酸苯基汞等(单独或混合使用)
土壤杀菌剂	磷酸乙基汞(单独使用),碘化乙基汞,碘化甲基汞等(混合使用)
种子消毒剂	甲氧基乙基汞,硫酸乙基汞,磷酸乙基汞,醋酸苯基汞(单独或混合使用)

我国汞污染的情况非常严重。污染源一般包括实验室的废弃化学品、蓄电池、破碎温度计、杀菌剂、汞剂牙齿填料及药品等。从造纸、化工和有色金属冶炼等行业来看,北方城市天津汞年排放量约 2.4 吨,占该地区总排放量的 97.0% 左右;东北的辽宁,汞年排放量约 1.9 吨,占该地区总排放量 18% 左右;华东的江西,汞年排放量约 1.2 吨,占该地区总排放量 85% 左右;中南的湖南,汞年排放量约 1.67 吨,占该地区总排放量 91% 左右;华南的广西,汞年排放量约 1.6 吨,占该地区总排放量 90% 左右。从长江水系的重要纳污支流来看,以湘江和赣江接纳汞量最大,每年分别为 1.55 吨和 1.0 吨,汉水干流和长江黄石段最少,分别约 0.02 吨和 0.05 吨。

三、汞的接触途径

(一) 汞在食物链中的传递和转化

对人而言,汞污染的途径主要有大气、水和食物等,土壤中的汞也可通过水和食物进入人体。另外,药品、化妆品汞的污染也是不容忽视的造成人体汞中毒的一个重要来源。这些途径之间并不是相互独立的,而是相互交叉,相互影响,因此使得汞污染更趋严重(见图 3-3)。

煤炭、石油中的汞通过燃烧进入大气;汞矿中的汞一部分以汞蒸气形式挥发至大气,另一部分则流入地面水。农药中的汞有一小部分挥发进入大气,大多数则进入农田,为土壤所吸附,而后转移给农作物。进入河川的汞可被浮游生物所吸收,进而转移给鱼类,也可通过灌溉转移给农作物,被污染的农作物进一步可污染家畜。人通过呼吸、食用被污染的食物(如农作物、家畜、鱼)和

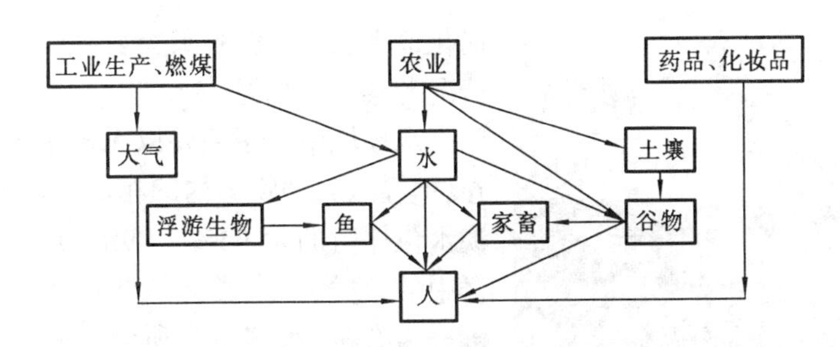

图 3-3　汞在食物链中的传递

水摄入汞。通过食物链，汞可以进入环境中的所有生物体，并可随其排泄物排出，重新进入大气、河流，在自然界中循环。

汞的形态包括无机态、有机化合物态和与生理活性物质结合的结合态三类。无机态的汞主要以游离态 Hg^{2+} 和 Hg^{+} 形式存在，有机化合物态的汞以短链烷基汞为主，如甲基汞。汞与其他小分子或生物大分子以共价键结合，与配体以配位或超分子形式结合所形成的状态统称为结合态。

不同形态的汞其毒性不同，吸收途径也有很大差异。在一定条件下，汞的形态可发生转化。其中最重要的是无机汞和甲基汞之间的转化(见图 3-4)。

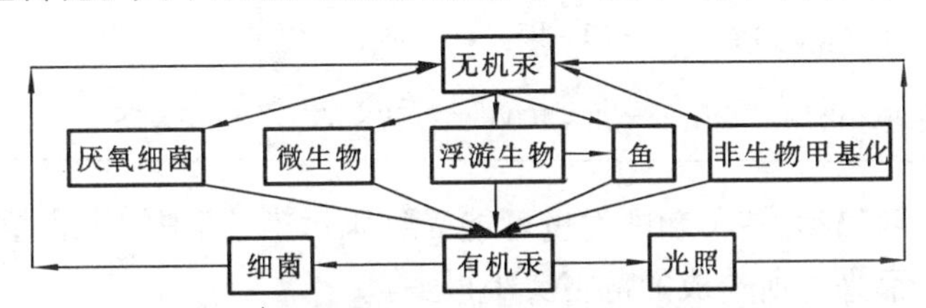

图 3-4　无机汞和有机汞之间的相互转化

厌氧细菌、微生物、浮游生物和鱼都可将无机汞转化为甲基汞，一些非生物作用条件下汞也可以被甲基化。如经紫外线辐射，每天有 3% 的醋酸汞可被转化为甲基汞，而且这一过程比经由微生物甲基化的途径要快得多；在紫外线的照射下，水溶液中如果存在乙醛、乙醇或木醇也可把氯化汞甲基化。又如脂肪类的 α-氨基酸也可因光解作用导致甲基汞的产生。

甲基汞可因微生物或生物体内酶系统作用而降解，也可被假单胞菌属的细菌降解；另外研究发现通过光化学降解反应，也可使甲基汞脱甲基化。

(二) 汞在食物中的分布特征和存在状态

水生动、植物对水中的汞有富集作用，这种富集作用随食物链而逐级放大。鱼类特别是食肉鱼类，在水生生物的食物链中处于顶层地位，所以汞的含量也最高(见图 3-5)。人体对汞的吸收主要是通过食用污染的鱼、贝类食品经

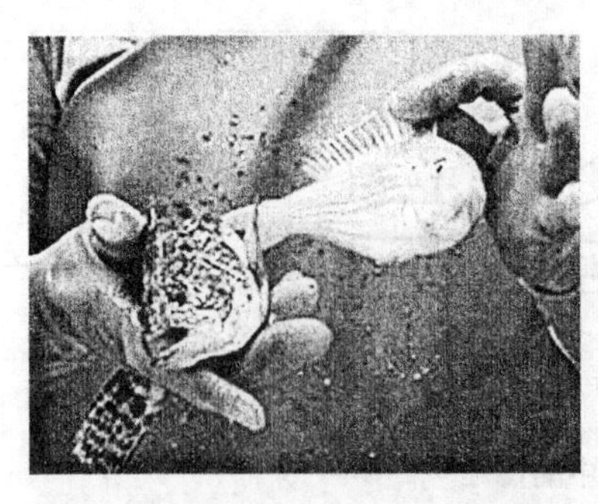

图 3-5 桂花鱼(左)和红衫鱼(右)分别是含汞量较高的淡水鱼和咸水鱼(引自医院在线网)

消化道吸收,因此鱼、贝类食品中汞的污染情况尤其引人注意。

水环境中的汞主要以无机汞的形态存在,但在水生动物体内却相反。研究表明,淡水鱼体内的汞 95% ~99% 为有机汞;海洋中的鱼类、甲壳类和软体类所含的汞大部分为有机汞;多毛类所含的汞大部分为无机汞。水生动物对有机汞存在选择性富集作用,其原因在于有机汞较强的脂溶性。有资料显示,中国渤海湾的甲壳类和软体类对有机汞的富集系数比对无机汞高一个数量级,鱼类则更高(见表 3-3)。

表 3-3 浅海水生动物有机汞含量占总汞含量的百分数 (%)

海区	鱼类	甲壳类	软体类	多毛类
中国沿岸	66 ~ 93	61 ~ 85	61 ~ 66	
澳大利亚 Albany 湾	91 ~ 95	65 ~ 89	30 ~ 72	25 ~ 43
西班牙沿岸	78 ~ 100	79 ~ 88	67 ~ 79	

尽管一些奶类、蔬菜和肉类也可能受到汞污染,其中的汞含量可能超标,但相比水产品来说所造成的危害要小得多。

值得注意的是,许多植物对汞也有富集作用,尤其是野生植物则更易吸收汞,因此爱食野味者应更加注意食物来源。

(三) 化妆品与药物中的汞

硫柳汞(又称为硫撒汞或硫醇汞水)作为疫苗、化妆品等的防腐剂应用比较广泛。由于用量非常少,控制非常严格,所以除了可能引起过敏反应外,一般不会发生汞中毒。不过,长期使用汞含量超标的低劣化妆品则可引起严重的汞中毒。有媒体报道,26 岁的某公司职员王女士,因使用一种美白祛斑霜,两个月后逐渐出现乏力、周身疼痛、失眠、脱发等症状。就诊后,经查尿汞为 0.074 mg/L,高出正常值 3.7 倍。因此,增白美容时要谨防汞中毒。

另外,治疗皮肤病、疮、关节炎、盆腔炎等病的口服、外用、熏吸中药中通常含汞,应慎重使用。

四、汞在人体中的吸收和分布

(一) 汞的吸收

汞的吸收因汞的形态、接触途径以及哺乳动物包括人的年龄不同而不同,可通过消化道、呼吸道以及皮肤进入人体。

人体对甲基汞的吸收,主要通过食用污染的鱼及贝类食品经消化道吸收,吸收率 95% ~ 100% 。甲基汞进入人体后,一方面与血液和组织中的巯基蛋白质如血浆蛋白、血红蛋白等结合形成结合型甲基汞,另一方面与含巯基的低分子化合物如半胱氨酸、还原型谷胱甘肽、辅酶 A 等结合形成可扩散甲基汞。两种形式的甲基汞通过血液循环分布于全身各脏器和组织。

金属汞主要通过呼吸道吸收,吸收率大约为 25% ~ 50% ,其中 80% 被氧化为汞离子后进入血液,在血液中与红细胞和血清蛋白结合。

对汞的吸收受汞存在形态的影响,不同汞的化合物吸收不同。小鼠实验显示,各种汞化合物的口服吸收率大小为:氯化甲基汞 > 醋酸苯汞 > 碘化甲基汞 > 醋酸高汞。

汞的吸收与动物的年龄有关。动物实验表明,氯化汞在胃肠道中的吸收随年龄增加而减少,幼年大鼠的吸收是成年大鼠吸收的 40 倍。可以推测,婴幼儿对汞的毒性更敏感。目前认为造成这种差异的原因与乳汁中的甘油三脂、乳食蛋白,以及幼年动物胃、肠道上皮细胞的饮液作用有关。甘油三脂在胃中可分解产生直链脂肪酸,后者可与汞结合促进汞的吸收;乳食蛋白也可与汞结合促进汞的吸收。动物实验显示,胃肠道吸收乳食结合汞的能力是吸收未结合汞的 40 倍。

汞进入人体后,其形态可发生许多变化。图 3-6 为 Hg 在体内的存在形态。

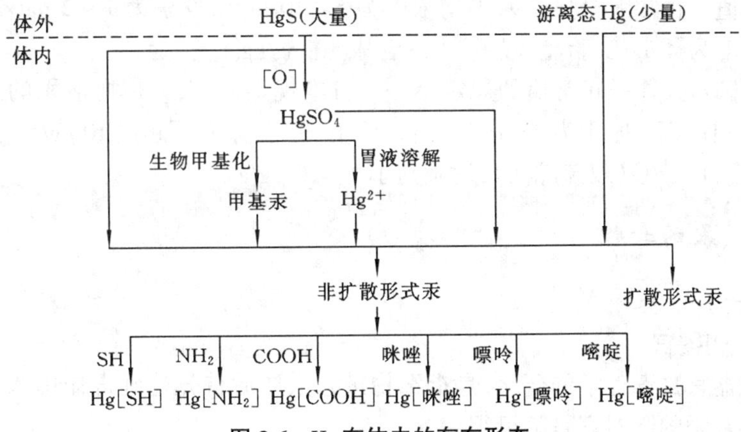

图 3-6 Hg 在体内的存在形态

(二) 分布和排泄

不同汞化合物在体内的分布差异很大。有机汞比无机汞更易进入血液，侵入大脑，其穿过胎盘(见图 3-7)的速度比无机汞快 10 倍，通过血-睾丸屏障的速度比无机汞高 4 倍。但汞及其化合物均可通过血-乳屏障进入乳汁，形成母体排汞的重要途径。

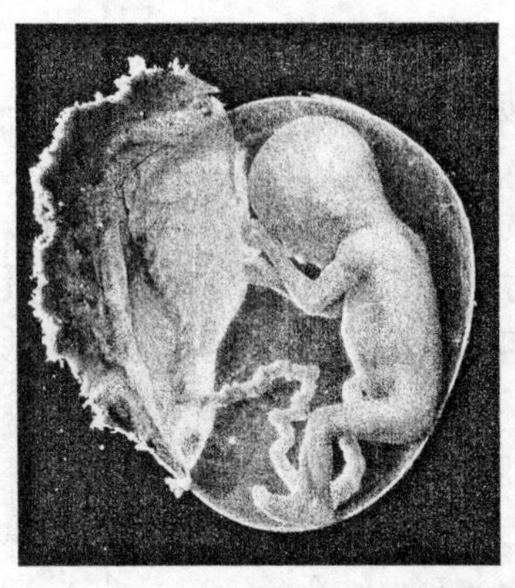

图 3-7 甲基汞极易通过胎盘屏障造成胎儿神经系统的损伤

吸收初期，有机汞在血液、肝脏含量较高，以后逐渐向脑移行，最后蓄积在脑、肝、肾、血液中。进入脑组织后，有机汞损害最严重的部位是小脑和大脑两半球，特别是枕叶、脊髓后束和末梢感觉神经。无机汞主要分布在肾、肝脏，也可通过血脑屏障进入脑组织，并蓄积在脑干、小脑、大脑皮质和海马回等部位。有些有机汞进入体内后可迅速降解为无机汞，其分布与无机汞类似。

汞在不同器官的潴留时间不同，生物半减期从几天到几个月不等，其中以脑、肾、睾丸最长。不同汞的化合物，其生物半减期也有很大差异。金属汞的生物半减期为 58 d 左右，甲基汞的为 70 ~ 74 d，在脑中的生物半减期更高达 240 d。

汞主要经过肾脏随尿排出和经肝脏由胆汁排出，也可通过肺、汗液、乳汁排出。其中部分甲基汞以甲基汞形式排泄，另一部分则以无机汞形式排出。烷基汞比无机汞排泄要慢得多。

(三) 人体汞含量的正常值

WHO 1990 年出版的《环境卫生标准 101：甲基汞》一书介绍了有关人体汞的正常值。正常人全血总汞平均浓度为 5 ~ 10 μg/L，发汞为 1 ~ 2 μg/kg，尿汞平均浓度为 4 μg/L，胎盘(湿重)大约含汞 10 mg/kg。

各国对人体汞正常值的规定不一。日本规定，一般人体血液汞的总含量在 50 μg/L 以下，尿汞为 25 μg/L 以下。我国规定，尿汞不超过 10 μg/L (蛋白沉淀法)或 50 μg/L (双硫腙法)；发汞则小于 4.0 μg/g。

五、汞的毒性

(一) 甲基汞的毒性

1. 靶器官

靶器官是毒理学的概念，是指毒物进入人体后首先达到毒作用浓度的器官。甲基汞的靶器官是脑组织。

脑组织富含类脂质，脂溶性的甲基汞与之有很高的亲和力，因此甲基汞容易蓄积在脑组织中，引起脑组织结构和功能的变化。对成人，甲基汞主要侵害大脑皮层的运动区、感觉区和视觉听觉区，同时也侵害小脑；对胎儿则是全脑普遍受到侵害。由于甲基汞分子结构中的 C—Hg 键结合得很牢固，不易被破坏，甲基汞对脑部的损害具有进行性和不可恢复性。

突触是神经元之间接触的方式，神经系统中参与突触传递的化学物质称为神经递质，包括胆碱类、单胺类、氨基酸类及一氧化氮等。甲基汞可影响多种神经递质代谢的多个环节，干扰神经元之间的信息传递，这可能是汞神经毒性的机制之一。

甲基汞可使动物大脑皮层、小脑、海马、纹状体、间脑-中脑和脑桥、髓质中乙酰胆碱(ACh)水平显著下降和转换率降低；能不可逆地抑制由神经刺激诱发的同步 ACh 释放，诱导自发性 ACh 的量子释放，使之先升高后降低；可减少大鼠脑 M 型受体的最大结合位点，降低 3H-QNB(二苯羟乙酸奎宁酯)与受体的亲和力。此外，胎儿期汞暴露可使中缝区胆碱乙酰转移酶 mRNA 降低。

汞暴露大鼠的去甲肾上腺素水平在中枢神经系统所有区域均降低，尤以大脑皮层和脑桥髓质最明显，5-羟色胺含量在丘脑下部、纹状体、海马和嗅球升高。甲基汞可促进脑突触小体释放单胺类递质，能明显抑制大鼠脑突触小体对 5-羟色胺、多巴胺和去甲肾上腺素的摄取。

甲基汞可抑制兴奋性氨基酸 L-谷氨酸和 D-天门冬氨酸的摄取，并促进其释放，结果导致突触间隙中氨基酸水平升高。兴奋性氨基酸的异常增高导致邻近神经元表面的兴奋性氨基酸受体过度刺激，从而激发毁灭性的级联反应而损害整个神经元。

2．对生殖系统的影响

原始的生精细胞为精原细胞，精原细胞分阶段发育成精子。甲基汞可穿过血-睾丸屏障在睾丸中蓄积，损伤雄性动物的生精过程，造成精原细胞、精母细胞和精子的病变，使成熟精子数量减少，精子畸形率增高，导致男性生育能力下降。甲基汞还可抑制雄性生殖细胞 DNA 合成，损伤生殖细胞 DNA，造成程序外 DNA 修复合成的增加。

甲基汞对雌性动物生殖功能也可产生影响，可破坏卵巢细胞线粒体功能，造成能量代谢异常；影响卵巢细胞周期，使 G_1 期细胞增加，出现明显的 G_1 阻滞、DNA 合成抑制、细胞有丝分裂延迟。还会进一步改变卵巢细胞功能，引起不孕、流产和死产等。

3．对肝、肾的影响

肝、肾也是汞作用的主要器官，汞在肝、肾中的潴留时间仅次于脑，因而其所受危害也很严重。肾功能障碍是汞中毒的首要标志,一般急性汞中毒首先导致肾组织坏死与尿毒症。汞对肝的毒性则仅次于肾脏,可引起肝脏脂肪变性、空胞变性和萎缩。

汞与肝、肾组织中的蛋白质结合可能是导致其病变的原因之一。

4. 对胎儿的影响

甲基汞是公认的人类致畸物,容易透过胎盘进入胎儿体内,并侵入胎儿的脑组织,对胎儿脑细胞造成广泛的损害,使出生婴儿产生不同程度的大脑瘫痪症状。调查发现,摄入甲基汞的孕妇,即使自身未出现中毒症状,但畸胎率明显增加。此外,甲基汞还具有行为畸形效应。有报道认为,母亲发汞为 10~20 mg/kg 时即可引起胎儿神经系统损伤,导致儿童智商下降。

(二) 无机汞的毒性

与甲基汞不同,无机汞的靶器官是肾脏。汞引起肾脏病变的部位主要是肾小管,可致肾小管坏死、浑浊和肿胀,致上皮细胞退行性病变。

醋酸苯汞、甲基乙基汞等虽然也是有机汞,但进入机体后可分解为无机汞,因而毒性作用与无机汞相同。

(三) 汞中毒的机理与临床表现

汞进入机体后,可与—SH、—NH_2、—COOH,以及嘧啶、咪唑、嘌呤等基团结合,使相关酶、蛋白质、DNA 及谷胱甘肽的结构发生变化,影响其生物活性,从而使细胞、组织功能下降,造成对机体的损伤。

1. 急性汞中毒

可产生头痛、头晕、乏力、低热等症状,几天后出现口腔炎、齿龈红肿、牙齿松动、齿槽溢脓、流涎、口干、黏膜溃疡等炎症。部分患者还可出现局部红肿、脱皮、斑症等皮肤损伤。也可有呼吸道症状。重者可导致肾功能衰竭。

2. 慢性汞中毒

多见于职业性中毒。症状有易激动、爱热闹、哭笑异常、难以控制情绪、精神不集中、思维混乱;眼睑、舌、手指出现多频细微震颤,通常震颤随动作开始而开始,动作过程中加重,动作结束后停止。书写时手发抖、字迹不规律,难以辨认;口中有金属味,齿龈酸胀、流涎增多,牙龈形成深蓝色汞线。严重时出现充血肿胀、溃疡和牙齿松动、脱落等;可出现蛋白尿,全身水肿,能引起肾病综合征。

(四) 汞中毒的治疗

1. 急性

立即离开现场,实施吸氧排汞。口服者应先用温水或 5 g/L 活性炭洗胃,用鸡蛋清和牛奶保护胃黏膜。同时用 500 g/L 泻剂 50 mL 以使毒物排出。

2. 慢性

驱汞治疗:常用药物有二巯基丁二酸钠、二巯基丙醇磺酸钠、青霉胺等,其中前两者效果好于后者;后者以乙酰消旋青霉胺效果为最好,但有副作用。

(五) 典型中毒案例

1. 河北保定市满城县汤村小学4年级学生集体汞中毒

2007年4月,河北保定市满城县汤村小学4年级1学生从家里带来一瓶水银,全班**29**名同学在教室分着玩,结果造成全班同学发生集体汞中毒(见图3-8)。中毒程度与接触汞的数量有关,严重者全身起疹子、并经常腹疼,后来发展到全身乏力,不能行走。尿检表明,中毒者尿汞超标100余倍。

无独有偶,山西省大同逯家湾也曾发生30名中学生集体汞中毒的事件,而且事件的起因也是把水银当玩具玩。

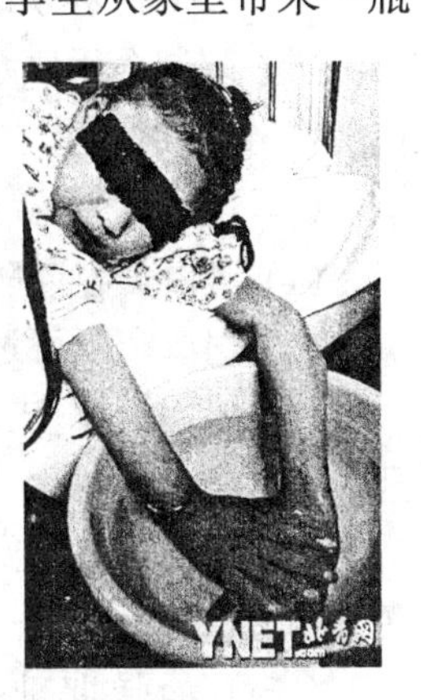

图3-8 中毒学生手部严重红肿发热,需要用冰水解痛(引自北青网)

2. 伊拉克大规模汞中毒事件

1972年,伊拉克发生因误食用甲基汞和乙基汞杀菌剂处理的小麦种子制成的面包而引致的大规模汞中毒事件,造成6 530人中毒,459人死亡。

巴基斯坦、危地马拉、加纳等国也曾发生过类似事件,中毒原因均与食用含汞杀菌剂处理的粮食有关。

3. 水俣病

水俣病是以脑损害为主要特征的疾病,因首先发现于日本水俣湾地区而得名。自20世纪50年代发现以来到1982年初,在仅10万人口的水俣市,水俣病患者已达到1 809人。日本学者曾就水俣病的发病原因进行了广泛的调查和研究,发现水俣病的元凶就是生产聚乙烯和醋酸乙烯过程中所用的含汞催化剂,其废水未经处理排放至海湾。水中汞通过食物链富集在鱼和贝类中,人食用这种污染的鱼贝而引致甲基汞中毒,引发水俣病。

最先出现水俣病症状的动物是猫。在人类出现水俣病症状前,该地区猫群体出现"猫舞蹈症",病猫步态不稳,抽搐、麻痹,甚至跳海。究其原因,与猫喜欢吃腥有关。

水俣病的症状主要有感觉障碍、运动失调、言语障碍、视野缩小、听力障碍等。初期可表现为手足、上嘴唇及舌头感觉麻痹;然后口齿不清、步态不稳、面部痴呆;进而耳聋眼瞎,全身麻木;最后精神失常,身体弯弓,高叫而死。

除水俣湾外,日本新潟也曾爆发水俣病,患者684人。20世纪六七十年代，我国东北松花江流域曾发生严重的汞污染事件，病情类似水俣病。渔民中发现感觉迟钝者占 8.6% ~34.1%，视野缩小者占 17.5% ~37.8%，听力降低者占 11.0% ~14.6%。

六、汞中毒的预防

(一) 控制环境污染

严格限制含汞废水、废气和废渣的排放，加强重点水域汞的检测，防止汞在食物链中的传递。

(二) 注意生活细节，减少汞的接触机会

(1) 增白美容谨防汞中毒。

(2) 吃海产不可过量，慎食海鱼及其制品，以防止发生汞中毒。

(3) 慎用治疗“皮肤病、疮、关节炎、盆腔炎”等口服、外用、熏吸的含汞中药。

(4) 加强危险品安全教育，注意汞制品，特别是金属汞的管理和存放，避免儿童直接把玩。

(三) 加强职业健康教育，改善作业环境，避免职业性中毒

(1) 改善工艺条件，进行设备更新，控制工作场所空气中的汞浓度，尽可能用其他无毒或低毒物代替汞。如电解食盐采用离子膜电解代替汞作阴极的电解等。

(2) 严格操作规范。从事汞的灌注、分装应在通风柜内进行；敞开容器的汞液面要用甘油或 5% 硫化钠液覆盖；有金属汞的车间，工作台、地面及墙壁等都要用光滑和基本不吸附汞的材料，并敷以过氯乙烯涂料。

(3) 加强个人防护、建立卫生操作制度。如穿工作服、戴防毒口罩，严禁在车间内进食、饮水和吸烟等。

(4) 神经系统、肾脏、口腔有病者，妊娠与哺乳期的女工不能从事与汞有关的工作。青年未婚女工以不接触汞为宜。中度及重度慢性汞中毒患者应永久脱离汞作业。

[生活小提示]

1. 吃海产不可过量，一星期勿多于 3 餐

由 10 多名不同科的私家医生组成的香港有毒金属医学会研究发现，半数就诊的慢性病病人，体内汞含量超标，即慢性汞中毒。令人关

注的是，儿童身体重金属超标的情况更普遍，约六成半求诊儿童体内汞或铅含量过高。因此，专家建议吃海产不可过量，一星期勿多于3餐。汞含量高的常见海产有鱼翅、干瑶柱、桂花鱼与红衫鱼等。

2. 增白美容小心汞中毒

使用化妆品引起的汞中毒一般具有3个方面的特点：①接触和使用化妆品时间长，接受定期美容服务往往在3个月以上；②症状不显著，轻者仅出现乏力、多梦等症状，随病情发展，可出现头晕、失眠、多梦、性情烦躁、记忆力减退等症状；③因症状无特异性，一般很难想到是慢性汞中毒，故而患者往往会经历非常曲折的就医过程。

第三节 镉——第三位优先研究的食品污染物

一、镉的用途

镉，元素符号为Cd，在周期表中与锌、汞同属第二副族，位于锌、汞之间，其化学性质与锌接近。镉为淡蓝色的银白色金属，质地柔软，有延展性，容易加工。其熔点、沸点很低，常与铜、铁、铝等金属构成重要的低熔点合金。镉的硫化物呈鲜艳的黄色，是一种常用颜料，也是生活中可能的污染源。镉及其化合物的应用非常广泛，主要用于电镀、制造工业原料、塑料稳定剂、镍镉电池、光电池及半导体元件、颜料、杀虫剂等，在电器、机械制造等领域也有广泛应用。

镉是有害元素，世界卫生组织和联合国粮农组织将其列为第三位优先研究的食品污染物，仅次于黄曲霉毒素和砷。美国毒物管理委员会(ATSDR)将其列为第六位危及人体健康的有毒物质。在我国，镉及其化合物被《职业卫生监督执法工作标准》列为“高毒物品目录”，是化妆品、食品卫生标准的常规卫生检测指标。

二、镉在环境中的分布

镉在自然界是比较稀有的元素，丰度不高，在地壳中丰度仅为0.2 mg/L，是地壳中分布最少的金属元素之一。镉的应用非常广泛，因而导致镉对大气、水和土壤的污染。

(一) 大气中的镉

大气中镉的背景值为0.02～1.6 ng/m^3。污染源主要是冶炼厂废气、废弃塑料制品等的焚烧以及煤的燃烧等。镉在大气中主要以氧化镉(CdO)、硫化镉(CdS)、硫酸镉($CdSO_4$)等形式存在。

(二) 水中的镉

水中镉的背景值为 0.01 ~ 1 μg/L,污染区可高达 3.2 mg/L,河流沉积物中则为 80 mg/kg。污染源主要是工业废水。

我国福建连城,在新中国成立前曾因镉的水污染,造成巨大损失,许多人因此丧生,造成家破人亡的惨剧。湘江流域也曾发生过类似的水污染事件,估计与湘江流域的金属矿产的开采有关。

(三) 土壤中的镉

土壤中镉的背景值为 0.01 ~ 2 mg/L,是镉污染最严重所在,对人健康影响最大。含镉磷肥的施用、污水灌溉及工业废水的扩散沉积等均可使土壤中镉含量增加。土壤中的镉通过可选择性吸收镉的植物富集而进入食物链。1997 年国际地球生化学会在美国加州专门就土壤镉的污染问题进行了专题讨论;国际环境科学委员会(SCOPE)则将土壤中镉的来源、价态、在食物链中的转化以及对一般人群健康的影响定为目前镉研究的一个重点方向。

许多植物对镉有选择性吸收作用,如水稻、苋菜、向日葵、蕨类植物、烟草等。在镉污染的土壤中,这些植物不仅能茂盛生长,同时可大量富集土壤中的镉,使植物体含镉量显著增加。含镉 1 mg/L 左右的土壤中生长的烟叶含镉可高达 20 ~ 30 mg/L,而一般烟叶中镉的含量仅为 1 ~ 4 mg/L。水稻因为可选择性吸收土壤中的镉,可使大米中镉的含量明显增加,出现镉米。

三、镉的接触途径

(一) 职业性接触

相关工业主要包括镉金属的冶炼、回收、精炼,以及电镀工业、制造工业、塑料工业、镍镉电池制造、光电池及半导体元件制造等,预防重点主要是粉尘和烟尘。

(二) 食物中镉的分布

食品中镉的含量受环境因素影响很大。一般来说,水果、谷物、蔬菜中镉含量比较低,甲壳类和动物肝肾中含量较高。受污染地区情况则比较复杂,由于水稻和一些蔬菜如苋菜对镉有选择性吸收作用,因而其中镉的含量比较高。镉含量在 1 mg/kg 以上的大米称为镉米。我国沈阳张士灌区、上海川沙灌区、广州、广东韶关、广西阳朔、湖南衡阳、江西赣州、大余都曾出现过镉米。

贝类栖息在低潮以下浅海,水深 4 ~ 20 m 的泥沙质海底,富集镉的能力很强。由于近海海水污染严重,因此贝类含镉量通常较高,一般超过 0.10

mg/kg,即鱼类含镉量国家标准。但贝类食用量一般较少,同时镉主要沉积在内脏而不是肌肉,因此食用时一定要剔除内脏组织,以保证安全。

值得注意的是,在食品加工过程中往往会因为原材料如食品添加剂控制不严或其他原因而造成食品中镉含量超标,构成食品镉污染的重要来源。另外,用带色图案的餐具放置酸性食品可使食物中镉的含量增加。

(三) 烟草中的镉

烟叶能富集土壤中的镉,每支烟可含镉 1 ~ 2 μg。点燃后,33% ~ 62% 的镉进入外环境,5% ~ 12% 可被吸烟者吸入。主流烟中镉为 0.45 μg/支,侧流烟中镉 1.25 μg /支,侧流烟中镉的含量明显大于主流烟,因此被动抽烟者一次可能吸入的镉比吸烟者本人还要多。尽管如此,调查仍然显示,吸烟者血镉比不吸烟者高 2 ~ 5 倍。有人估计,每天吸 20 支香烟,可吸入镉 14 ~ 16 μg。

四、镉在人体中的吸收和分布

(一) 镉的吸收和分布

镉进入人体的途径主要通过饮食和呼吸。对于非职业接触镉的人来说,吸烟是重要的镉污染源。

镉在呼吸道的吸收率估计在 10% ~ 40% 之间,消化道吸收率约为 6%。新生儿胃肠道对镉的吸收远高于成人,可高达 55%,并在整个乳儿期保持高吸收率。

吸收后,50% ~ 90% 的镉存在于红细胞,与金属硫蛋白(MT)结合,形成镉-金属硫蛋白(Cd-MT)。Cd-MT 的形成具有两重性。一方面将金属硫蛋白中的锌置换出来,破坏了锌硫蛋白的生物功能,构成对机体不利的一面;但另一方面,金属硫蛋白与镉的结合,将镉有效地禁锢起来,防止其与其他生物大分子结合,间接地起到解毒和保护作用。因此,可以说 MT 是急性镉中毒时的一种保护剂。不过,若镉摄入量过多,硫蛋白的生成和结合会达到或超过饱和状态,而出现中毒。MT 是一种低分子量蛋白质,可通过肾小球滤出,又能通过肾小管再吸收,从而使镉在肾脏蓄积。

镉在人体中主要贮存于肝和肾中,约占全身镉总量的 1/2 ~ 2/3。镉在肾脏中呈梯度分布,在外部肾皮质中镉的含量约为内部肾髓质的 2 倍。肾皮质中镉的浓度最高,比人体中镉的平均浓度高 100 倍左右。正常人的血镉平均值为 10 μg/ L,吸烟者比不吸烟的血镉高出 1 倍多。

体内钙、锌和维生素 D 缺乏时,可增加机体对镉的吸收。

(二) 镉的排泄

由于 Cd-MT 的形成,镉在体内的生物半减期很长,是已知在体内最容易蓄积的毒物,生物半减期长达 10～30 年。主要通过尿、粪便排出,也可通过唾液、皮肤、毛发、指甲、奶汁、汗液等排出。

五、镉的毒性

(一) 镉的毒性

镉在体内具有很强的蓄积性,当体内镉的量超过或达到某一限度时就会发生急性或慢性镉中毒,这一浓度叫做临界浓度。WHO 确定人体肾皮质(湿重)的镉临界浓度为 200 mg/kg,允许摄入量 57～71 μg/d。

镉的毒性与其存在形态有密切关系。一般而言,配合物毒性远小于离子态毒性,配合物越稳定,其毒性越小。锌、硒对镉毒性具有明显的拮抗作用。锌在元素周期表中与镉位置相邻,有着相似的理化性质。锌对镉的吸收、代谢、蓄积均有拮抗作用,小肠黏膜上皮细胞是二者拮抗的重要部位。同时,锌又是金属硫蛋白(MT)的原始诱导物,体内锌水平与 MT 水平呈正相关,锌可通过增加 MT 水平而使镉以更多的 Cd-MT 形式存在,从而达到降低镉毒性的目的。硒对镉在体内的代谢、分布、排泄也有不同程度的拮抗作用,硒在体内以 SeO_3^{2-} 的形式先代谢转化为硒化物,再结合镉形成复合物,从而防止了游离镉与睾丸等敏感部位的作用,降低了游离镉的浓度及其毒性。

(二) 镉毒性作用的一般机制

1. 与生物大分子的作用

镉进入机体后,可与蛋白质、多肽、氨基酸及脂肪酸等的巯基、氨基和羧基相结合,破坏酶的活性,使机体发生镉中毒。

2. 镉-钙的相互作用

镉离子和钙离子的原子半径非常相似,具有相同的最外层电子数。因此,镉可直接在细胞膜、线粒体膜、微粒体膜的钙转运和钙贮存位点与钙发生竞争,部分或完全取代钙。钙在生物体内具有重要功能,能促进神经介质的释放,调节激素的分泌,维持神经冲动的传导、心脏的跳动等。可调节细胞内的各种功能,激活相应的蛋白激酶,促进体内某些胞内蛋白的磷酸化。钙对维持细胞膜的通透性及完整性也是十分必要的。镉进入胞内后可与钙调蛋白(Calmodulin)结合,激活某些蛋白激酶,干扰细胞内与钙相关的信息传递系统,产生细胞毒性;还可取代钙与肌动蛋白、微管、微丝相结合,从而破坏细胞骨架的完整,损害细胞的功能。

3. 镉与氧化损伤

许多实验表明,镉的毒性与氧化损伤密切相关。急性镉中毒时,镉引起的氧化损伤与细胞内谷胱甘肽的耗竭有关;慢性镉中毒时,镉可以通过一系列途径产生氧化损伤。①损伤线粒体,协同铜、铁离子在受干扰的细胞呼吸过程中产生氧化自由基;②通过活化黄嘌呤氧化酶、血红素氧化酶使机体内产生过量的自由基;③削弱机体抗氧化损伤的能力,如抑制抗氧化酶的活性、降低内源性抗氧化物谷胱甘肽的水平等;④通过炎症反应释放各种细胞因子产生氧化损伤。

4. 镉与基因的异常表达

镉可以诱导许多即早基因的异常表达,如 *c-jun*、*c-fos*、*c-myc*、*egr*-1、*nur*-77 及肿瘤抑制基因 *p*53 等,这些基因的异常表达与肿瘤的发生密切相关。

细胞死亡的方式有两种,即病理死亡和细胞凋亡。因环境因素突变或病原物入侵而引起的细胞死亡,称为病理死亡或细胞坏死。因个体正常生命活动的需要,一部分细胞必定在一定阶段死去,称为细胞凋亡。细胞凋亡是多细胞生物体在发育过程中或在某些环境因子的作用下发生的受基因调控的主动的死亡方式。癌是细胞生长与分裂失控引起的疾病,其发生与细胞异常增殖和细胞凋亡异常密切相关。研究发现,镉可影响与细胞凋亡和增生有关的基因和蛋白质的表达,如 *bc*12、*Bax* 和增殖细胞核抗原等。因此,镉对细胞凋亡、增生的影响对于认识镉的毒性作用,特别是致突变、癌变作用具有重要意义。

(三) 镉中毒

1. 急性镉中毒

常见于职业性中毒和食物中毒。职业性中毒一般因吸入高浓度镉烟雾和粉尘引起,食物中毒多为含镉容器盛放酸性食品引起食物镉污染所致。

(1) 吸入高浓度镉烟雾和粉尘。早期表现为喉头有刺激感、头痛、头晕,既而出现恶心、呕吐、恶寒、咳嗽、胸痛、呼吸困难等症状。重者可出现化学性肺炎和中毒性肺水肿。个别可产生肝肾损害,出现黄疸和血尿。

(2) 食物中毒。进食 15 ~ 120 min 后,突然出现流涎、恶心、呕吐等症状。中毒剂量仅为 15 mg。严重者可有眩晕、大汗、虚脱、四肢麻木、抽搐等症状。

2. 慢性镉中毒

长期接触镉化合物可引起慢性镉中毒,其主要病变是肺气肿和肾脏损害,同时亦可造成肝、骨、心血管系统的病变。

(1) 肺水肿。肺是对镉毒性最敏感的器官之一。长期接触镉化合物可致慢性支气管炎、肺水肿、肺纤维化,甚至肺癌。

(2) 肾脏损害。肾脏是镉的主要蓄积器官,其总体负荷量的 1/3 蓄积于肾中。肾脏中的镉主要集中在肾小管。镉的蓄积一方面使金属硫蛋白耗竭,另一方面使近曲小管上皮细胞发生膨胀和变性,最终导致肾小管功能障碍,近曲小管不能有效地将原尿中的蛋白质、葡萄糖、氨基酸、钙、无机磷等重吸收回血，从而出现蛋白尿、糖尿、氨基酸尿、尿钙等。研究发现，慢性镉中毒患者尿中排出的低分子蛋白可达 1.0～3.5 g/L，而正常值仅为 1.33 mg/L。

(3) 对肝脏的影响。肝是镉的最大蓄积器官，镉负荷后肝脏的结构和功能均会受到损害，出现肝功能异常。

(4) 对骨骼的影响。镉的慢性中毒可导致骨软化、骨质疏松，举世闻名的"痛痛病"就是由于镉的慢性中毒所致。许多研究指出，镉的骨毒性与镉所致肾脏功能障碍有关。镉的慢性中毒导致肾小管功能异常，一方面导致慢性肾功能不全和营养障碍，直接导致骨质软化；另一方面，引起维生素 D_3 代谢障碍，从而影响骨质 Ca^{2+} 的沉着，进一步导致骨质软化。

另外，镉中毒可致骨胶原代谢障碍，导致赖氨酸酶活性降低，影响胶原蛋白的架桥和纤维化，从而影响骨质的成熟固化导致骨质软化。痛痛病患者尿中脯氨酸和羟脯氨酸排出增加是胶原代谢受损的表现。

(5) 对生殖系统的影响。睾丸是对镉毒性最敏感的器官之一，急性中毒可引起动物睾丸出血、水肿和坏死。慢性中毒可使成熟精子减少，甚至完全无成熟精子，导致不育症、性功能障碍等。

(6) 致癌作用。1993 年，国际癌症研究中心(IARC)明确指出，镉是人类和实验动物的一级致癌物。

调查发现，镉的接触与前列腺癌、肺癌和泌尿系统癌的发生有关。美国学者 Sundreman FW 与 Goyer RA 等调查了 364 名镉接触者，其中 8 名发生前列腺癌。美国学者 Lemen RA 调查了曾频繁接触 CdO 烟尘的 292 名男性工人，其中 4 名死于前列腺癌，12 名死于肺癌。英国学者 Kazantzis G 等调查发现，镉接触组工人肺癌发生率增加，存在剂量-反应关系；镉的致癌性与同时接触其他已知或可疑致癌物如砷、镍等有关。

(7) 致畸作用。镉的致畸作用涉及颅脑、面部、四肢及骨骼，也可致内脏畸形。主要表现为脑积水、露脑、无肢、短肢、缺趾、趾异常、肋骨和胸骨畸形等。也可发生小眼、无眼、唇裂、腭裂、肾发育不全、肺发育不全等。但目前有关对人类胚胎毒性的报道不多。

(四) 镉中毒的治疗

治疗急性镉中毒关键在于防止肺水肿。应及早撤离有毒现场，可用鼻导管供氧，保持呼吸道畅通，必要时可给予抗泡沫剂；早期给予肾上腺皮质激素治疗，可降低毛细血管通透性；限制液体入量，给予抗生素防止继发感染；可用泻药进行驱镉治疗，常用药物有依地酸二钠钙、二巯基丙酸、二巯基丙磺酸钠等。

对慢性镉中毒至今尚无肯定、有效的疗法。目前正在研制的新型螯合剂如 Mi-ADMS、MeBLDTC 和 INADTC 等，在动物实验中观察到对慢性镉中毒有一定的驱镉作用，但临床疗效有待进一步确定。值得提出的是，富硒玉米、茶叶也有一定的驱镉作用。维生素 E、谷胱甘肽、乙酰半胱氨酸和 Minophagen、SOD 强化刺梨汁等，均能减轻或抑制慢性染镉所致的氧化损伤和肝、肾毒性。

目前，临床上一般仍采用排镉疗法，可同时服用维生素 D 和钙剂，但注意肾脏病者不宜用排镉药物。有贫血症状者可补铁；有肾脏损害要注意低盐饮食，并使用肾上腺皮质激素。

（五）典型中毒案例

1. 痛痛病

也称骨痛病，最先发现于日本富山县神通川流域，为世界十大公害病之一。19世纪80年代，日本富山县神通川上游的神冈矿山是从事铅锌矿的开采、精炼及硫酸生产的大型矿山企业。采矿过程中产生的含有镉等重金属的废水未经处理直接排入环境中，久而久之造成当地土壤、河流底泥中镉的沉淀堆积。镉通过稻米进入人体，从而引发该病。患者初期只感到腰、背和手足等处关节疼痛，后来发展为神经痛。走起路来像鸭子一样摇摇摆摆，晚上睡在床上经常疼得直喊痛，因此这种病被称为“痛痛病”（见图 3-9）。得了这种病的人身高缩短，骨骼变形、易折，轻微活动，甚至咳嗽一声，都可能导致骨折。一些人痛不欲生，自杀身亡。受害人群约 1 000 多人，死亡 207 人，患者多为妇女。

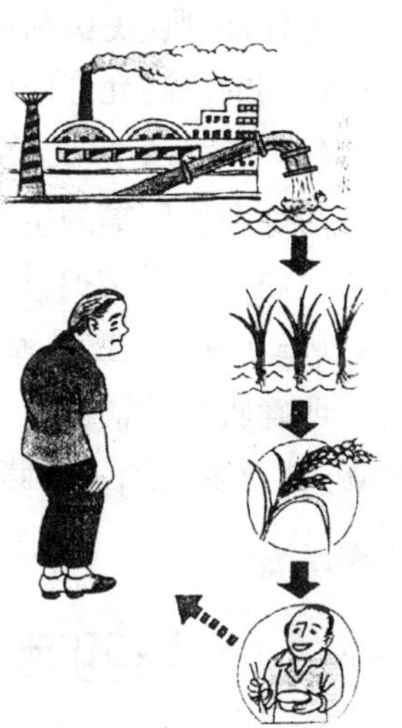

图 3-9 痛痛病及其病因

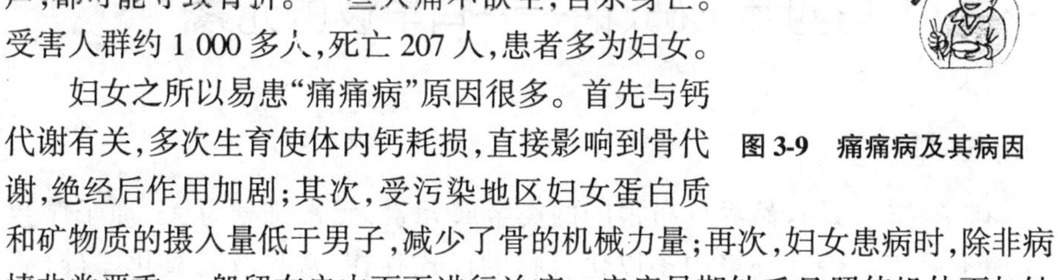

妇女之所以易患“痛痛病”原因很多。首先与钙代谢有关，多次生育使体内钙耗损，直接影响到骨代谢，绝经后作用加剧；其次，受污染地区妇女蛋白质和矿物质的摄入量低于男子，减少了骨的机械力量；再次，妇女患病时，除非病情非常严重，一般留在户内而不进行治疗。疾病早期缺乏日照使机体更加缺乏维生素 D，加剧了镉的损害作用。

2. 湖南株洲镉中毒事件

2006 年春，湖南省株洲市两个村子发生大面积镉中毒事件，数十人出现不同程度的腹痛、呕吐和关节疼痛。接受体检者 2 000 人左右，大多数都被确认为体内镉超标。中毒原因归结为空气含镉高、土壤受到镉污染，或者谷物及部分蔬菜镉超标。

六、镉中毒的预防

(一) 建立健全食品、环境镉卫生标准,防止镉污染

我国已经建立食品、环境镉卫生标准,并对作业场所空气中镉的允许浓度做出了明确规定。

食品标准中镉的允许限量:大米 0.2 mg/kg,面粉、薯类 0.1 mg/kg,杂粮 0.05 mg/kg,蔬菜0.05 mg/kg,鱼肉 0.1 mg/kg,蛋 0.05 mg/kg,水果 0.03 mg/kg。

环境标准中镉的最高允许浓度:饮用水、地面水 0.01 mg/L,灌溉用水、渔业用水 0.005 mg/L,工业废水 0.1 mg/L。

作业场所空气中镉的最高允许浓度:0.1 mg/m^3。

另外,瑞典、美国和英国对日用品中镉含量也做出了限定,规定日用品中可溶性镉的最高允许浓度分别为 0.1 mg/kg、0.5 mg/kg 和 2.0 mg/kg。

(二) 加强职业操作规范,防止发生职业性中毒

冶炼和使用镉的生产过程应注意镉烟尘的排除;含镉金属的高温切割和焊接应注意个人防护;作业工人应定期体检,以免病情恶化。

(三) 关注生活细节,尽可能减少镉的接触和污染

明确吸烟的镉危害,不抽烟或尽量少抽烟;回收镍镉电池,尽可能消除污染源;注意食品加工和储存过程中镉的污染,不用带色图案的餐具存放酸性食品。

第四节 砷、铝——有争议的元素

一、砷

砷俗称砒,是自然界分布很广的类金属元素,元素符号为 As,原子序数 33,原子量 75。砷在环境中多以化合物的形式存在,常见有三氧化二砷(砒霜)、二硫化二砷(雄黄)、三氯化砷、氰化砷等,其中三氧化二砷最常见。

人们对砷的了解和认识很早。早在公元前 10 世纪,我国已把雄黄用作丝织品的黄色染料。战国时代已能用毒砂(砷黄铁矿)、砒石等含砷矿物烧制砒霜(As_2O_3),知道“人食毒砂而死,蚕食之而不饥”,并将其制成杀虫灭鼠药。但另一方面,砷在古代曾广泛用作兴奋剂或强壮剂,且并无大面积中毒的记载。如在欧洲阿尔卑斯山附近和德国,人们常用其来防病、健身,作为美白用品。在我国唐代,宫女用其作为抗衰老之用。究其原因,可能与使用剂量有关。近

年来研究发现，砒霜具有良好的抗癌、抑癌作用，被誉为“继全反式维甲酸(ATRA)之后又一令人震惊的发现”。我国学者在利用砷制剂治疗白血病方面取得了世人瞩目的成就，现已用于临床。

现在认为，砷是一种动物必需元素，可能是人体必需元素，但需要量极少，每天需要量不超过 1 μg。由于砷及其化合物的毒性很高，人体需要量又很少，我国环境检测中将砷列为水体污染五大毒物之一。国际癌症研究中心确定砷为一级致癌物，并将其列在 20 种重点有害物质之中。

(一) 接触途径

1. 食物中砷的分布

海洋生物体中的砷含量比陆地生物一般高出 1～3 个数量级，如海鱼含砷可达 5 mg/kg，贝类甚至超过 10 mg/kg。陆地植物中烟草中砷的含量较高，一般大于 1 mg/kg。

2. 饮水中的砷

饮水砷是造成地方性砷中毒的重要原因。我国自 1983 年在新疆首次报告饮水砷中毒以来，又在内蒙古、山西发现饮水型砷中毒。1992 年，卫生部正式认定其为一种新的地方病，并列入国家重点疾病防治计划。发病区饮水砷含量可达 2～4 mg/L，各年龄人群均可发病。据估计，病区暴露人口 200 余万，患者 1 万余人。我国台湾省嘉义县和台南县发生的黑脚病，经考证可能也与饮水砷有关。

3. 燃煤

高砷煤燃烧可释放出大量的砷。用无烟囱炉灶燃用高砷煤做饭取暖、烘烤粮食，一方面使空气砷浓度很高，另一方面使食物受到严重砷污染。空气砷污染、食品砷污染双管齐下，造成砷摄入严重超标，出现燃煤型地方性砷中毒。在我国，燃煤型砷中毒目前只发现于贵州省的 4 个县，查出病人 2 600 人，病区人口约 20 万。

4. 工业污染

砷广泛用于硬质合金(如铅弹中加 35% 的砷)、半导体材料、砷酸盐药物、杀虫剂、杀鼠剂(砷酸、亚砷酸盐类)、玻璃工业脱色剂、毛皮工业的脱毛剂和防腐剂等领域。冶金、硫酸、化肥、皮革、农药等工业均可产生砷污染。砷污染的主要来源是开采、焙烧、冶炼含砷矿石，以及生产含砷产品过程中产生的废水、废气和废渣。

(二) 砷在人体中的吸收与分布

生物体内几乎都含有砷，人也不例外。砷在人体内的含量居微量元素含量的第 12 位，总量约 14～21 mg。砷及其化合物主要经呼吸道、消化道，少量也可经皮肤和黏膜进入人体。吸收进入血液后,80% ~ 95%的砷与红细胞内血红蛋白中的珠蛋白结合,迅速分布到全身各组织器官,主要蓄积在脾、胃肠道、肝、肾、肺和肌肉等组织。在皮肤、毛发、指趾和骨骼可形成牢固的贮存库,可自由通过胎盘屏障。

(三) 砷的毒性

砷对蛋白质的巯基具很大的亲合力,可与多种含巯基的酶结合,如丙酮酸氧化酶、琥珀酸脱氢酶等,降低和抑制酶的活性,引起细胞代谢的严重紊乱,导致细胞死亡。此外,砷酸和亚砷酸在许多生化反应过程中能取代磷酸,如砷酸进入线粒体与磷酸竞争,影响氧化磷酸化过程,从而干扰能量代谢。砷的毒性主要涉及皮肤、神经系统和生殖系统,具有致癌、致畸作用。

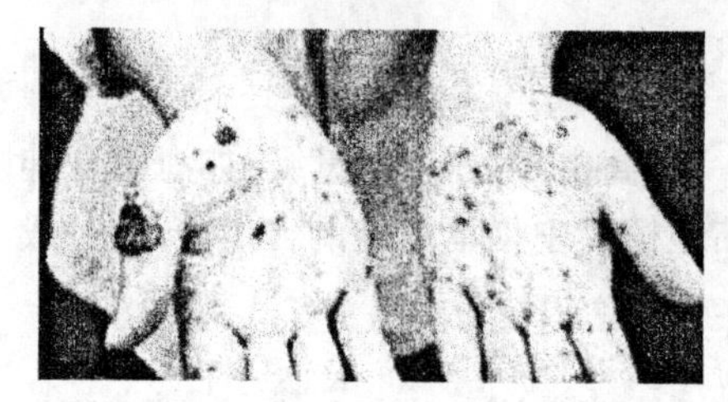

图 3-10 砷对皮肤的损害

砷对皮肤的损害主要表现为皮肤色素异常和角化过度,另外可引起黑脚病,造成皮炎、皮肤皲裂和溃疡等皮肤疾患(见图 3-10)。色素异常的典型表现是色素沉着和色素脱色斑点。皮肤色素沉着是砷中毒最常见的临床表现之一,俗称"花肚皮"、"蛤蟆皮"。早期表现为弥漫性淡褐色斑点伴有点状白色斑点,随即斑点褐色进一步加深,与色素脱失交叉成网状,分布于胸部、腹部。皮肤过度角化早期表现为皮肤的点状角化,进一步发展则可造成鸡眼状角化,甚至皮肤癌。一般先发生于手、脚,后扩展至躯干和四肢。手足部多为点状、鸡眼状和疣状角化,躯干部常为多发性褐斑。黑脚病的主要表现为脚趾的自发性坏死、皮肤变黑、出现坏疽等。

砷具有神经毒性,可引起多发性周围神经病,产生四肢对称性向心性感觉障碍等症状。由于可自由通过胎盘屏障,会造成对胎儿的损伤,甚至可能引起畸胎。

砷是一种强染色体畸变剂,可造成染色体断裂、易位、基因重排,激活癌基因而致癌。国际癌症研究中心确认砷可致皮肤癌和肺癌。

1. 砷中毒

砷中毒主要由砷化合物引起,其中以毒性较大的三氧化二砷(俗称砒霜)为多,口服 1mg 即发生中毒。

(1) 急性中毒:30 ~ 60min 出现症状,口服中毒者主要表现为消化系统症状,即腹痛、呕吐、水样或血性腹泻,吞咽困难,口腔及呕吐物有大蒜气味,重者会出现痉挛、心脏麻痹及急性肾功能衰竭等症而导致死亡。

(2) 慢性中毒:可引起咽喉炎等呼吸道症状,可致神经衰弱,引起皮肤色素异常和角化过度、末梢神经炎,导致黑皮病、黑脚病等。

2. 典型中毒案例

(1) 森永奶粉事件。1956年,日本森永公司出售的奶粉中混入了2.0~3.0 mg/kg的5价砷化合物,结果造成1.2万人中毒,130多人死亡。中毒婴儿长到几岁后,又出现痴呆、畸形、残疾等症。

(2) 辽宁省阜新160人砷中毒事件。2004年12月,辽宁省阜新县县郊一冶炼厂发生污水泄漏事故,造成160人砷中毒。后经当地政府部门调查认定,事故原因来自污水循环管道上的一个阀门,阀门损坏后造成大量含有砷、锰等物质的污水泄漏,并经地表渗入水井。该水井为冶炼厂职工和附近居民提供主要生活用水。

(3) 孟加拉国饮用水砷污染事件。世界卫生组织估计,约350~770万孟加拉国人喝的水可能已被砷污染,成为历史上最大的中毒事件。柏克利大学加州分校的Smith指出,这次环境污染的严重性超过1984年印度博帕尔农药泄露事件和1986年乌克兰切尔诺贝利核电站事件。

导致这一恶性事件的原因源自政府本身,当时孟加拉国的地表水由于污染严重已无法直接饮用,为此政府钻了数百万口井。由于岩石的风化和侵蚀导致地下水中自然存在的砷沉着并污染井水,井水砷含量严重超标。

(四) 砷中毒的预防

1. 地方性砷中毒的预防

地方性砷中毒包括饮水型砷中毒和燃煤型砷中毒。防治饮水型砷中毒的根本措施是寻找低砷水源,也可采用混凝沉淀、过滤等方法除砷,使饮水中砷的含量达到国家卫生标准。

防治燃煤型砷中毒的措施有:关闭高砷小煤窑,提醒居民们使用低砷煤;改灶,消除含砷烟尘对空气的污染;改进粮食、辣椒烘烤方式,防止砷对粮食的污染。

2. 职业性中毒的预防

① 改革生产工艺,尽可能以无毒或低毒物质代替砷。② 严格规范生产,控制工作场所空气中的砷浓度。作业车间内设备应密闭化,使用的建筑材料和排泄管道要用不漏水材料做成。含砷金属盐应保持干燥,以防止产生砷化氢。熔烧砷矿石产生砷雾的车间加强通风。③ 加强职业健康教育,注意个人防护。如穿戴工作服、胶鞋、橡皮手套,戴有效防尘口罩或防毒面具,工作后淋浴,不在工作场所吸烟、进食及饮水等。⑤ 严格就业审查。顽固性皮肤病变、过敏性疾患、神经精神疾患,肝及肾疾病患者均不宜从事砷作业。

3. 生活中砷中毒的预防

① 对含砷农药严加保管,防止与面粉、面碱、小苏打等混淆。② 妥善处

理未使用完的剩余的含砷毒物，拌砷毒的谷物、毒饵应深埋。③ 仔细清理和妥善保管使用过砷制剂的器具。④ 严格控制磨压砷制剂器具，禁止用加工粮食的碾子等磨压砷制剂。⑤ 不宜在家中摆放动物标本。采用传统方法制作动物标本时，首先要在皮张内部涂抹砒霜防腐，以后还要定期用防腐药熏蒸，否则标本就会变形，因此标本含砷量较高。⑥ 加强环境检测，及时掌握水体、土壤和空气中砷的状况，以做到早期诊断、早期治疗。

二、铝

铝是地壳中含量最多的金属元素之一，元素符号为 Al，原子序数为 13，原子量为 27。长期以来，铝被认为是安全无害的元素，广泛用于食品添加剂、水处理剂和各种容器、餐具。现在认为，铝属于非必需微量元素，具有弱神经毒性，摄入过多容易造成慢性中毒。铝的毒性涉及神经系统、骨骼和造血系统，可引起许多疾病如透析性脑病、骨质疏松、老年性痴呆症等。1989 年，世界卫生组织和联合国粮农组织正式将铝定为食品污染物。

(一) 铝的接触途径

1. 食物中的铝

食品中铝的含量取决于食品的种类、加工方式和含铝食品添加剂的使用情况。通常，在油条、蛋糕、粉丝、糕点、饼干、面包等食品的加工过程中会使用含铝膨松剂或成形剂如明矾等，咸菜、海产品中常用明矾作脆化剂，因此这些食品中铝的含量比较高。茶叶中的铝含量极高，可达 0.7 ~ 17 g/kg。

2. 饮水中的铝

饮水中的铝主要来自水处理剂。如自来水厂用明矾澄清饮用水，高氟地区用明矾去氟等。

3. 铝制容器和炊具

铝制容器和炊具中的铝可溶于水，特别是新的铝制容器、炊具及盛有酸、碱、盐、糖的铝制容器和炊具，铝的溶出率很高。一般来说，铝壶烧的水铝含量可增加 9 ~ 190 倍，沏茶增加 13 倍；铝锅炒菜，菜肴中铝含量比铁锅可高出 3 倍；而用铝钵存放酸、盐、果汁液体后铝含量可分别增加 803 倍、80 倍和 6 倍。有人曾经做过这样一个有趣的实验，用新、旧铝制品烧水，比较水中溶出的铝的量。结果发现，铝锅第一次用，水中铝的浓度为 3.78 mg/L；3 次后变为 1.76 mg/L，若加入食盐则增至 2.70 mg/L；旧铝锅水中铝的浓度为 0.35 ~ 0.36 mg/L，加盐后则增加至 0.40 ~ 0.44 mg/L。

4. 含铝药物

常见含铝药物有氢氧化铝凝胶、碳酸铝、硫糖铝、柠檬酸铝等。另外，血液透析、腹膜透析治疗也可使患者体内铝水平增加。

(二) 铝在人体中的吸收与分布

铝化合物主要通过消化道吸收,吸收率约为0.3%～0.5%,吸收后可分布于人体所有组织。富含柠檬酸的饮料和水果、维生素D、维生素C、味精和甲状旁腺素均可增加铝的吸收。由于铝污染是在不知不觉中发生的,短期内不会有任何反应,因此往往为人们所忽视。但铝有蓄积性,有研究认为铝进入脑组织后,30年后才能显出毒性作用。

(三) 铝的毒性

神经系统是铝的靶器官之一,一些退行性神经疾病如透析性脑病综合征、老年性痴呆等可能与铝的毒性有关。

铝与脑组织有较大亲和性,可通过血脑屏障进入大脑,在脑中蓄积。铝进入脑组织后,主要进入脑神经元,干扰脑细胞活动,破坏神经元结构,形成神经纤维结,出现异常脑电图波形,表现出透析性脑病或老年性痴呆的症状。铝还可影响脑中神经递质的合成、释放、转运和重吸收,减低胆碱乙酰转移酶的活性,并有促进脂质过氧化等作用。

除此之外,铝还可干扰骨化过程,引起骨软化;影响机体的造血功能,引起小红细胞性低色素贫血。透析性脑病患者易发生骨软化、骨折,即使体内并不缺铁,有时也会出现小红细胞性低色素贫血。

(四) 铝中毒的预防

1. 减少铝的摄入

不吃或少吃添加含铝膨松剂或成形剂的食物如粉丝、油条、某些饭馆的牛肉面、某些化学发面剂做的馒头等。易拉罐饮料以少饮为宜。

2. 净水剂少用铝盐

尽量不用铝盐如明矾或高岭土做水处理剂或净水剂,减少铝在水中的含量。

3. 合理使用铝制炊具和铝制容器

少用铝制炊具和铝制容器,若须使用,以旧炊具为宜,注意不要擦掉表层的棕色锈。不要用铝制品盛放酸性、碱性和咸的食品。避免用铝锅煎药。

4. 慎用含铝药物

治疗胃溃疡、十二指肠溃疡、胃炎和胃酸过多等消化道疾病的某些药物、用以治疗磷酸多脂血症的药物等都含有铝盐,应尽量少用。血液净化治疗时尽可能采用空心纤维透析器或Alukart吸铝灌流透析器。

5. 加强职业教育和防护,避免职业中毒

第四章 微量元素与肿瘤

恶性肿瘤，即癌症，是一种常见病和多发病，严重危害着人类健康。据1997年第50届世界卫生组织大会报告，全球每年死于癌症的患者为600万人，几乎每秒钟就有一名癌症患者死亡。我国现有癌症病人大约200多万，年发病人数160万，死亡130万，平均5个死亡者中间就有一个死于癌症。有人预测，癌症将有可能成为21世纪威胁人类健康的第一大疾病。

第一节 致癌微量元素

一、化学致癌物及其分类

肿瘤的发生、发展有许多因素，包括环境因素、遗传因素、饮食习惯、健康状况，等等，其中环境因素尤为重要。环境致癌物可分为化学的、物理的和生物的三类，其中以化学致癌物的种类最多，危害性也最大。由于现代工业的发展，化学品越来越多，环境污染问题日趋严重，在肿瘤的发生、发展过程中起到了不可低估的作用。国际癌症研究中心(IARC)提出，80% ~ 90% 人类肿瘤是由化学物质所引起的。环境污染的防治已成为肿瘤防治的重要组成部分。

(一) 根据组成、结构和性质分类

根据组成、结构和性质，化学致癌物可分为两大类：有机化合物和微量元素及其化合物。

1. 有机物

包括一般有机化合物、多环芳香烃、芳香胺及偶氮类化合物、亚硝胺类化合物和细菌毒素及其他天然产物等。

(1) 一般有机化合物。如苯、四氯化碳、氯乙烯和氯甲醚等。

(2) 多环芳香烃。多环芳香烃是煤、石油、煤焦油和烟草等有机物热解或不完全燃烧的产物，是最早被发现的环境致癌物，也是目前数量最多的一类致癌物，如苯并(a)芘、苯并(a)蒽、苯并(b)荧蒽、二苯并(a、h)芘、二苯并(a、h)蒽等。其中苯并芘致癌作用最强，也最常见。主要污染源是焦化、炼油、煤气等工厂和汽车、飞机等交通运输工具排放的尾气。同时，大量存在于香烟、枯草、树叶燃烧的烟雾和煤焦油中，家庭炉灶和熏制食品也是多环芳烃的重要来源。

(3) 芳香胺及偶氮类化合物。芳香胺及偶氮类化合物广泛用于染料、药物、农药及塑料、橡胶的生产。其主要致癌部位是膀胱和肝脏。

(4) 亚硝胺类化合物。它是环境中极为重要的一类致癌物。通常可因食物储存不当、食物和饮水中缺钼等因素造成食物中该类化合物含量过高，从而诱发癌变。亚硝胺类化合物可分为对称、不对称的二烷基亚硝胺及杂环亚硝胺三类，各类亚硝胺化合物均可引起肝、肾、膀胱及消化道肿瘤。

(5) 细菌毒素及其他天然产物。这类致癌物中最重要的是黄曲霉毒素。黄曲霉毒素致癌作用极强，被世界卫生组织和联合国粮农组织列为优先研究的食品污染物之首。另外苏铁素、黄樟素可引致肝癌。

2. 微量元素及其化合物

砷、镍、镉等微量元素及其化合物具有致癌作用，如砷可致皮肤癌、肺癌，镉可致前列腺癌、肺癌，镍与鼻咽癌有关。

(二) 根据体内作用方式分类

根据体内作用方式，化学致癌物可分为两类：直接致癌物和间接致癌物。

直接致癌物是指不经过体内代谢活化就具有致癌作用的致癌物，大部分为化学合成试剂，少数为微量元素及其化合物。

间接致癌物也称前致癌物，是指必须经过体内代谢活化才具有致癌作用的物质。绝大多数化学致癌物是间接致癌物。

(三) 化学致癌物的危险等级

根据临床观察、流行病学调查、动物实验、短测实验(DNA 损伤、染色体畸变、致突变等)，国际癌症研究中心将化学物质的致癌性分为 3 级。1 级是指接触与癌症发生有因果关系。2 级是指对人可能有致癌作用，但不能被证明有因果关系，根据其致癌作用的程度又可分为 2A、2B。3 级是指现有资料不足以做出具有致癌危险性结论。

二、致癌微量元素

目前已证实的致癌微量元素有砷、铬、镍、铍、镉、铅等。同时有研究表明，铁在某些条件下也可致癌。表4-1列出致癌微量元素的致癌类型和危险性等级。

表4-1 元素致癌性发现和确认的年份及致癌作用等级

元素	病例	流行病学	动物实验	致癌类型	危险性评价
砷	1880	1948	1979	皮肤癌，肺癌，淋巴癌，白血病，膀胱癌	1
铬	1930	1948	1970	肺癌，纤维瘤，肉瘤	1
镉		1980	1962	前列腺癌，肺癌，泌尿系统癌	1
镍	1932	1958	1959	肺癌，鼻咽癌，白血病	2A
铍		1980	1953	腺癌，扁平上皮癌，肺癌	2A
铅	1980		1986	肾脏肿瘤	3
铁			1980	肝癌	

根据短测实验和辅助致癌作用推测，可能致癌的微量元素尚有铝、钴、铜、钛、锌、汞、锰等。

肿瘤发生的过程相当复杂，一般认为有三个阶段，即启动、促癌和进展。启动阶段是指致癌物进入人体后到达靶器官，与靶细胞的DNA以共价键形式结合，形成潜伏癌细胞的过程，这一过程只需数分钟就能完成。促癌阶段是指从潜伏的癌细胞发展到临床上可诊断的肿瘤的过程，需要数年到数十年的时间。进展阶段则是指肿瘤细胞发生恶性病变和侵蚀性，发展为癌症，甚至癌转移的过程。由于癌症发生需要漫长的时间，如果能有效地延缓其进展，就能有效地预防癌症的发生。因此，促癌阶段一直是肿瘤预防的重点，控制促癌剂的接触是预防癌症的重要措施和手段。铅、镍等微量元素具有促癌作用，是常见的促癌剂。

三、致癌微量元素的存在形态、接触途径

（一）砷

砷最常见的形式是三氧化砷（As_2O_3），俗称砒霜，是剧毒物。可致神经衰弱，引起皮肤色素异常、末梢神经炎；导致黑皮病、黑脚病发生，且有致癌、致

畸、致突作用。除砒霜外。长期服用亚砷化钾(Flower 液)治疗牛皮癣、白血病、风湿热等也可诱发皮肤癌。

接触途径主要有饮水、燃煤(高砷煤)、环境污染、职业接触和药物等。调查发现,长期饮用含砷水的居民肿瘤发病率显著增加,井水砷浓度与膀胱癌、肾癌、皮肤癌、肺癌和男性的前列腺癌呈显著的剂量-效应关系;8 000 名接触三氧化二砷(砒霜)15 年以上的熔炼工人中,呼吸道癌症发病率为一般人的 8 倍。云南锡矿是我国肺癌高发区之一,坑下作业工人肺癌发病率高达 716.9/100 000 万,为无坑史人群的 32.2 倍。矿工肺癌患者肺组织含砷量平均为 43.33 mg/kg,为其他地区肺癌肺组织含砷量的 44 倍,而其他元素含量与其他地区相同。

(二) 铬

六价铬可致癌和诱发基因突变已得到公认,三价铬是否具有致癌性和诱发基因突变的作用,目前尚不完全清楚。但体外实验表明,高浓度的铬(Ⅲ)能诱导产生自由基,并与 DNA 发生作用。美国学者 Stearns 等研究认为,高浓度的吡啶酸铬对染色体具有损伤作用;根据药代动力学模型,按现有补铬剂量推算,补铬有可能导致铬(Ⅲ)的累积性中毒。

对于六价铬,其不同的化合物的毒性或者致癌性也有差异。动物实验证明,铬酸钙、铬酸锌、铬酸锶具有致癌作用,但铬酸钡、铬酸铅、重铬酸钠、醋酸铬可致癌的证据并不充分。

接触途径主要为职业接触,如铬酸盐生产、镀铬、铬合金制造、采铬等。美国曾报道生产铬酸盐的工人肺癌死亡率增加 30 倍,德国颜料制造业工人肺癌发病率也很高。某些国家已将铬酸盐作业工人的肺癌或上呼吸道癌定为职业性癌症。

(三) 镍

难溶性镍化合物如羰基镍、硫化镍、亚硫酸镍、碳酸镍、氧化镍和镍尘,均有强致癌性,其中以羰基镍 $Ni(CO)_4$ 致癌性为最强。已证实镍尘致癌可比对照人群多 23 倍。易溶性的氯化镍、硫酸镍、硫酸铵镍则未能证实其致癌性。

镍的接触途径主要有职业接触、食物接触和吸烟等。

(1) 职业接触如镍矿、镍金属粉、镍盐和镍冶炼等,可致肺癌、鼻咽癌等。英国、挪威、德国、加拿大和前苏联的炼镍工人肺癌和鼻癌的死亡率比其他工人明显增高,发病率分别比正常人高 5 倍和 150 倍。

(2) 食物接触:最典型的与鼻咽癌有关。鼻咽癌是一种恶性度较高的肿瘤,广东省四会市是鼻咽癌典型高发区。调查发现,四会市水、土壤、粮食、岩石中镍元素明显高于对照五华县,与死亡率成正比;病人血清、头发中镍铜含量高，钼含量低。目前认为，镍是鼻咽癌发病的重要因素之一。

(3) 吸烟：烟中的镍可与一氧化碳结合成为强致癌性的羰基镍，同时烟中镍及其氧化物本身也是致癌物。

(四) 铍

铍是一种有害元素。为全身性毒物，可引起急性铍肺和慢性铍肺。一般而言，可溶性铍毒性大，难溶性铍的毒性相对较小。

(1) 急性铍中毒(急性铍肺)：可由铍及其化合物，尤其是氟化铍和氧化铍引起。病变性质属化学性支气管炎、支气管周围炎、细支气管炎、细支气管周围炎及支气管肺炎。开始时有铸造热样临床表现，常有消化系统症状，以及肝脏肿大。

(2) 慢性铍肺：主要由金属铍及其氧化物引起。具有明显的进行性呼吸道症状及全身症状，表现为持续性的体重减轻、疲劳、食欲不振、劳累后呼吸困难、胸闷、胸痛、咳嗽等。

研究证实氧化物、氢氧化物、铍铝合金及硫酸盐、氯化铍、氟化铍均有致癌作用。接触途径主要有职业接触(精炼及冶炼铍)和燃煤污染。调查显示，职业性暴露于高铍水平的人群，肺癌发病率增加。

(五) 镉

致癌化合物有镉的氧化物、硫酸盐、碳酸镉、氯化镉。接触途径主要有职业接触、吸烟和环境污染等。职业接触如炼镉、锡矿等，环境污染可引致水稻、烟草等农作物中镉的含量显著增加，出现镉米。调查显示，接触镉的工人患肺癌危险度增高，并且呈现随作业时间和接触强度增加而增加的趋势。

(六) 铅

铅是一种很重要的促癌物。研究证实，醋酸铅、亚醋酸铅、磷酸铅、四乙基铅等均为强促癌物。如前所述，铅的接触途径非常广泛，食物、药物和环境污染是最重要的接触途径。据国外报道，环境中高含量的铅与皮肤、呼吸、消化、泌尿和造血系统癌症死亡率升高有关，但国内外报道不尽一致。

第二节 微量元素的致癌机制

微量元素的致癌机制目前尚不十分清楚，归结起来，包括促进自由基的生成、攻击核酸和细胞凋亡失控等。

一、对核酸的作用

金属离子在体内可与生物大分子形成金属螯合物。核酸中的糖、磷酸、各种碱基，尤其是嘌呤碱基的—N、—OH 或—NH_2 基，极易与金属结合，从而改变核酸的立体结构，导致碱基错误配对或链断裂，发生突变。同时，金属离子还可能与染色质成分如组蛋白、精蛋白 P2 结合，形成金属离子-肽复合物。金属离子-肽复合物可直接或间接引起 DNA 氧化损伤和特定序列组蛋白的水解，从而降低 DNA 复制转录的保真度，引起突变。突变可能造成抑癌基因的丢失或失活，进一步引致细胞癌变。

正常细胞的周期由两大类基因调控，即抑癌基因与癌基因。癌基因主要起促进细胞生长和增殖，阻止细胞发生终末分化的作用；抑癌基因则主要起促进细胞成熟，向终末分化，最后发生凋亡的作用。抑癌基因与癌基因是一对矛盾的统一体，共同控制着细胞的生长和分化。在正常细胞中，抑癌基因通常处于一定程度的表达；而在肿瘤细胞中，抑癌基因经常丢失或失活。

研究表明，镉既能诱导 DNA 的损伤，又可损害 DNA 修复系统。抑制 DNA 修复所需的镉的剂量要比诱导 DNA 单链断裂所需的剂量低得多，DNA 修复的抑制增加了基因突变的危险性。镍化物致癌过程中存在明显的基因毒性效应，包括癌基因激活及抑癌基因沉默。镍可以引起原癌基因 *ras* 的点突变，使之激活。也可引起抑癌基因如视网膜母细胞瘤基因即 *Rb* 基因、*p*53 基因的沉默。

二、促进自由基的生成

自由基是带有未成对电子的分子如 NO、·CH_3、·H、O_2^-·等。由于未成对电子有成对的趋势，因此自由基非常活泼。众多研究表明，自由基在诱导癌、促癌等方面均发挥着重要作用。

金属离子被吞噬进入细胞后，往往会参与体内化学反应，产生自由基如活性氧等，从而间接引起肿瘤的发生。活性氧具有极为活泼的单电子，易与 DNA 分子结合，形成 DNA 加合物如 8-羟基鸟嘌呤(8-OHdG)、8-羟基腺嘌呤、胞嘧啶二醇、胸腺嘧啶二醇等，其中 8-OHdG 最为常见（见图 4-1）。8-OHdG 可改变碱基配对的性质，导致难以修复的 DNA 链中 GC 和 TA 的易位。这种易位常见于 *ras* 癌基因，易位突变直接导致 *ras* 癌基因的激活。

活性氧自由基特别是 OH·还可直接引发 DNA 链的损伤，如 DNA 单-双链的断裂、DNA 之间的交联、染色体畸变等，引起基因表达的异常。

研究显示，镉能显著提高动物睾丸中 8-OHdG 的含量，其与镉浓度呈正相关。抗氧化剂和自由基清除剂如甘露醇、二叔丁基对甲酚(BHT)、过氧化氢酶(CAT)、谷胱甘肽、维生素 E、维生素 C 等可拮抗镉的遗传毒性，而 CAT 抑制剂 3-氨基-1,2,4-三氮唑可增强镉的遗传毒性。镍可诱导噬菌体M13mp2的正向

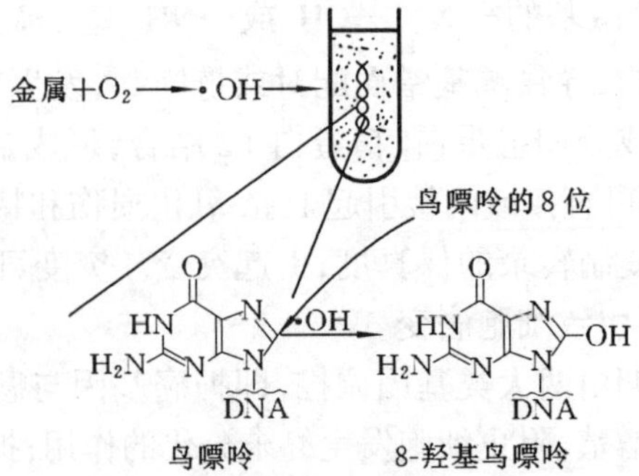

图4-1 自由基攻击碱基

序列和M13G＊1的逆向序列CC-TT突变，自由基清除剂如二甲基亚砜（DMSO）、超氧化物歧化酶（SOD）可抑制这种突变。Ni^{2+}盐能使小鼠肾DNA中8-OHdG含量增加。这表明镉、镍均可造成机体过氧化损伤，进一步造成细胞DNA的损伤，引起癌变。

三、细胞凋亡失控

细胞凋亡是细胞在分化与发育过程中，受一系列基因调控而发生的主动的自发性死亡方式，是机体维持自身稳定的一种基本生理现象，若发生紊乱可导致发育异常和肿瘤的发生。致癌过程中涉及细胞增殖、分化和程序性细胞死亡之间的失衡。研究表明，铬（Ⅵ）诱导癌症发生的机制之一可能是凋亡的失控。铬（Ⅵ）在细胞内还原过程中产生的活性氧不仅能引起脂质过氧化和DNA氧化损伤，而且参与铬（Ⅵ）诱导的凋亡异常。环境中铬（Ⅵ）与其他致癌物共存时可通过协同作用诱导凋亡异常而促进细胞癌变过程。广州医学院王敏等研究发现，镍化合物诱发BALB/c-3T3细胞恶性转化的机制中也涉及细胞凋亡的受抑。

第三节 抗癌微量元素

一、硒——癌症的天然克星

许多癌症的发生与体内硒的水平有很大关系。调查显示，乳腺癌、结肠癌、直肠癌、卵巢癌、前列腺癌、膀胱癌、白血病等均与低硒有关。日本乳腺癌发病率之所以比较高，与其流行的“三高”（高蛋白、高脂肪、高碳水化合物）饮食不无关系。三高饮食的盛行使得从食物中摄取的硒大大降低，从而增加了乳腺癌的易感性。临床实验观察发现,乳腺癌病人血清中硒含量明显低于正常人,即使良性肿瘤也不例外。

美国学者 Shrauzer 认为,如果美国膳食中硒水平增加一倍,居民癌症死亡率可能显著降低。江苏启东县是我国著名的肝癌高发区,又是贫硒区。自1982年起,通过喷洒硒肥、食用亚硒酸钠强化食盐和口服富硒酵毋等,有效地降低了肝病和肝癌的发病率。

如第二章所述,硒的抗癌机理比较复杂,目前认为与硒的抗氧化作用、增强免疫功能、改变某些致癌剂在体内的代谢过程,以及对肿瘤细胞的直接作用等有关。

二、钼

许多癌症如食管癌、肝癌、直肠癌、宫颈癌、乳腺癌等都与缺钼有一定关系,其中有关食管癌与钼的关系研究最多。河南林县是我国典型的食管癌高发区,高发区饮水中钼含量仅为低发区的1/23,居民体内的钼含量明显低于其他地区。与此相对应,美国俄亥俄州土壤内钼含量丰富,食管癌的发病率很低。动物实验证明,钼酸铵可抑制 N-硝基肌氨酸乙酯诱发的前胃鳞癌;饮水添加钼可显著抑制大鼠食管和前胃的肿瘤生长。

研究表明,亚硝胺类致癌物是诱发食管癌的重要因素,亚硝胺类的前体是亚硝酸盐和胺类,两者在合适的条件下可形成亚硝胺。钼是植物体内亚硝酸盐还原酶的重要组成部分,能有效减少亚硝酸胺前体物 NO_3^- 和 NO_2^-,抑制亚硝酸类致痛物的产生。

三、其他元素

(一) 铁

缺铁易患慢性萎缩性胃炎,导致胃酸过低或不足,胃内细菌繁殖,硝酸盐降解为亚硝酸盐,后者与氨结合变为亚硝胺。所以,铁可预防胃癌,食管癌。

铁摄入过多却能增加致癌危险。流行病学专家史蒂文斯指出,人的血液中铁浓度越高,患癌率就越高。英美两国报告,铁矿工人肺癌发病率明显增加,比一般人群肺癌死亡率高70%,推测可能与烟草、有毒粉尘、气体和铁颗粒的联合作用有关。原发性血色素沉着症是因铁摄入过多而引起的一种疾病,患者死于肝细胞瘤的危险性是对照人群的200倍。铁过多之所以能够诱发细胞癌变的发生,其原因有二。一是癌细胞的生长和复制可能比正常细胞需要更多的铁,二是铁可能会促进自由基的生成。

（二）锌

流行病学调查发现，在我国河北省、河南省、山西省太行山胃癌、食道癌高发区，饮水、粮食和蔬菜中的钼、锰、铁、锌等微量元素均偏低；四川省川北剑阁、苍溪、盐亭等癌症高发区土壤有效锌含量以高发区为圆心，由圆心向外呈同心圆逐渐增高，而肿瘤发病率却几乎以同心圆逐渐降低；太行山地区和四川西北地区肿瘤病人的血液、头发中锌含量比正常人群要低。这些结果提示锌与癌症之间可能有一定的内在联系。动物实验显示，饮水中加锌可显著抑制二甲基苯并蒽（DMBA）诱发肿瘤，延长致癌的潜伏期；缺锌可降低抗癌药物的活性，增加发生食管癌的危险性；低锌可促发致癌剂诱发实验性胃癌。这些事实说明锌具有抗癌作用，缺锌可使肿瘤的发病率增加。

但并非锌的摄入越多越好。有研究指出，摄入过多锌不仅能够降低硒的抗癌作用，而且能诱发癌变的发生。非洲一些地区食物中含锌量高，食道癌的发生率也高；类似的，英国北威尔士的土壤中含锌过高，胃及消化系统肿瘤发病率亦比较高。甚至有人提出胃癌和食管癌的发生与口服或摄入过多锌有关。

（三）铜

早在古代，就已发现铜化合物有抗肿瘤作用。《本草纲目》记载，铜青或铜绿有“破积聚、软坚散结、症瘕、治恶疮”等功效。现代医学证明乙酸铜、硫酸铜等化合物均具有抑瘤作用，其中乙酸铜与中药配伍的复方抗癌药已用于临床，在治疗肺癌、肝癌等方面显示出很好的疗效。动物实验显示，饲料加铜盐，可减缓偶氮染料的诱癌作用；对缺铜大鼠，化学致癌物引起的结肠癌发生率明显增加，足量的铜可减弱这种化学致癌作用。

体外实验证明，铜可抑制癌细胞增殖分裂和 DNA 合成，降低癌细胞的 DNA 含量及癌细胞的可移植性。

许多肿瘤病人血清铜含量明显升高，血浆铜蓝蛋白的氧化酶活性增强，Cu/Zn 比值增高。其中 Cu/Zn 比值的变化具有重要的临床诊断意义。

四、抗癌金属药物

（一）顺铂

即顺式二氨二氯铂（*cis* – [$Pt(NH_3)_2Cl_2$]），由美国芝加哥大学的 Rosenberg 在研究直流电对细菌生长的影响时首先发现，1972 年在美国批准使用。适用范围包括食管癌、肺癌、鼻咽癌、生殖器官癌和白血病等。

顺铂的代谢产物为 Pt^{2+}，可引起恶心、耳鸣、听力降低等毒副作用，严重时可损害肾脏。其原因可能在于 Pt^{2+} 能与蛋白质、酶等生物大分子中巯基结合，从而使蛋白质或酶活性降低，使机体组织或细胞受到损伤。也有人认为顺铂可产生活性氧自由基，其在攻击肿瘤细胞 DNA 的同时，亦可破坏膜磷脂和蛋白质，从而引致毒副作用。

目前，顺铂药物研发的重点是，在不影响药物活性的同时，降低顺铂的毒副作用。具体措施包括：① 合成和筛选类似顺铂的铂和其他铂族金属的配合物；② 辅以其他药物，如灭吐灵、甘露醇，以及抗泻药硝酸铋 $Bi(NO_3)_3$ 等；③ 与某些硒制剂如 $NaSeO_3$、Ebselen、硫代硫酸软骨素、硒代半胱氨酸等联合使用。实验证实，某些硒制剂特别是无机硒对顺铂的毒性有明显的拮抗作用，这和硒与顺铂中的铂所形成的 Se-Pt 配合物的稳定性有关，其中以 $NaSeO_3$ 最强。目前，联合应用 $NaSeO_3$ 和顺铂进行化疗已引起关注。

（二）金属茂类

1978 年，德国科学家 Kopf 首次发现二氯二茂钛具有抗癌活性。由于该类化合物的毒性比顺铂低，因此引起了人们的广泛兴趣，相继合成出许多具有明显抗癌活性的物质，包括：① 二茂金属二酸根配合物 Cp_2MX_2，如 $Cp_2Ti(O_2CC_6H_4NH_2^-O)_2$，其中 M 为金属离子，可以是 Ti、Nb、Ta、Mo 和 W，X 为酸根离子，可为卤素、有机酸根和取代苯氧基等；② 金属离子盐；③ 主族金属茂类化合物。

实验表明，二氯二茂肽对艾氏腹水癌、肉瘤 S180、B16 黑色素瘤、结肠癌 38、Lewis 肺癌等均有明显疗效，是一类光谱性抗癌药物。

（三）有机锗

锗(Ge)是准金属元素，位居元素周期表 VI_A 族，介于碳、硅与锡、铅之间。锗在地壳中的分布极微，属稀有金属。由于锗化合物广泛的生物学活性和功能，曾引起人们的广泛推崇，被誉为“二十一世纪的救世锗”。1990 年，《微量元素》杂志曾辟锗专栏。

研究发现，有机锗具有延缓衰老、刺激造血系统功能、增强机体免疫力等功能，可提高氧的生物利用率、清除自由基。同时，某些有机锗化合物还有抗菌、镇痛、消炎、降低血压的作用。有机锗的抗癌作用已得到人们的广泛认可，有机锗能诱导机体产生白细胞介素和干扰素，增强机体对癌症的防御能力。对转移性肺癌、肝癌、生殖器官癌、白血病等均具有良好的预防和治疗作用。

具有生物活性的有机锗化合物很多，有人将其分为六类：有机锗倍半氧化物、螺锗及其衍生物、含硫配位的有机锗化合物、四羟基锗和羟基锗卤化物、锗氧烷类和三羟基锗乙酸酯、其他。其中研究最多、最深入的是有机锗的倍半氧化物和螺锗。羧乙基锗倍半氧化物(Ge-132)和螺锗(S-Ge) 曾进入临床研究,但因毒性太大,在美国已停止其临床观察。

最初人们认为有机锗的毒性很低,副作用很小。然而近年来的基础动物实验和临床观察发现,无机锗和有机锗均有一定毒副作用,即使是人们最为推崇的Ge-132也不例外。动物实验显示,服用Ge-132后,可出现肾脏损伤,肾功能不全,脑、心、肾、肝、脾、性腺有锗的蓄积;螺锗副作用更大,服用后毒性发生率高达25%~80%,可致神经、肾脏和造血系统损伤。

由于有机锗的许多生物学功能机理并不清楚,也未证明是人体必需微量元素。相反,已证明锗并不是人参、灵芝、枸杞、大蒜等中草药中的天然组分。我国卫生部也仅以"新资源食品试生产"批复。因此作为药物,特别是保健品使用要慎重。

第四节 常见肿瘤与微量元素

一、鼻咽癌

鼻咽癌(NPC)是恶性度较高的肿瘤,具有独特的流行病学特点,高发于我国华南地区(广东、广西、湖南、福建、江西)、东南亚、东非和北非。据世界卫生组织的粗略估计,世界上80%左右的鼻咽癌发生在我国。广东是全世界鼻咽癌发病率最高的地区,占全国的百分之六十,较其他地区人群的发病率高出二十至三十倍,因而鼻咽癌又被称为"广东癌",是唯一用地域命名的癌症。鼻咽癌的发生集中在以广东的四会市为中心,覆盖珠江三角洲、西江流域、广西梧州等地区。

近年来广东地区鼻咽癌发病率持续增加。据有关资料统计,广州市内各大肿瘤医院,每月新增鼻咽癌患者多达200~400名。

(一) 病因

目前认为,鼻咽癌发生与镍的过多摄入、EB病毒、遗传易感性和环境等因素有密切关系,镍与EB病毒在引致鼻咽癌的发生、发展过程中具有协同作用。

1. EB病毒

EB病毒是一种的疱疹样病毒。许多研究表明,EB病毒与鼻咽癌有密切关系。鼻咽癌病人血清EB病毒抗体检出率达90%,而其他肿瘤,包括头颈部癌,其抗体阳性率只有3.5%,正常人的抗体阳性率是0.6%。同时,EB病毒大量存在于鼻咽癌活检组织中,癌细胞中存在EB病毒的基因片断。将EB病毒接种于动物,可诱发产生致死性恶性网状细胞增多症。

2. 遗传易感性

鼻咽癌具有明显的地区性、部分人群易感性、家庭聚集现象和发病率的相对稳定性。广东本地人,即持广州方言的居民是鼻咽癌的高发人群。即使他们移居他乡多年,这种现象依然存在。中国南北方鼻咽癌发病危险因素的对比研究显示,家族遗传是南方鼻咽癌发病的重要危险因素,而耳鼻喉科病史及频数是北方鼻咽癌发病的危险因素。

3. 环境因素

环境因素对鼻咽癌的发病起着重要的作用。广东人鼻咽癌发病率高,可能与幼儿时期吃咸鱼的习惯有关。调查发现,食用腌制品的量与发病率呈正相关,即食用腌制品量越高发病率越高。另外,在鼻咽癌高发区的家庭内,每克烟尘中芳香烃的含量明显高于低发区家庭。

(二) 与微量元素的关系

调查发现,鼻咽癌高发区的岩石、土壤、饮用水、大米等和人的头发中,元素种类和含量都具有一致性,鼻咽癌的发病率与来源于寒武纪地层的镍元素含量成正比。镍作业工人的肺癌和鼻咽癌发病率,分别是一般人的 212 ~ 16 倍和 39 ~ 196 倍。动物实验证明,在大鼠皮下先注入二亚硝基哌嗪后,硫酸镍可促进鼻咽及其邻近部位恶性肿瘤的发生。

二、食管癌

食管癌是最常见的胃、肝、肺、食管四大恶性肿瘤之一,在世界恶性肿瘤中居第 6 位。据估计,全世界每年大约有 20 万人死于食管癌。我国是食管癌发病率和死亡率最高的国家,死亡率居第 4 位(17.38/100 000),其中以华北地区发病率最高。农村明显高于城市,男女发病之比为 2:1,多发于老人,以 60 ~ 64 岁年龄段的人最多,其次为 65 ~ 69 岁,70 岁以后逐渐降低。

食管癌广泛分布于我国华北、四川、新疆、福建、广东、江苏等地,其中太行山区为高发区,发病率为 120/100 000。典型地县有四川盐亭、河南林县和河北涉县等。

(一) 病因

食管癌发病因素很多,目前认为其发病可能与亚硝胺、霉菌、饮食习惯、微量元素、遗传因素等有关。

1. 亚硝胺

食管癌的发生具有很强的地理分布特点,高发区土壤多偏碱性。调查显示,这些地区土壤中硝酸盐含量很高,植物中也相应含有硝酸盐和亚硝酸盐,这为亚硝胺的合成提供了良好来源。调查还发现,食管癌高发区居民饮用水中硝酸盐和亚硝酸盐也比较高,居民尿液中N-亚硝胺显著高于低发区,胃液中亚硝基化合物含量与食管上皮病变呈正相关。有人对淮安市高发区腌菜的检测发现,所试样品均有亚硝胺检出,超标率高达33.3%。

2. 霉菌

调查发现,食管癌高发区粮食和食物中常发生真菌感染,如串珠镰刀菌、圆弧青菌、互隔交链孢菌等。这些霉菌可促进亚硝胺的合成,部分霉菌还有直接促癌致癌作用。

3. 不良饮食习惯

不良饮食习惯主要是有热茶、热食、食物粗糙、进食过快以及经常食用奶疙瘩、烟熏肉、鱼露(又名鱼酱油)、酸菜、咸鱼和咸肉等。高温可使食管黏膜发生改变,为一些有毒代谢物致癌创造条件。食物粗糙干硬、进食速度太快可能对食管产生损伤,进一步促发食管癌。奶疙瘩、烟熏肉等食物中通常含有苯并芘等致癌物;酸菜、咸鱼和咸肉中常含有苯并芘、亚硝胺等致癌物。

研究显示,豆面、豆制品、新鲜蔬菜、水果、大蒜为食管癌的抑制因素,因此处于食管癌高发区的人群应注意这些食物的摄取。

4. 遗传因素

在食管癌高发区常可发现家族聚集现象,且多集中在有血缘关系的亲属间,其遗传度由18%~71%不等。有研究认为,食管癌可能是一种多基因遗传性疾病,在多种微效易感基因作用下,结合某些环境因素而产生的总效应,其最终发生是环境、遗传等多种因素长期共同作用的结果。因此,有食管癌家族史的人群,应注意降低其环境危险因素的暴露水平,以达到降低食管癌发病率和死亡率的目的。

(二)与微量元素的关系

调查显示,食管癌高发区土壤中钼、锌,饮水中钼、铜、钴、锌、锰和铁,粮食中钼、镍、锰、铁的含量比较低;人群头发、血清、尿中钼显著低于对照区;饮水中亚硝酸盐、硝酸盐含量与食管癌发病率相关。用钼酸铵处理农作物后,人群中食管癌发病率降低。另外有研究表明,微量元素铅、硒、铷、铯、镁、钙、镓、铊、钍、铀、锡、铪、铋、溴、碘元素与食管癌死亡率也存在相关性。不难看出,钼缺乏是引起食管癌发病的重要危险因素。

缺钼之所以与食管癌发病有关,其原因在于钼是植物中硝酸盐还原酶的成分,缺钼使植物中硝酸盐还原酶活性降低,导致硝酸盐不能还原成氨,造成植物中亚硝酸盐和羟铵增多,当人体过多摄入时容易致癌。

三、原发性肝癌

原发性肝癌(简称肝癌)是我国常见的恶性肿瘤之一。据1994年卫生部统计,我国肝癌死亡率在部分城市中占恶性肿瘤死因的第2位(19.98/100 000),在部分农村中占第1位(23.59/100 000),在台湾省占第1位。就世界范围而言,不论是肝癌的高发地区或低发地区,尸检中肝癌发病率均呈上升趋势。

肝癌多发于东南亚、西太平洋地区和撒哈拉沙漠以南的一些非洲国家,这些地区肝癌发病率一般在30/100 000以上;而澳洲、欧洲、北美等地区属低发区,其发病率在5/100 000以下。全世界每年新发肝癌约26万例,占全部恶性肿瘤的4.0%,其中42.5%的肝癌分布在中国。中国肝癌死亡率为20.4/100 000,占全部恶性肿瘤死亡的18.8%。

在我国,肝癌的分布有明显的地域性特点。沿海高于内地,东南和东北部高于西北、华北和西南部,沿海岛屿和江河海口又高于沿海其他地区。高发地区气候具有温暖、潮湿、多雨的特点,但云贵高原则属低发区。典型高发中心有江苏启东、广西扶绥、福建同安和广东顺德等。20世纪90年代普查显示,江苏海门(96.5/100 000)、江苏启东(80/100 000)、广西崇左(77/100 000)居前三位。另外在广西,肝癌发病率超过30/100 000的有9个县市。

(一) 病因

原发性肝癌的发病原因非常复杂,归结起来包括肝炎病毒、黄曲霉毒素、饮水污染、某些微量元素的缺乏等。

1. 肝炎病毒

WHO肝癌预防会议指出,乙肝病毒(HBV)与肝癌有密切的关系,两者相关率高达80%。HBV是第二种已知的人类致癌因素,仅次于烟草。流行病学调查发现,HBV感染与肝癌地理分布一致。以江苏和广西两个高发区为例,广西高发区自然人群HBV阳性率为17.2%,显著高于周围低发区的15个县市(12.0%);启东比上海肝癌发病率高2倍,启东自然人群中HBV流行率为24.9%,上海为7.5%。据估计HBV阳性者发生肝癌的危险性至少是阴性者100倍,HBV携带者肝癌死亡率比自然人群高30~307倍。

然而,也有报道显示,HBV与肝癌并无相关性。英国格陵兰岛居民HBV呈"超级地方性流行",54%的成人有HBV感染的血清学证据,但肝癌标化发病率却很低((4.0~4.5)/100 000)。日本、希腊等国家的一些研究指出,丙肝病毒(HCV)在原发性肝癌患者中的检出率相当高,从35%~75%不等。因此认为HCV也与肝癌有关。复旦大学俞顺章等的研究也支持这一说法:HCV、HBV联合感染,其发生肝癌的危险度更加升高;在个别地区,HCV有可能取代

HBV 成为肝癌的主要危险因素之一。

2. 黄曲霉毒素

黄曲霉毒素 B1(AFB1)具有很强的毒性和致癌性。调查发现,我国 AFB1 污染分布图与肝癌高发区地理分布几乎一致。甚至有人指出,肝癌发病率与 AFB1 相关性似乎比与 HBV 的关系更为密切。20 世纪 90 年代对广西某高发区 46 000 居民进行 5 年、10 年的前瞻性观察发现,AFB1 高摄入区人群 5 年和 10 年肝癌发病率分别为 98.4/100 000 和 83.0/100 000,显著高于低摄入区人群(27.0/100 000 和 19.2/100 000)。在肝癌高发地区,玉米、大豆和花生中 AFB1 平均检出率 91.49%,花生油中更是高达 99.38%,说明这些地区人群从儿童起就暴露于 AFB1 中。长时间地摄入和积蓄,对肝脏不断刺激和损害,可能是导致肝癌高发的原因。

3. 饮水污染

饮水污染是肝癌的一个独立危险因素。肝癌高发于水流滞缓且多污染的地区,饮用宅沟水(塘水)或泯沟水(灌溉沟)等水源的居民肝癌发病率和死亡率远高于饮用井水者。调查显示,不同饮水群体肝癌高发区发病率依次为:宅沟水 > 泯沟水 > 河水(河溪水) > 浅井水 > 深井水。污染源主要有有机氯农药、腐殖酸、NO_2^-、NH_4^+、化学耗氧量(COD)、微囊藻毒素及一些微量元素的缺乏。另外,饮水污染亦可使 HBV 感染机会增加。化学耗氧量是指示水体被还原性物质污染的主要指标,还原性物质包括各种有机物、亚硝酸盐、亚铁盐和硫化物等。

4. 遗传因素

上海医科大学曾对启东肝癌与遗传关系进行了全面研究,以 1 020 例肝癌病例作为指示病例,调查其二系、三代、三堂、三表肝癌情况,发现家族中有肝癌 2 人以上者占 42.45%,提示由遗传因素所致的肝癌患者在肝癌发生中约占一半左右。

(二) 与微量元素的关系

流行病学调查显示,机体缺硒、缺钼是肝癌发病的危险因子。美国和加拿大学者发现肝癌死亡率与环境硒含量呈负相关,在我国亦观察到类似结果。对启东及扶绥两地居民的粮食和头发含硒量分析,高发区显著低于低发区,但对肝癌及非肝癌患者发硒检测则未发现有差异。同时,低硒地区(澳大利亚,新西兰,芬兰,中国克山病、大骨节病流行区)肝癌发病率并不高,提示缺硒可能与肝癌有关,但不是肝癌的直接病因。

研究发现,肝癌患者血清中铜明显增加而锌降低,Cu/Zn 比值显著升高;肝癌组织中铜、锌含量均明显减少,Cu/Zn-SOD 活性也降低;同时,肝癌细胞分化程度越低,SOD 活性相应越低。这些变化对肝癌的临床诊断具有重要意义。有人研究指出,若以血清铜 25.10 μmol/L 为正常范围最大临界值,诊断肝癌的灵敏度可达到 80%;若将其增加至 28.80 μmol/L,则灵敏度可提高至 100%。

四、肺癌

肺癌是危害人类健康的主要肿瘤之一。在我国,肺癌在男性肿瘤死因中占首位,在女性中则仅次于乳腺癌。有人认为在 21 世纪初,肺癌和艾滋病将成为两大严重威胁人类健康的恶性疾病。

(一) 病因

肺癌的确切病因至今尚不十分清楚,目前公认可能与吸烟、大气污染、室内微环境污染、职业暴露和某些微量元素有关。

1. 吸烟

吸烟是导致肺癌的主要原因。男性吸烟者患肺癌的危险性较非吸烟者多 1~4 倍。肺癌死亡率与香烟销售量(15 年间距)呈高度直线正相关。但吸烟显然不是引致肺癌的唯一原因。我国城市居民吸烟率与农村居民相似,但肺癌发病率远高于农村;男性吸烟率远高于女性(10:1),然而女性发病率却相对较高(2.5:1)。国际上,中国、日本、韩国等男性吸烟率高,但肺癌患病率却低于其他国家男性人口。基于此,有人认为即使严重吸烟者估计也只有 10% 左右的人患肺癌,而不是 100%。吸烟是导致肺癌的原因之一。

2. 空气污染

大气污染与居民肺癌发病率有关联。城市居民,特别是工业较为密集的城市,其肺癌发病率远高于农村居民。污染物主要有石油、煤和内燃机等燃烧后产生的大气颗粒物、多环芳烃类物质和重金属等。最近有报道称,福州市区 1984—1993 年肺癌死亡率与大气中总悬浮颗粒、降尘呈显著正相关,存在滞后效应。而城市肺癌患者肺组织 DNA 加合物水平明显高于农村肺癌患者,而肺癌患者 DNA 加合物水平也显著高于非肺癌患者。

3. 室内微环境污染

室内微环境的污染源包括烟草烟雾、燃烟、烹调油烟、氡气及氡子体等。许多研究指出,来自烧煤烹调、取暖和烹调油烟所造成的室内空气污染是肺癌尤其是女性肺癌的重要原因。调查发现,丈夫吸烟的妇女肺癌发病率远高于丈夫不吸烟的妇女;从事烹调的肺癌患者体内多环芳烃类物质形成的 PAH-DNA 加合物含量明显高于不从事烹调者;因煤烟患肺癌的危险性随用燃炉的年限延长而增加。值得关注的是,被动吸烟、煤烟、烹调油烟三者有协同作用,随接触时间延长及因素增多肺癌发病率明显增高。

目前难以解释的是，煤作为烹调和采暖燃料使用在我国至少已有几百年的历史，而女性肺癌发病率在近三十多年才迅速上升。

4. 职业暴露

现被国际癌症研究中心所确认的能够引起肺癌的化学物质和生产过程有：砷、石棉、双氯甲醚、铬、焦油、芥子气、煤烟、氯乙烯、镍及铝的生产，煤的气化，焦炭生产，赤铁矿冶炼，钢铁铸造等。

此外，锡矿开采和冶炼亦属于引致肺癌的职业因素。放射性污染矿井中氡辐射能引致肺癌也已被肯定，居住环境中建筑材料、烧煤和吸烟都可造成空气中氡浓度的增高。但放射性高的地区却很少见到肺癌高发病率的报告。

5. 既往病史

有资料报道，先前患有胸部肿瘤（乳腺癌）并接受放疗后，患肺癌的危险性增加；肺结核、肺炎和肺气肿等可增加肺癌发生的危险性。与一般人群比较，有肺结核病史的人肺癌危险度男性升高 38%，女性升高 173%。若两者均不吸烟，则危险度分别增加 72% 和 179%。另外月经史及雌激素紊乱也可能与肺癌发病有关。

6. 遗传因素

肺癌发病率在不同民族明显不同，提示与遗传因素的存在有关。美国黑人肺癌发病率比白人高 50%；不吸烟女性肺癌发病率中国最高，美国其次，日本和印度最低。一般认为，肺癌的发生是遗传因素与环境因素综合作用的结果。中国医科大学尹智华等研究指出，着色性干皮病互补基因 D（xeroderma pigmentosum group D，XPD）Lys751Gln 多态是非吸烟女性肺癌的遗传易感因素，携带 XPD 751Gln 等位基因又有油烟暴露的非吸烟女性患肺癌的风险明显增高。

（二）与微量元素的关系

目前人们对吸烟致癌的研究更多地集中在主要致癌物多环芳烃上。事实上，烟雾中的重金属也是吸烟致癌的重要因素。烟草中富含重金属镉、铅和镍，其中以镉含量最为丰富。研究显示，每支香烟燃烧后释放的烟雾中主流烟中镉为 0.45 μg/支，侧流烟中镉 1.25 μg /支。而镉具有致癌性，并被国际癌症研究机构列为一级致癌物。肺是镉首先攻击的器官之一。另外烟雾中的镍可与一氧化碳形成羰基镍，后者是非常强的诱变剂。同时，镍本身也是一种致癌物，与肺癌密切相关。调查显示，制镍工厂工人肺癌死亡率为平均水平的 5～10 倍。烟草中还存在促癌剂铅，虽然大部分沉积在烟灰中，但其危害也不容小视。

肿瘤流行病学调查显示，低锌、低硒可能是肿瘤发生的危险因素。委内瑞拉的一项调查指出，几乎所有类型肿瘤病人的血清硒均低于健康对照。芬兰巡回临床保健调查发现，血清硒浓度与肺癌发病率呈反相关，这种相关性在校正了潜在的肺癌危险因素如吸烟后仍存在。更有研究指出，硒、α-生育酚和β-胡萝卜素的联合使用可能具有更强的抗肺癌作用。在我国，许多临床报告指出，肺癌患者血清锌、硒水平显著低于对照组，血清铜及Cu/Zn比值则高于对照组。动物实验显示，低硒、低锌食物喂养的大鼠肿瘤发病率明显升高。

归结起来，肺癌的发病可能与镍、镉多而硒、锌少有关，其中血清锌、硒降低可能是肿瘤发生的危险因素，而血清铜及Cu/Zn比值的变化可能是肺癌发生的结果。目前，Cu/Zn比值的变化，已用于临床诊断。一般的，若治疗前Cu/Zn比值超过2.25，肿瘤难以切除，生存期一般小于24个月；Cu/Zn比值小于1.71，生存超2年者可达70%。

五、前列腺癌

在欧美发达国家，前列腺癌是第二位常见男性恶性肿瘤。1980年原欧洲共同体12个国家有前列腺癌的新患者85 000人，仅次于肺癌。在美国，前列腺癌发病率占第一位，死亡率仅次于肺癌。前列腺癌的发生率以美国黑人为最高，美国白人次之，再次为北欧人，亚洲各国则相对低发。1989年的前列腺癌发生率(经年龄修正)，每10万人中的患病人数为美国黑人149人，美国白人107人，日本39人，中国28人。这一明显的种族差异表明，前列腺癌的发生与遗传因素关系极大。

流行病学统计结果显示，前列腺癌死亡率与饮食密切相关。一个国家食物中脂肪总消耗量越大，前列腺癌的死亡率就越高。同时，前列腺癌尚与脂溶性维生素A、D和E，以及作为食物中微量元素锌的摄取有关。最近的一项研究发现，大豆中存在的染料木黄酮(genistein)具有抑制前列腺上皮细胞增殖和诱导前列腺癌细胞调亡的作用。亚洲人之所以前列腺癌少与大豆的摄入量多有关。

前列腺癌的发病尚显示出一定的家族倾向。有报道称，有父亲和兄弟患前列腺癌的男性，其前列腺癌发生危险性比常人高出6倍。

目前认为，除了遗传因素、饮食习惯以外，环境因子也是前列腺癌发病的重要因素。其中，锌、镉是最重要的环境因子。调查显示，前列腺癌患者血清及前列腺组织中锌含量明显低于正常人，前列腺组织中镉含量为锌的10倍，而正常人锌含量为镉的3倍。血清锌平均浓度在良性前列腺增生组为$(204.32 \pm 109.04)\ \mu mol/L$，前列腺癌组为$(97.65 \pm 63.16)\ \mu mol/L$，二者差异显著($P < 0.01$)。

锌在人体内的前列腺、视网膜和脉络膜中含量最高,在男性生殖系统的发育和功能维持方面起着重要作用,是前列腺内一种重要的抗菌因子的成分。日本学者 Iguchi 等指出缺锌可以造成前列腺细胞的坏死。当前列腺发生病变时锌含量发生显著改变。

锌和镉是代谢上相拮抗的两种二价金属离子,可竞争性地与同一种酶或蛋白质结合。研究表明镉可以抑制前列腺对锌的吸收。前列腺肿瘤组织中锌含量的降低不是由于锌的缺乏,而是由于镉对前列腺吸收锌的抑制。锌是 5α-还原酶的激活剂,后者催化睾酮生成二氢睾酮。前列腺中锌的缺乏可抑制睾酮向二氢睾酮的转化,前列腺中睾酮的积累可能是引起前列腺癌的重要因素。

锌和维生素 A 结合蛋白(RBP)共同参与肝脏维生素 A 的代谢,维生素 A 对维持上皮组织完整性和正常功能起重要作用。缺乏维生素 A 的动物其呼吸道及雄性附属器官(如前列腺)可发生鳞状化,从而导致癌变。锌、RBP 和维生素 A 有着紧密的联系,在 Zn-RBP-维生素 A 轴上出现任何障碍都有可能促使前列腺癌的发生。

六、妇科肿瘤

妇科肿瘤包括子宫颈癌、子宫内膜癌、卵巢癌、乳腺癌、外阴癌、绒癌等。许多研究发现,妇科肿瘤患者血清、头发中某些微量元素的含量可发生明显变化。

妇科恶性肿瘤患者头发中硒、锌含量明显低于良性肿瘤和非肿瘤者($P<0.001$);铜、铁含量明显增高,与良性肿瘤和非肿瘤者差异显著($P<0.001$);子宫颈癌、子宫内膜癌随临床期别升高,硒、锌含量逐渐降低,铜含量逐渐升高,有显著差异。

宫颈癌、卵巢癌患者血清锌水平明显低于非肿瘤组和良性肿瘤组者。卵巢癌患者血清铜含量、Cu/Zn 比值则明显高于对照组和良性肿瘤组($P<0.01$)。经化疗血清铜水平及 Cu/Zn 比值均可下降至正常范围。因此有人认为以 Cu/Zn 比值反映病情变化比单纯用锌、铜浓度更确切可靠,可作为临床对妇科肿瘤,特别是卵巢癌的活动、疗效观察和预后判断的一项参考指标。

第五章
微量元素与抗衰老

第一节　人类的寿命

一、生理年龄和年代年龄

人类生命过程大致可分为三个时期，即发育期或胚胎期、成熟期或健康成人期、衰老期或衰退期。习惯上把从出生至18岁称为生长发育期，19～49岁称为强壮期，50～65岁叫做老年期，65岁以上为衰老期，90岁以上为长寿期。

事实上，从受精卵开始，人体器官的衰老过程就已开始，不过，不同的器官衰退的时间不一。比如，胎盘在妊娠后期就开始衰老，胸腺的衰老及萎缩自青春期始。

不同人的器官、组织的衰老过程和时间也不同，其具体表现形式就是生理年龄和年代年龄的不一致。生理年龄是指机体细胞、组织、器官、系统的生理功能状态，以及反映这些状态的生理指标。年代年龄是通常使用的年龄，即从出生时开始计算的年龄。有些人年纪不大但已老态龙钟，精神恍惚；有些人年过花甲，但依然精神矍铄，眼不花，耳不聋。人和人之间生理年龄和年代年龄一般可相差5～10年，个别相差可能更大。

二、人类的最大生物学年龄

人类寿命的极限可根据哺乳动物的寿命来判断。哺乳动物的自然寿命是生长发育期的5~7倍、性成熟期的8~10倍、妊娠期的230倍,以此推算,人的自然寿命应约为100~150岁或175岁、110~150岁(人14~15岁性成熟)、167岁。若按细胞分裂次数计算,也应当超过140岁。据此,人类的自然寿命应至少在百岁以上。但事实上,人类寿命远未达到预期寿命,即使百岁老人在人群中所占的比例也相当小。

目前被日本国际自然医学会确定的世界长寿之乡有我国的新疆地区、广西巴马瑶族自治县,俄罗斯的高加索地区,南美的维利巴姆,巴基斯坦的罕莎地区。按人口比例计算,我国广西巴马瑶族自治县的百岁老人人数居世界长寿地区首位。即使如此,百岁老人也仅占总人口的0.030 8%。事实上,该县百岁老人只有69名。世界人口寿命最长的国家是日本。女性平均寿命最长的国家和地区依次为日本81.3岁(据2002年2月15日日本厚生劳动省公布的统计结果,2000年日本女性平均寿命为84.6岁)、瑞士80.7岁、法国80.3岁、我国澳门地区80.3岁、瑞典80.2岁;男性依次为冰岛77.5岁、日本76.38岁(2000年统计结果为77.72岁)、我国澳门地区75.1岁。图5-1为巴西百岁老人。

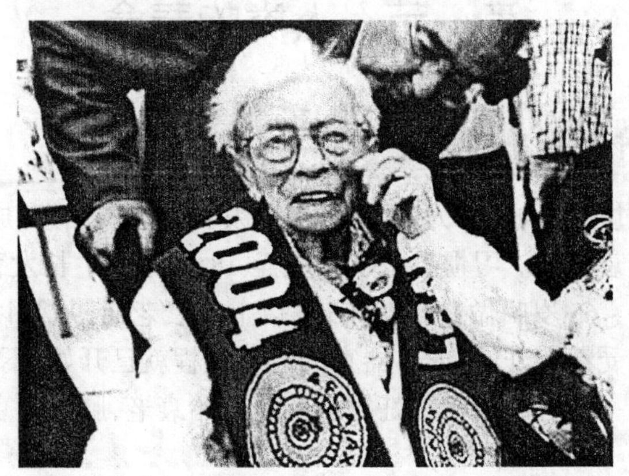

图5-1 巴西老人玛丽亚125岁生日宴会上接受市政府颁发的“巴西老寿星证书”(引自搜狐网)

显然人类的自然寿命应在百岁以上,人类也有潜力达到这一极限值。但目前人类还远不能达到自然寿命。其原因很多,但微量元素在细胞分裂、机体的生长发育、生殖、能量代谢以及酶系统方面的重要作用,很有可能也在衰老过程中发挥着某种重要作用,这方面的研究业已引起各国学者的关注。目前发现与衰老有关的微量元素有硒、锌、锰、铜、碘、铁等。

第二节　微量元素与衰老

衰老是一切多细胞生物生命活动的必然过程，表现为器官或细胞的功能随着年龄的增长所出现的退行性变化。在影响衰老进程的诸多因素中，活性氧自由基、胸腺细胞凋亡和免疫功能的改变与衰老关系密切。

一、与衰老有关的微量元素

调查发现，长寿地区存在一个“优越的微量元素谱”或称长寿谱。这一长寿谱由锰、钼、硒、氟、锶、锌、钙、镁组成。广西巴马土壤和饮水中富含锰和锌，长寿老人头发具有高锰低铜的特征。湖北百岁老人聚居地区，粮食中以富硒、富铁、低镉为特征，土壤、饮水中也富含锰、锶、硒、锌、铜、铁、钙、镁等元素。云南云龙金竹林村白族长寿区土壤、饮水和某些谷类中的铬、钼、锌、硒、钙、镁含量甚至比湖北省百岁老人聚居区还高。这一地区长寿老人头发也含有较多钙、镁、锰、铬、铁、锌和低铜的特征。

根据不同年龄人群发质中微量元素的含量变化、延缓衰老中药和补益药(见表5-1)中，以及长寿地区长寿老人发质中微量元素的含量情况，目前认为与衰老过程有关的微量元素主要有锰、钴、锌、锶、铁和铜等。

表5-1　常见抗衰老中药中的微量元素

元素	中　药
铁	中药复方四君子汤、川续断、艾叶、菟丝子
锌	何首乌、仙灵脾、枸杞、熟地、补骨脂、桑寄生、川续断、艾叶、白术、菟丝子
硒	胡麻仁(即黑芝麻)、大蒜、黄芪
锰	肉苁蓉、补骨脂、仙茅、枸杞、淫羊藿、何首乌、熟地、肉桂
铜	鳖甲、龟板、丹参、赤芍

(一) 锰

中国传统医学认为，肾精以锰、锌为物质基础。故肾虚病人多采用锌、锰含量比较高的中药来治疗。研究发现，补肾中药锌、锰含量较高，补益药中锰含量通常也比较高。

如前所述,长寿地区存在一个“优越的微量元素谱”,其中含有锰。许多长寿地区土壤、饮水和长寿老人发质中锰的含量比较高。调查显示,美国人动脉粥样硬化的发病率很高,其动脉中锰含量显著低于亚洲人。

锰抗衰老的机理可能与超氧化物歧化酶(Mn-SOD)的抗氧化作用有关。SOD是一种金属蛋白酶,按其金属辅因子的不同分为Cu/Zn-SOD、Mn-SOD和Fe-SOD。SOD具有清除自由基的功效,而自由基在人体衰老过程中发挥着十分重要的作用。

(二) 锌

自由基是人类衰老的主要原因之一。有氧条件下,自由基诱发剂可诱发细胞内外多种生化成分的过氧化,使细胞膜上的不饱和脂肪酸交联成脂褐素进而造成细胞膜、细胞内部结构和功能的损伤,引起生理生化反应的紊乱,表现出多种病变。一般来说,凡是能消除自由基或阻止过氧化物生成的物质都具有抗衰老功能。SOD是一种重要的抗氧化酶,锌是影响该酶活性的重要成分之一。另外,锌参与体内200种重要酶的合成与激活,可阻止铁与硫醇结合变成有害物质,保护细胞的稳定性免遭自由基的损害。研究显示,长期缺锌可导致SOD活性下降,清除自由基能力减弱。适宜的锌可以稳定细胞膜、拮抗膜脂质过氧化损伤,提高SOD活性,诱导机体产生具有很强还原作用的金属硫蛋白。

免疫系统的衰老加速了整个机体的衰老。正常的免疫系统功能在生命的早期即开始降低,在性成熟以后衰退速度加快。这些改变可能因免疫细胞自身因素和环境因素的改变引起。研究表明,补锌可以部分提高细胞免疫、体液免疫和非特异性的免疫功能。机体长期缺锌可以导致胸腺的严重退化及分泌的胸腺激素急骤减少,由B细胞诱导的体液免疫产生的抗体减少,使得在衰老过程中出现的T依赖自然杀伤细胞和T细胞亚属的数量和功能急骤降低,从而导致肺炎、关节炎、肠炎性疾病等的增加。临床观察显示,老年人群T淋巴细胞功能降低,感染性疾病的发病率和死亡率较高,这一状况因缺少营养素,特别是因缺锌而加剧。补锌能显著改善老年人细胞介导的免疫反应,提高造血干细胞分裂成新的T淋巴细胞的能力,稳定外周血液T细胞和B细胞亚群的平衡关系。T淋巴细胞对于控制病毒感染和调整B淋巴细胞产生抗体的功能是非常重要的,B淋巴细胞产生的抗体是拮抗细菌感染的重要物质。

另外,老年人易患肿瘤,而癌症病人常常缺锌,肾虚病人也往往缺锌。1992年全国营养状况调查的结果显示,我国人民膳食锌的摄入量仅为国家供给量标准的80%,因此可以推测老年人锌营养缺乏比较普遍。不少老年人通过补锌后,体质增强,其原因可能在此。

何首乌是常见的补益、补血的重要中药,其锌含量高达 421 mg/g,比一般中药的锌含量高出几十倍,也远远高出动物性食物。

(三)硒

硒是谷胱甘肽过氧化物酶(GSH-Px)和磷脂氢谷胱甘肽过氧化物酶的组成成分,能使过氧化物 ROOH 或 H_2O_2 还原成无毒的醇和水,减少活性氧并阻止自由基的形成,同时还能使细胞膜中的脂类免受过氧化氢的作用,从而发挥抗衰老的作用。

硒在抗衰老方面与维生素 E 具有协同作用,这与硒的抗氧化作用是一致的。一方面,硒可通过维持胰腺功能来保障胆汁酸盐微粒的形成以促进脂溶性维生素 E 的吸收。另一方面,硒还有助于维生素 E 在血浆中的滞留,以节省维生素 E 的用量;反过来,维生素 E 可通过维持硒的活化型,抑制硒的排泄,并可预防质膜的自身氧化,抑制过氧化氢的生成,减少硒的用量。

硒的抗衰老作用已得到部分流行病学调查的支持。1984 年,中国农业科学院兽医研究所对我国 28 个省、市、自治区生猪体内的硒含量进行了测定。结果显示,新疆、广西、广东、云南、宁夏等地猪肝的硒含量高于全国平均水平,而青海、河南、四川则相对较低。新疆、广西巴马瑶族自治县为闻名世界的长寿之乡,广东、云南、宁夏等地长寿老人也相对较多,而青海、河南、四川等地长寿水平较低。长寿地区硒含量相对较高这一状况可部分反映硒的抗衰老作用。海军抗衰老研究中心的丁克祥等调查发现,上海市年龄大于 90 岁的长寿老人发硒水平与成年人无明显差异,湖北省百岁老人血硒水平比健康者高 2~3 倍,河北省百岁老人头发有相对富硒、富锰和低镉的特点。法国 Simonff 等对 170 名法国健康和偶尔有病的老人全血、血浆和红细胞中的硒水平的考察研究也得出类似的结果,即健康老年人和青年人血硒水平无明显差异。

有关硒抗衰老的临床实验报告也有许多。法国 Deucher 对法国 1 265 例老年相关性疾病(糖尿病、关节炎、心血管疾病)患者及 1 100 位相对健康老年人补充抗氧化剂(维生素 E、维生素 C、硒、锌、β-胡萝卜素等),大多数患者获得良好效果。另外,有学者研究发现抗氧化剂维生素 E、硒、锌能减轻因过量运动而引起的自由基对肌肉的损伤,从而改变运动年龄阈值,延缓衰老。

二、微量元素抗衰老的机理

有关衰老的学说多达几十种,备受人们关注的也有 8 种之多,如遗传学说、内分泌学说、免疫功能减退学说、生物钟减退学说、蛋白质合成受损学说、生物膜损伤学说、微量元素学说和自由基学说。目前尚未有一种学说能独立阐明衰老的根本原因。自由基学说与其他衰老学说有着直接或间接的关系,并受许多实验支持,因而支持者甚众,构成了衰老机制研究中最为活跃的领域之一。

(一) 提高机体免疫能力

伴随着衰老,机体的免疫功能降低,对外来病原物的免疫反应能力也降低,对体内异常成分和代谢产生的有害物质的识别和清除能力降低,而对自身抗原的反应性增强,这些均可加剧衰老的进程。微量元素在免疫系统中具有重要功能,体内充足的微量元素是维持正常免疫功能的必要条件。铁、锌、铜、锰、硒是免疫器官正常发育和功能完善不可缺少的。胸腺素是促进T细胞成熟的因子之一,在体内以含锌复合物的形式存在。锌不足可引起胸腺素活性减低,导致免疫功能降低。硒能促进淋巴细胞产生抗体,使血液免疫球蛋白水平增高或维持正常,增强机体对疫苗或其他抗原产生抗体的能力。硒缺乏可使中性粒细胞的杀菌能力和趋化性移动能力降低,免疫球蛋白和抗体的产生受到抑制。缺铁可使外周血淋巴细胞对致有丝分裂因子反应下降,影响吞噬功能,降低中性粒细胞对细菌的杀伤能力,使T细胞数量轻度减少。缺铜可引起细胞免疫、体液免疫及非特异免疫能力降低。

(二) 调节自由基代谢,防止过氧化损伤

自由基是导致衰老、细胞损伤和退行性病变的根本原因。线粒体DNA损伤是细胞衰老与死亡的分子基础,线粒体DNA的损伤可影响能量ATP的产生,进而影响细胞的能量供给,导致所在器官功能的衰老。微量元素锌、铜、锰、铁、硒等作为自由基的淬灭剂,能终止自由基反应。

(三) 增强内分泌调节功能

内分泌系统主要通过激素来调节人体的生长发育与衰老过程,神经内分泌理论认为神经元和相关激素的功能消耗是衰老的根本原因。人体在衰老过程中,内分泌功能会发生明显变化,包括:①靶细胞受体减少且反应性减退;②激素降解率降低,导致血液中该激素的水平增加,通过反馈机制引起激素分泌减少;③神经内分泌调节功能减退。微量元素碘、硒、锌和铜与机体内分泌系统关系非常密切。碘是甲状腺激素的组成部分,铬是糖耐量因子的组成部分,胰岛素以晶态或亚晶态锌-胰岛素的形式存在于胰脏分泌腺中,体内锌水平的变化会影响胰岛素的合成、贮存和分泌。

(四) 维持生物膜的稳定性

生物膜是细胞膜和细胞器外膜的总称,重要的细胞器膜有线粒体膜、溶酶体膜和微粒体膜等。生物膜除了起隔离作用外,在膜内外物质的交换、信息传递、能量转换、神经传导等方面也发挥着重要作用。微量元素锌、硒等能以不

同的方式保护生物膜免受损伤。锌是组成生物膜脂蛋白的重要成分，能与细胞膜磷脂中磷酸根和蛋白质中的巯基结合形成牢固的复合物。缺锌可导致膜的氧化损伤，结构变性等。硒是谷胱甘肽过氧化物酶（GSH-Px）的组成成分，GSH-Px广泛存在于哺乳动物红细胞、肝、肺、心、肾、脑及其他组织中，可将脂质氢过氧化物或过氧化氢还原成无害的醇类和水，从而保护细胞和细胞膜免遭氧化损伤。

（五）维持酶的正常活性

酶是一切生命活动和生化反应的物质基础，没有酶，生物体中的化学反应无法进行，生命将无法维持。人体中已发现上千种酶，其中50% ~70%需要微量元素参与。许多必需微量元素或为酶的基本组成成分，或为酶发挥活性所必需。

第三节　微量元素与老年性疾病

一、心血管疾病

联合国卫生组织对全世界27个国家地区调查证实，心脑血管病是当今威胁人类健康的主要疾病。美国、加拿大及北欧等发达国家的主要疾病以冠心病为首，卒中即脑中风居第2位。中国、日本、前苏联则以脑血管病居首，冠心病居第2位。据资料统计，我国已有卒中患者500~600万，每年新发生卒中人数约180~200万，死亡100~120万。因冠心病发生心肌梗塞者，每年约有35~40万，死亡15~20万。我国每年因心脑血管病死亡者占死亡病因的半数左右。

心脑血管病指由动脉粥样硬化引起的心脏和大脑的血管性疾病，即冠心病及卒中的总称。50%的冠心病人患有高血压，70%的卒中病人患有高血压，高血压又是动脉粥样硬化的危险因素，因此心脑血管病有时也包括高血压病。

（一）动脉粥样硬化

动脉硬化是动脉的一种非炎性、退行性和增生性病变，导致血管壁增厚、变硬，失去弹性和管腔缩小。包括动脉粥样硬化、动脉中层钙化和细动脉硬化。动脉粥样硬化是一种与脂质代谢障碍有关的全身性疾病，主要累及大、中型动脉。病变特点是在动脉内膜发生脂质沉积，形成粥样斑块，导致动脉硬化。其危险性在于心、脑等重要器官的动脉发生粥样硬化，导致这些器官的缺血性改变，产生严重后果。血管壁分为内、中、外3层，动脉血管壁内外两层是两层薄膜，中层主要由平滑肌和弹力纤维组成。在内膜与中膜、中膜与外膜之间有内、外弹力板为界(见图5-2)。动脉粥样硬化是动脉最里边一层,即内膜上沉积了一些胆固醇类物质,形成许多高低不平的斑块,向管腔突出,使血管腔狭窄,管壁变硬。

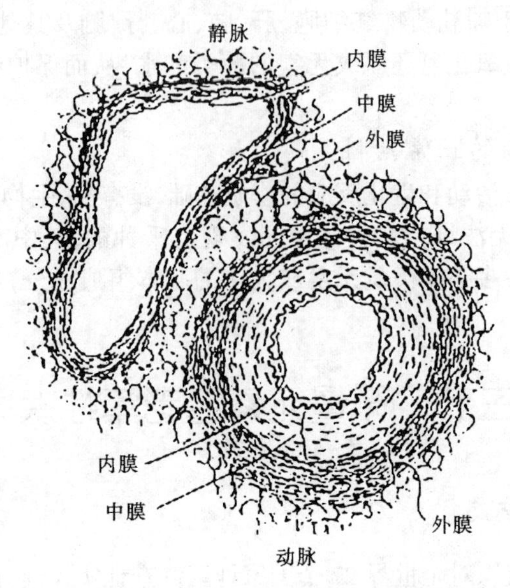

图5-2 中等大小动脉、静脉的横截面图

动脉粥样硬化是中老年人的常见病、多发病。目前认为高血脂、高龄、吸烟、糖尿病、高血压是引发动脉粥样硬化的危险因素,而微量元素铬、铜、硒、锰等的缺乏也是重要原因。

1. 铬

三价铬具有生物活性,其中以葡萄糖耐量因子(GTF)中铬的作用最强。GTF是胰岛素的辅因子,可促进胰岛素与组织结合,使胰岛素的作用得到充分发挥。另外,葡萄糖氧化分解释放能量,也需胰岛素和铬参与。缺铬,葡萄糖不能得到利用,不能正常分解或转化为脂肪储存,从而导致血糖升高,出现尿糖,血清胆固醇也会升高。

缺铬是动脉粥样硬化、冠心病的病源性因素。补铬可使胆固醇饮食诱发动脉粥样硬化的斑块缩小,动脉壁胆固醇减少,降低胆固醇含量。调查显示,动脉粥样硬化高发区人群机体和主动脉中铬含量明显低于低发区。

2. 锌/铜

锌与动脉粥样硬化之间的关系比较复杂。有人认为,动脉粥样硬化与自由基有关,金属硫蛋白有清除自由基的功能,锌作为金属硫蛋白的诱导因子,可抑制动脉粥样硬化的发展。锌参与抗氧化酶SOD的合成,并可防止质膜的过氧化作用，可使高血脂症产生的内皮细胞脂质过氧化产物 LPO 含量明显降低，SOD 活性增加。边缘性缺锌可引起血浆高密度脂蛋白胆固醇（HDL-C）显著降低，其组分载脂蛋白 apoA1、apoC、apoE 也明显下降，从而引致低胆固醇血症。但大剂量补锌同样可致 HDL-C 下降。目前多数学者认为，高锌是动脉粥样硬化形成的一个重要因素，高锌可加重缺铜，缺铜可致赖氨酸氧化酶活性降低。弹性蛋白和胶原纤维中共价交联的形成受到阻碍，胶原和弹性蛋白成熟迟缓，组织中弹性蛋白合成减少，造成血管形成不良，使血管和组织的脆性增加，促使动脉粥样硬化的发生。高锌低铜还可致高胆固醇血症。

3. 硒

大量研究认为自由基、脂质过氧化与动脉粥样硬化有关，抗氧化剂与动脉粥样硬化之间存在相关性。流行病学资料显示，冠心病发病率与维生素 E 水平和硒水平呈负相关。缺硒，GSH-Px 活性降低，脂质过氧化加强，脂质过氧化产物 LPO 浓度增高，抑制血管壁前列腺环素（PGI_2）的合成，使 PGI_2/TxA_2（血栓素）比值下降，导致血栓形成，血管壁损伤区胆固醇沉积及血管平滑肌增生，促使动脉粥样硬化的发生。与此相反，GSH-Px 活性的增高能大量破坏在血管壁损伤处集聚的胆固醇，调节体内血脂代谢，防止或逆转上述动脉粥样硬化过程的发生。

动物实验表明，加硒可明显抑制高脂血清小牛主动脉内皮细胞 LPO 的形成，升高 PGI_2 的含量，防止血栓形成。硒或维生素 E 及二者联用可不同程度地降低家兔血浆中内皮素（ET）的水平和 LPO 含量，提高全血 GSH-Px 和血清 SOD 活力，缩小动脉粥样硬化的面积。

4. 锰

动物实验显示，锰和胆碱可防止大鼠肝内过量脂肪的储存，而且存在协同作用。缺锰可使细胞膜的脂质过氧化速率增加，影响脂质双层结构的稳定性，使膜的流动性受到影响。调查发现，动脉粥样硬化发病率高的美国人，其动脉内锰含量比较低。

（二）冠心病

冠心病是动脉粥样硬化引起的心肌缺血、缺氧而发生的心脏病，在欧美各国已成为威胁人类健康的头号杀手。在我国，近年来冠心病死亡率有上升趋势，并已占据心血管病的首位。由于冠心病出现临床症状多在中年以后，发病死亡常发生在工作能力和创造能力最高、对社会和家庭贡献最大的年龄组，即 40～60 岁，因此影响和危害极大。

冠状动脉是供给心脏营养的血管，分为左右两支（见图 5-3）。左冠状动脉又分两支，前降支和回旋支。冠状动脉粥样硬化在横切面上呈新月形，狭窄

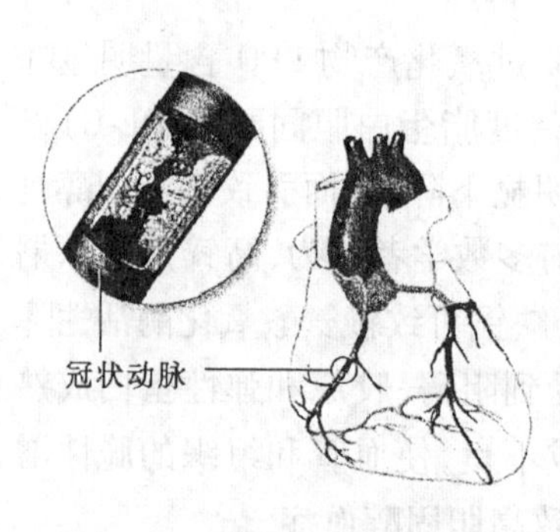

图 5-3 心脏外形与冠心病

程度一般分Ⅳ级。Ⅰ级管腔狭窄在 25% 以下，Ⅱ级狭窄在 26% ~ 50%，Ⅲ级狭窄在 51% ~ 75%，Ⅳ级狭窄在 76% 以上。由于冠状动脉供血不足而引起的缺血性心脏病称为冠心病。通常一般人所说的冠心病，是指冠状动脉粥样硬化性心脏病。

冠心病可分为隐匿型、心绞痛、心肌梗塞、心肌硬化和猝死等临床类型。隐匿型又称无症状性冠心病，诊断要点包括年龄大于 45 岁，有高血压、高血脂、糖尿病及吸烟等易患因素之一，病人多无症状，偶然体检时发现心电图有心肌缺血改变。心绞痛是临床常见的一种类型，有发作性胸骨后憋闷或紧缩感，多在 3 ~ 5 min 内消失。心肌梗塞的症状严重，持续性胸骨后疼痛，是不同原因引起冠状动脉堵塞，导致心肌缺血性坏死。心肌硬化表现为心脏增大、心力衰竭和心率失常等，为长期心肌缺血引起心肌纤维化所致。猝死是指突发心脏骤停而死亡，多见于 30 ~ 49 岁的人，男性比女性多 3.9 倍。

冠心病的发病原因很多，可能与脂质代谢紊乱，以及随年龄增长的动脉管壁正常结构和机能缺陷有关。近年来，有关微量元素与心血管病之间的关系引起了人们的极大兴趣，利用微量元素治疗和预防心血管疾病显示出广阔的应用前景。

1. 铬——其缺乏是引致冠心病的病源性因素之一

铬缺乏可导致脂类、糖代谢障碍，间接引起冠心病。调查发现，冠心病发病率高的北美人心脏和主动脉中铬含量显著低于发病率低的非洲人。有研究指出，冠心病患者血清铬明显降低，病情严重程度与血铬水平呈显著相关，血铬可能是冠心病的最佳预测因子和监测指标。

2. 铜——高锌低铜是冠心病发病的危险因素

调查发现，美国东部和西部非冠心病死亡率相近（分别为 424/100 000 和 432/100 000），而冠心病死亡率东部明显高于西部（分别为 429/100 000 和 336/100 000）。与此相反，东部土壤中铜的含量明显低于西部（分别为 144 μg/g 和 21 μg/g）。尸检发现，心肌梗塞死亡者心肌铜含量明显低于意外事故死亡者。

许多研究表明，高锌可干扰铜的代谢，高锌低铜膳食或 Zn/Cu 比值增大，可引起胆固醇代谢紊乱，产生高胆固醇血症，是引起冠心病发病的危险因素。

3. 硒

世界卫生组织和国际原子能学会已把硒列为与冠心病有关的五种微量元素之一。资料表明，低硒能直接促进冠心病的发展，是冠心病的死亡原因之一。特别是血清硒低于 45 mg/L 时死亡率显著增加，其主要原因是低硒损害心肌组织。机体缺硒，GSH-Px 活性降低，脂质过氧化加强，对内皮细胞依赖的前列环素(PGI_2)合成分泌减少、缩血管因子分泌相对增加，内皮细胞对脂质摄入增加，代谢和排出减少，内皮下脂质沉积，促进了粥样斑块的发生和发展。另一方面，低硒或缺硒影响花生四烯酸代谢，使 PGI_2 合成和分泌减少，血栓素生成增多，造成血管收缩，血小板对血管壁黏附、聚集增强，加快动脉粥样硬化的发生。

临床实验结果显示，冠心病患者血中硒含量明显低于正常人。随着血中硒浓度的下降，冠心病及其死亡危险性显著增加。心绞痛静止期、发作期冠心病患者血中脂质过氧化产物 LPO 和 GSH-Px 密切相关，GSH-Px 越低，LPO 越高，可反映心肌缺血性损伤的程度。对冠心病患者补硒治疗，可使 LPO 下降，GSH-Px 活性升高。

芬兰是世界上有名的低硒国家，芬兰东部是世界上冠心病、动脉粥样硬化引起死亡率最高的国家，这并不是巧合。芬兰学者 Jukka 等人研究认为两者之间存在联系，土壤和饮食中低硒是引致冠心病、动脉粥样硬化的重要因素。

4. 锌

缺锌可影响机体抗氧化酶的活性，使自由基清除率降低，脂质过氧化反应增加，引起血管硬化，进而导致心血管病的发生。研究证实，冠心病等心血管病患者心脏中锌含量减少，心绞痛发作时，锌浓度明显降低。血清锌值的变化甚至可以作为冠心病的预报因子之一。

(三) 高血压

大量研究证实，高血压(见表 5-2)是引起心脑血管、肾脏疾病的重要危险因素，其并发症冠心病、脑卒中、肾功能衰竭等具有高度的致死率和致残率。高血压的发病与年龄有关，其患病率随年龄增长而增加。调查显示，25 ~ 34 岁组患病率约为 4% ，35 岁以后年龄每增长 10 岁，患病率约增加 10% 。男性患病率高于女性，分别为 14.39% 和 12.84% 。

流行病学资料显示，高血压有明显的地域性特征，各地区高血压患病率有明显差异。在我国，高血压的发病存在明显的北高南低、由东北向西南递减趋势。1991 年调查结果显示，北京、天津、河北、山东、吉林、辽宁、黑龙江、内蒙等地高血压患病率较高，均超过了 11% ；广东、广西、上海、浙江、江苏等南方省市的患病率较北方省市低，均低于 10% 。在全国，西藏患病率最高，为 15.77% ；海南省最低，为 5.86% 。农村地区高血压的确诊率和临界高血压患病率均显著低于城市。

表 5-2 WHO 和国际高血压学血压水平的定义和分类 (mmHg)

类　别	收缩压	舒张压
理想血压	<120	<80
正常血压	<130	<85
正常高值	130~139	85~89
1 级高血压(轻度)	140~159	90~94
亚组临界高血压	140~149	90~94
2 级高血压(中度)	160~179	100~109
3 级高血压(重度)	≥180	≥110
单纯收缩性高血压	≥140	<90
亚组临界高血压	140~149	<90

高血压有一定的遗传因素,各民族之间发病率存在明显差别。我国 56 个少数民族中患病率最高的分别为朝鲜族(22.95%)、藏族(21.04%)和蒙古族(20.22%),最低的为黎族(6.05%)、哈尼族(4.82%)和彝族(3.28%)。

多数研究认为高血压是遗传因素和环境因素长期相互作用的结果,内因作用约占 20%,环境因素起主要作用。在种族遗传因素不变的情况下,生活方式、膳食等环境因素的改变可以导致血压的上升。目前比较公认的能够影响高血压发生的生活方式有热量过量摄入、体力活动减少、高氯化钠摄入、过量饮酒等。

研究显示,体重与高血压之间存在着高度相关。对年龄进行调整后发现在所有危险因素中,体重指数(BMI)对男性和女性的收缩压和舒张压产生的影响最大。中、美心血管病流行病学合作研究显示,基线时体重指数每增加 3 个单位,4 年内女性发生高血压危险可增加 57%,男性可增加 50%。

酒精是高血压发生的一个独立的危险因素。有研究表明高血压总体发病率的 5%~7%由过量饮酒引起(对男性可达 11%)。对于有高血压家族史的人而言,饮酒与其交互作用明显大于超重与其交互作用。

除以上因素以外,微量元素及某些宏量元素的摄入,特别是一些重金属的污染也是引致高血压发生的重要因素。

血压是血液对血管壁的侧压力。影响血压的因素很多。从血压的形成看,有心脏射血、外周阻力和血液充盈。一般影响最大的是外周阻力,外周阻力越大,血压越高。大量失血情况下,血液充盈度下降,血压会下降。血压不仅受神经系统的调节,同时还受体液的影响。这些体液因素主要有两类,一类通过血液携带，作用于整个心血管系统，称为全身性体液调节，如肾素-血管紧张素系统、儿茶酚胺和血管升压素等；一类则在组织中形成，主要作用于局部的血管，对局部组织的血流起调节作用。如血管内皮舒张因子、心钠素、前列腺素、阿片肽和组胺等。微量元素主要通过干扰体液因素影响并调节血压。

1. 硒——高血压防治的可能途径

高血压的发生、发展与体内脂质过氧化水平、血管内皮功能障碍、血液流变改变等因素有关。硒可通过降低体内脂质过氧化水平、保护血管内皮细胞功能、降低血液黏滞度等作用降低血压。

临床实验表明，高血压病例组全血、血浆硒水平及血浆 GSH-Px 均显著低于健康对照组，高血压病人体内血浆脂质过氧化水平、红细胞对脂质过氧化的敏感性显著升高。而硝苯地平的降压作用部分就是通过提高高血压患者体内 SOD 和 GSH-Px 活性，降低体内脂质过氧化水平实现的。有人曾运用补硒的办法治疗和预防妊高症的发生。结果显示，给具有妊高症高危因素的孕妇补硒（100 μg/d）治疗，可明显降低妊高症和妊娠性浮肿的发病率。

血管内皮细胞是衬在心脏和血管腔面的一层单层细胞组织，可生成并释放一些血管活性成分，引起血管平滑肌舒张和收缩。这些物质可分为舒血管和缩血管物质两类。舒血管物质主要有前列环素、内皮舒张因子（即 NO）等，其中 NO 尤其重要。NO 可激活血管平滑肌内的鸟苷酸环化酶，从而使环鸟苷单磷酸（cGMP）升高，胞内 Ca^{2+} 浓度降低，导致血管舒张。缩血管物质也称为内皮缩血管因子（EDCF），近年来研究较深入的是内皮素。内皮素是内皮细胞合成和释放的由 21 个氨基酸构成的多肽，是已知最强烈的缩血管物质，可通过缩血管作用，增强血管阻力，产生高血压。正常情况下，NO 和内皮素协调释放维持血管舒缩平衡，保持血压在一定水平。研究表明，缺硒状态下，GSH-Px、SOD 等抗氧化酶活性降低，导致自由基生成增多，后者可通过灭活 NO 导致内皮依赖性血管舒张功能受损而引起高血压。动物实验显示，高血脂大鼠血浆内皮素明显升高，补充硒可得到明显缓解。

临床研究发现，高血压患者全血黏度、血浆黏度、红细胞聚集指数均显著高于对照（$P < 0.01$），红细胞刚性指数、红细胞压积、血红蛋白自变量也有明显升高（$P < 0.05$）。研究表明，高血压患者血液流变性的变化主要是血浆黏度升高、红细胞变形能力降低等。导致这种变化的原因是过氧化和抗氧化失衡导致细胞膜磷脂成分改变所致。动物实验显示，用低硒病区粮喂养的大鼠红细胞压积升高，红细胞聚集性增强，补硒或维生素 E 可得到明显纠正。

硒与高血压发病之间的关系为高血压的防治提供了一条新的途径。

2. 镉——高血压的病因之一

原发性高血压疾病的发病机制与体内钙稳态失衡、脂质过氧化损伤及异常水钠潴留有关。镉可通过引起细胞内钙超载、细胞脂质过氧化损伤及增强体内水钠潴留、降低心房利钠肽(ANP)水平等引起高血压。体内镉增高是导致高血压的病因之一。

钙是细胞内十分重要的代谢调节剂,许多细胞生理功能如递质释放、蛋白质磷酸化、蛋白酶的激活等都与钙密切相关。镉与钙具有类似的原子半径,故可直接在质膜、线粒体或微粒体膜钙转运和贮存的特殊位置上与钙发生竞争,部分或完全取代钙。镉的许多毒理作用可能是通过细胞内钙代谢紊乱而引起的。实验证明,镉离子可直接与 Ca^{2+}-ATP 等酶的巯基结合,使酶活性丧失,从而造成细胞内 Ca^{2+} 浓度持续升高,导致细胞内钙超载。细胞内钙超载最终可导致血管平滑肌收缩、肌张力和外周阻力增高,从而加速高血压的发生、发展。

自由基损伤可导致红细胞膜磷脂成分改变,使红细胞变形能力下降,从而影响血液流变学,使氧释放能力下降,损伤内皮细胞,引起管腔狭窄,造成心肌缺血,导致左心室肥厚。红细胞变形能力的下降可能是高血压发病的重要原因之一。研究表明,镉可通过降低 SOD 及 GSH-Px 的生物活性导致脂质过氧化。

钠的潴留是原发性高血压的启动因素。动物实验显示,镉可导致肾小管 Na^{+}/K^{+}-ATP 酶活性下降,引起钠向细胞外的转运降低,从而使细胞内钠浓度升高,肾小管排钠减少,体内钠、水潴留,血容量增加,引致高血压。同时细胞内的高钠,又使 Na^{+}-Ca^{2+} 交换减少(Ca^{2+} 外流减少),最终引起细胞内 Ca^{2+} 浓度升高,血管平滑肌收缩,肌张力和外周阻力增高,进一步使血压升高。

3. 铅——危险因素之一

高血压是铅作业工人的禁忌病。铅可通过损害肾组织和功能,增加血中儿茶酚胺水平,抑制 β-肾上腺素能受体兴奋,使儿茶酚胺对 α-肾上腺素能受体作用增强,动脉收缩增强,血管壁对儿茶酚胺的反应性增强,从而导致高血压。

哈佛大学在波士顿的公共卫生学院的一个研究小组指出,一个人在接触大量铅后,大部分的铅可通过肾脏排出,但血液循环中滞留铅的 7% ~ 10% 被贮存在骨骼中。因而骨骼中铅的读数可能比血液循环中的铅能提供一个更好的高血压预测。他们研究发现,高血压患者骨骼中的铅显著高于正常人,胫骨中的铅储量似乎能预测高血压。铅的长期积累将使人陷于患高血压的风险之中。含 37 mg 铅的人(占该组的 90 %)比含铅量 8 mg 的人(占 10%)患高血压的风险高 50%。大约有 16% 的年龄为 50 岁或 50 岁以上的高血压男性患者其病因可归咎于或至少部分地归咎于铅。

4. 某些宏量元素与高血压的关系

(1) 钙:饮食中钙的含量增加可降低血压。钙可削弱血管的反应性,抑制血管对去甲肾上腺素的加压作用。有研究表明,长期或大剂量补充钙能降低血脂;短期供应 1 000 mg 元素钙能明显降低正常血压和中度高胆固醇血症体内胆固醇浓度。

(2) 钾:钾可通过利尿降压,也可直接作用于动脉血管平滑肌舒张血管,还可通过影响肾素-血管紧张素、外周阻力和中枢神经或外周神经系统等降压。流行病学调查发现,高盐饮食地区高血压发病率明显高于低盐饮食地区,而低钠高钾、高钙膳食可预防高血压,对原发性高血压也有明显降压作用。

(3) 钠:流行病学证明钠的摄入和血压水平显著相关。研究表明,每人每天盐摄入量由 4.2 g 增至 12 g 可使 15% 的青年人和 50% 的老年人血压水平提高 0.665 kPa (5 mmHg),使多数青年人的血压提高 0.13 ~ 0.40 kPa (1 ~ 3 mmHg)。对于有高血压家族史的患者来说,高盐饮食更是导致高血压的罪魁祸首。食盐摄入过多时,钠在血管中的潴留使血管壁水肿,管腔因此缩小,外周阻力增大,同时血管对缩血管物质的反应增强,血管收缩增强,从而引致血压升高。

研究发现,降低盐的摄入有利于改善健康状况和延长寿命,并不会产生不利影响。美国食盐的饮食推荐量仅为 500 mg/d。WHO 建议每人每天盐摄入量不超过 6 g。中国人群食盐摄入量高于西方国家,北方约为每天 12 ~ 18 g,南方约为每天 7 ~ 8 g。

事实上,有关高盐饮食的危害不仅仅局限于此。澳大利亚悉尼大学的研究人员发现,如果食物中盐分含量过高,患白内障的可能性就会增加,钠摄入量最高者比钠摄入量最低者患后囊下白内障的可能性高出 2 倍。同时,盐摄入量高的人也可能患其他容易导致白内障的疾病。

二、脑中枢疾病

(一) 帕金森病

帕金森病又称震颤性麻痹,是老年人常见的一种以黑质纹状体区多巴胺(DA)能神经元进行性缺失为特征的中枢神经系统变性疾病。主要有以下表现。

(1) 震颤:病人身体的部分肌肉出现每秒 4 ~ 8 次有节律的收缩和舒张,最先出现于肢体的远端,多由一侧上肢的远端开始,逐渐向同侧下肢、对侧上下肢扩展。

(2) “动画样运动”:肢体活动似有断续停顿,看上去有如早期动画片那种动作不连贯的感觉，又像机器齿轮转动一样，所以又称“齿轮样”强直。

(3) “写字过小症”：病人手指不能作精细的动作，书写极为困难，字写得弯弯曲曲，越写越小。

(4) 运动缓慢：活动减少，常常呆坐，一切运动都显得缓慢。

(5) “慌张步态”：起步困难，启动后以碎步向前冲，越走越快，不能及时停步或转弯。

(6) “面具脸”：面部肌肉痉挛，缺乏表情，很少眨眼而像面具脸谱。严重时可出现流口水、痴呆等表现。

(7) 卧床瘫痪：肢体长期强直可引起疼痛、畸形，晚期病人常完全不能活动而需长期卧床，易导致肺部感染、尿路感染和褥疮。这是病人的主要死亡原因。

帕金森病的发病机理目前尚不清楚，但研究发现，某些微量元素如铁、锰、锌在其中可能发挥重要作用。

1. 铁——其代谢紊乱可能是帕金森病极为重要的发病因素

近年来越来越多的研究显示，铁与帕金森病发生密切相关。铁代谢紊乱，铁诱导的氧化应激及自由基生成很可能是帕金森病极为重要的发病因素。

铁在脑内主要集聚在白质，尤以基底神经节、红核及小脑齿状回内浓度最高，少突胶质细胞是脑内含铁的主要神经细胞。影像学及生化分析研究表明，帕金森病患者黑质致密区内铁水平增高。尸检结果显示，与年龄匹配的对照组相比较，帕金森病患者黑质内铁总量增高 175%，三价铁含量增高 225%。流行病学调查显示，帕金森病患者全身性铁代谢也遭到破坏。患者的循环铁、铁蛋白、转铁蛋白浓度、总铁结合力及转铁蛋白饱和度均显著低于对照组，仅转铁蛋白受体及饮食中铁摄入量与对照组相比无明显差异。

铁参与帕金森的确切机制尚不清楚。但脑黑质内铁含量的异常升高是帕金森病患者一个不变的特征，因此铁超负荷的产生可能是帕金森病发病的一个重要因素。

目前认为黑质内过量的活性铁可作为一种神经毒素诱导氧化应激，生成细胞毒性羟自由基，引发膜脂质过氧化等一系列氧化损伤而最终导致细胞死亡。其具体机制如下。

(1) 铁与细胞毒性自由基的相互作用。帕金森病患者脑铁含量比较高，游离态的 Fe^{2+} 可与 H_2O_2 作用通过 Fenton 反应生成高活性且毒性最强的羟自由基。后者可能介导绝大部分自由基所致的蛋白质、不饱和脂肪酸及 DNA 损伤。

(2) 铁与黑色素的相互作用。在正常生理条件下，黑色素作为一种抗氧化物，与 Fe^{3+} 结合使其处于氧化态而不具活性。但帕金森患者脑中游离 Fe^{3+} 浓度升高时，它可与 Fe^{3+} 结合并将其降解为 Fe^{2+}。Fe^{3+} 与黑色素亲和力低，释入胞浆后通过 Fenton 反应生成羟自由基。

(3) 铁与多巴胺(DA)的相互作用。6-羟多巴胺(6-OH-DA)是 DA 的一种毒性衍生物，可能有内源性毒素作用，在体内可通过铁催化的 DA 氧化作用生成。许多实验证实将6-OH-DA直接注入黑质内可诱发帕金森症。

2. 锰——帕金森症的发病因素之一

脑是锰的主要靶器官之一。长期吸入高浓度锰烟和尘所致慢性中毒患者可以出现典型的震颤麻痹。症状包括乏力、头痛、肌肉痉挛、食欲低下、感情冷淡、失眠、性欲减退，语言单调、面无表情、书写及精巧动作障碍、前进与后退步态异常等。即使脱离锰的接触，症状并不因此减退。我国台湾学者 Huang 等对 5 名慢性锰中毒患者的 10 年追踪研究显示，其帕金森病病情逐年加重，尤以步态(其中一例病人有雄鸡步态)僵直、足轻拍速度和书写的改变更为明显，血、尿、头发和阴毛锰含量恢复至正常，但磁共振成像(MRI)在 T_1 未见顺磁高强度信号，表明患者在脱离锰暴露 10 年后病情仍在继续发展。

挪威进行了一项关于 Sauda 地区帕金森发病率的流行病学研究，该地区拥有世界上最大的、直到 1923 年还很活跃的铁-锰工厂。5 294 名居民中发现了 13 例帕金森病例，其流行率为 245.6/100 000，远大于其他地方的发病率。20 世纪 20 年代以来，意大利北部铁-锰合金工厂周围的居民的调整年龄帕金森流行率和调整性别帕金森流行率高于 400/100 000。

3. 锌

锌为脑组织中含量最丰富的金属离子之一，灰质中含量比白质多 2 倍，其中以海马最多，其次为皮层、纹状体和小脑。研究显示，帕金森病患者血清锌明显降低，Zn/Cu 比值下降，脑脊液中的锌明显减少，黑质、尾状核和外侧核中的锌明显增多。表明帕金森症不仅仅涉及锌缺乏，也存在锌离子转运功能的紊乱。

(二) 老年性痴呆症

老年性痴呆症(Alzheimers Disease，AD)是 1906—1907 年间由德国神经科医生 Alzheimer 发现的，故此得名。AD 是一种大脑退行性疾患，约占老年人痴呆疾患的 50%，已被公认为是夺去老人生命的第四大疾病。AD 病程一般较长，约为 3～20 年，由于患者生活不能自理，因此给个人、家庭和社会带来沉重的负担。目前，我国患有此病的老人大约有 1 000 万，65 岁以上人群患病率为 5.1%，75 岁以上老人可达 10% 以上。

AD 是一种综合病，以老年斑、神经纤维缠结和神经元丢失为主要病理改变，临床特征主要为语言、记忆、认知、思维、情感和行为的障碍。AD引起的智能减退在开始的1～3年间表现为近记忆力减退，经常遗忘随身所带的东西如眼镜，地理环境定向力也逐渐减退，出了门会回不来，判断力思维能力也下降，不能胜任新的任务。随着时间的延长，行为情感出现异常，随地大小便，甚至出现违法行为，5～8年以后智能全面衰退，生活不能自理，卧床不起，也有出现严重的肌强直和震颤，甚至有四肢抽搐、发作癫痫之表现，常合并继发感染死亡。

AD的发病机理目前尚不清楚，有胆碱能学说、基因突变学说、细胞凋亡学说、免疫功能紊乱学说、铝中毒学说、遗传学说及淀粉样蛋白级联放大学说，等等。流行病学研究显示，AD可能与母亲生育年龄、饮酒、吸烟、精神压抑、负面生活事件、头颅外伤、脑创伤，甚至低文化、低收入、就医困难及子女不孝敬等因素有关。但许多因素目前并不确定，如饮酒、吸烟、精神压抑等。不过已有许多证据说明母亲生育年龄越高，其子女患AD的危险性越大，尤其是40岁以上才生育的妇女，对子女的影响更强烈。而且无论早发型或晚发型AD均同母亲生育年龄有关。微量元素在AD发病中也发挥重要作用。

与AD有关的微量元素主要有铝、铁、硒、锰、碘等，其中铝可能是AD发病的一个重要危险因素。

1. 铝——引起AD的危险因素

铝是非必需元素，摄入过多容易造成慢性中毒，毒性涉及神经系统、骨骼和造血系统，同时引起有关疾病。如透析性脑病、骨质疏松、AD等。

研究发现，环境中的铝含量过高与老年性痴呆的发病率、死亡率有关。有学者发现，饮用水铝含量过高时，人群患AD的危险性比饮用普通水高4.5倍；老年性痴呆患者脑内铝含量明显大于正常人，铁蛋白中含铝量比正常高5.6倍。

老年性痴呆的发病目前虽不清楚，但铝可致老年性痴呆已得到公认。已有专家使用螯合剂来驱除AD病人体内的铝，据观察可有效延缓老年性痴呆症病程进展。

2. 铁——在老年性痴呆的发病过程中发挥重要作用

铁在营养免疫、能量代谢、DNA合成、儿童的正常发育及智力发育中起着重要作用，同时在脑细胞的衰老过程中发挥着不可忽视的作用，与AD的发生有着密切联系。

铁在脑内主要分布于少突神经胶质细胞，在多巴胺能神经元含量虽然比较低，但却是必需的。铁可通过转铁蛋白受体透过血脑屏障，在脑内多与铁蛋白和转铁蛋白以结合形式存在，正常情况下脑内的非蛋白结合型低分子量的铁含量很低。

铁可发生自身氧化还原反应——Fenton 反应，产生氢氧自由基攻击脂质分子膜，造成机体的氧化损伤，但蛋白结合型铁不参与这种自由基生成反应。正常生理条件下，铝与血浆中的转铁蛋白完全结合，血浆中缺乏游离铝。当血浆中铝含量过高时，有些铝不能与转铁蛋白完全结合，从而以游离态的形式存在。游离态的铝通过血脑屏障，导致铝在脑中的蓄积。研究表明 80% ~ 90% 血铝通过转铁蛋白受体进入脑内，并与铁竞争性地与铁蛋白和转铁蛋白结合，从而使非蛋白结合型低分子量铁含量升高，增强铁催化的自由基生成反应，使自由基水平升高，进而导致神经细胞凋亡和坏死，引起脑功能障碍。AD 患者转铁蛋白普遍较低，大脑皮质中铁浓度增加。

3. 硒

硒具有抗氧化性，在脑中的分布非常广泛。调查研究发现，老年性痴呆症病人脑组织中硒的含量较正常人均有降低，但锰和硅含量升高。脑中硒浓度的降低导致自由基清除障碍，从而造成对神经细胞的毒害。

三、骨质疏松

原发性骨质疏松症（Osteoporosis，简称 OP）是以骨量减少、骨的微观结构退化为特征，致使骨的脆性增加，以及易于发生骨折的一种全身性骨骼疾病。随着人口结构老龄化，骨质疏松患病率日益上升，如今已成为全球范围内越来越严重的健康问题。我国骨质疏松症患者已达 6 300 万人，其中 1 500 万人曾发生过骨质疏松性骨折。

骨质疏松可分为三大类。一类为原发性骨质疏松，是随着年龄的增长必然发生的一种生理性退行性病变，包括绝经后骨质疏松、老年性骨质疏松。第二类为继发性骨质疏松，是由其他疾病或药物等因素所诱发的骨质疏松症。第三类为特发性骨质疏松，多见于 8 ~ 14 岁的青少年或成人，多半有家族遗传史，女性多于男性。妇女妊娠及哺乳期所发生的骨质疏松也可列入特发性骨质疏松。

目前认为原发性骨质疏松是激素调控、营养状态、物理因素、免疫功能、遗传因素等的综合结果，可能与宏量元素钙、镁、磷、钠，以及微量元素氟、硼、硅、锰、锌、铜、锶、矾、铝、铅、镉等有关，其中氟、铝、铅、镉是危险因子，雌激素分泌减少和钙代谢障碍是其主要原因。

1. 锶——治疗骨质疏松的良药

锶是一种必需微量元素，是骨骼和牙齿的重要组成部分，可促进骨骼发育和类骨质的形成，调节钙代谢。近年来的研究发现，锶在许多软体动物（如海兔、柔鱼、枪乌贼、古德蛤等)的胚胎发育中是必不可少和不可替代的,合适浓度的锶可使四膜虫寿命明显延长。

骨质疏松可能是钙、锶代谢紊乱所致,稳定的锶化合物对骨质疏松有治疗作用。研究表明,低剂量锶盐可降低骨吸收,维持较高的骨形成率,促进骨的合成、代谢。目前,锶已被应用于骨质疏松症的治疗中,被列为骨质疏松的三大新治疗措施之一。德国 Laves 公司已生产出适用于骨质疏松、骨折和骨痂形成障碍症的含锶药物 Stronticol,法国药业也生产出一种新的锶盐。

2. 氟——骨密度增强剂

氟能直接刺激骨细胞的增殖,增加胶原的产生、钙的沉积和碱性磷酸酶活性,刺激骨形成。氟还可刺激间充质细胞向成骨细胞方向分化,诱导骨形成。此外,氟化物还有抗骨吸收的作用,能取代羟磷灰石中的羟离子形成氟磷灰石,使骨矿物质的溶解度降低,抑制破骨细胞对骨的溶解,稳定和增加中轴骨的骨量,提高骨密度。研究发现,适量的氟可使脊柱骨矿物质密度每年增高5%,使绝经后骨质疏松妇女脊柱骨的骨折率明显降低。但需要注意的是,大剂量氟的摄入可引起氟中毒,导致骨质疏松和骨硬化。各种类型氟化物治疗骨质疏松的共同副作用包括胃肠道刺激、周围关节疼痛、缺钙和应急性骨折。

3. 铅——骨质疏松的潜在危险因素

骨骼可能是铅的靶器官之一。

铅可取代钙在羟磷灰石上的位置,以磷酸铅的形式与羟磷灰石结合沉积于骨中,直接造成骨细胞损伤。

铅可改变激素水平,特别是 1, 25-维生素 D_3 水平;损伤甲状旁腺、肝、肾等脏器,影响甲状旁腺素(PTH)的生产及维生素 D_3 的羟化,干扰钙、磷代谢。铅对钙、磷代谢的影响进一步干扰正常的骨化过程。

铅可取代钙离子或干扰钙离子的功能,损伤或改变细胞 cAMP 信号转导系统,从而影响正常骨细胞的信息传导,干扰骨细胞的功能。铅与钙通道的亲和性远大于钙与钙通道的亲和性,在去极化时,铅离子比钙离子更容易进入细胞内,产生 α-肾上腺素能兴奋或去极化,导致异常的钙信号或铅离子的流动,使细胞信号传导紊乱,干扰正常骨细胞的功能。

铅还可损伤女性生殖系统使雌激素分泌受抑制,影响骨的形成。

4. 镉——镉中毒的危害之一是引起骨质疏松

镉引起的骨质疏松、软骨症和骨折不仅发生在日本“痛痛病”地区,在长期接触镉的职业人群中也有发生。一般认为,镉所致的骨疾继发于肾损伤。镉中毒时,肾脏对钙、磷的重吸收率下降,维生素 D 代谢异常。

近年来的研究表明,镉亦可损伤成骨细胞和软骨细胞,镉致骨损伤时所需的组织镉含量低于镉致肾损伤时的肾镉阈值约数千倍,骨对镉的毒性更为敏感。体外胚骨或成骨细胞培养实验显示,微量的镉可引起骨钙和前列腺素2(PGE_2)的丢失,影响骨的生长、钙化,骨胶原、基质和DNA的合成也可受到抑制。整体动物实验表明,一次性染镉便可以引起骨钙丢失。

5. 铝——可能是骨质疏松的致病因素之一

人体中铝的95%结合在血浆中,随后蓄积于骨、肝、脾、脑等器官,骨是受累最严重的器官之一。在北美依赖肾透析的患者中,与铝有关的骨质减少症有肾性骨营养不良和骨发育不全等的,分别占20%和33%。铝可能是老年性骨质疏松的致病因素之一,老年人肾排泄功能比较差,容易造成铝在体内的蓄积,进而影响磷代谢,导致骨矿化障碍。

铝可通过影响钙、磷代谢间接影响骨代谢。研究发现,铝的存在可降低十二指肠对钙的吸收,还能与磷形成难溶性的磷酸盐,降低磷在肠道的吸收。

铝还可直接抑制骨矿化。铝能在柠檬酸根参与下引起钙代谢紊乱,抑制钙的沉积;可与钙调蛋白(CaM)结合导致蛋白结构的改变并影响CaM调节钙反应的能力;可与氟发生络合,增加氟的排泄,降低血浆氟水平,从而影响骨的代谢。

另外,铝可与胶原蛋白结合,沉积于骨上,抑制成骨细胞和破骨细胞的增殖和功能。

6. 其他

缺铜可引起胶原和弹性蛋白合成障碍,造成结缔组织缺陷及动脉和骨骼病变。锌是成骨细胞分化标志性酶——碱性磷酸酶的辅基,锌缺乏时骨中碱性磷酸酶活性下降。硼和骨、软骨代谢关系密切,缺硼对骨形成和骨量保持不利,是骨质疏松的病因之一。钒对成骨细胞和破骨细胞均产生影响,可促进成骨,抑制破骨,对骨质疏松可能具有防治作用。

四、糖尿病

糖尿病是一种中老年人常见病之一,危害仅次于心血管疾病和肿瘤,主要表现为“三多一少”的代谢紊乱临床症状。三多指多吃、多饮、多尿,一少指体重减轻。糖尿病可分为Ⅰ型和Ⅱ型。Ⅰ型糖尿病是胰岛素依赖型糖尿病,必须依赖胰岛素治疗。Ⅱ型糖尿病是非胰岛素依赖型糖尿病,一般不需要胰岛素治疗。

成人糖尿病患病率约为3%,发病半数在40~60岁之间。据世界卫生组织预测,世界糖尿病患者人数由1997年的1.38亿到2025年将突破3.0亿。其中大部分新增加的糖尿病患者是在发展中国家,特别是Ⅱ型糖尿病将在中国和印度等发展中国家成为流行病。

我国改革开放20年来，随着经济发展，人民生活水平的提高，糖尿病患病率已由1980年的0.67%上升到1996年的3.2%，增加了4.8倍。保守地估计，我国现有糖尿病患者3 000多万。1996年调查糖耐量损害患病率为4.7%，即全国约有近5 000万糖尿病后备患者，其中每年约有3%的人将转为糖尿病，即平均每年将新增加糖尿病患者约150万。但由于检出率有限，80%的糖尿病患者并不知道自己患病。

糖尿病可疑人群主要有：直系亲属有患糖尿病者、双胞胎中有一人患糖尿病者、生过巨大胎儿的母亲、糖耐量低减者（IGT）、中老年肥胖者，以及患有高血压、动脉硬化、高血脂、冠心病、脑血管病者，代谢紊乱综合征（X综合征者）、长期使用激素者，喜甜食者等。

糖尿病是由于人体内胰岛素绝对或相对不足，以及靶细胞对胰岛素的敏感性降低引起的以糖代谢紊乱为主的全身性疾病，其发生、发展涉及多种病理过程。糖尿病发病原因非常复杂，包括遗传因素、精神因素、肥胖因素、长期摄食过多、感染和妊娠等。已有令人信服的证据表明，微量元素在胰岛素的生成和作用以及糖尿病人的能量代谢中起着极为重要的作用。

1. 铬——糖耐量因子的组成成分

铬是糖耐量因子的组成成分，其主要功能是加强胰岛素作用，促进糖代谢和脂代谢，维持身体中所允许的正常葡萄糖含量。实验证实，铬缺乏导致葡萄糖耐量降低，生长速度和寿命下降，血清胆固醇水平升高，外周组织对内在的和外源胰岛素的敏感性降低。

临床研究发现，糖尿病患者血清、头发、肝组织中铬含量下降。目前，给Ⅱ型糖尿病人以及高血脂病人补铬200～1 000 μg/d，大多数得到良好结果，且未发现毒副作用。美国农业部贝兹维尔人类营养中心的Anderson等人的研究结果显示，补充有机铬200 μg/d和1 000 μg/d均可有效降低Ⅱ型糖尿病患者血糖、血胰岛素及糖化血红蛋白水平和血胆固醇含量，且1 000 μg/d效果更好。

2. 锰——可通过影响葡萄糖生成对糖代谢产生影响

锰是多种酶的成分和活化剂，与蛋白质和核酸的合成有密切关系。葡萄糖生成过程中涉及丙酮酸羧化酶和磷酸烯醇丙酮酸羧激酶。这两种酶都与锰有关，丙酮酸羧化酶是含锰酶，磷酸烯醇丙酮酸羧激酶的激活需要锰的参与。显然锰可通过影响葡萄糖生成对糖代谢产生影响。

动物实验结果显示，缺锰可导致胰腺发育不全，胰岛β细胞数目减少，导致胰岛素合成量、分泌量降低，葡萄糖利用率减少，出现尿糖。临床实验显示，糖尿病患者血清锰低于正常水平。有些糖尿病患者对胰岛素治疗无效，但注射锰制剂后，血糖下降。

3. 锌——与胰岛素的合成、贮存和分泌密切相关

胰脏是锌代谢最敏感的器官之一，胰岛β细胞具有很高的积累、转移和贮存锌的能力。胰岛素以晶态或亚晶态锌-胰岛素的形式存在于胰脏分泌腺中，体内锌水平的变化会影响胰岛素的合成、贮存和分泌，同时，锌在物质代谢中还具有胰岛素样作用。

胰岛素原在β细胞内的转运、六聚化，胰岛素原水解酶的激活、胰岛素的浓缩和β颗粒核心的形成等过程均对锌敏感。当锌缺乏时，胰脏和β细胞内锌丢失增加，胰岛素原转变成胰岛素的趋势下降，胰岛素合成下降，与锌结合发生交联的能力改变，胰岛素稳定性降低，导致易变性。

胰岛素的释放也与锌密切相关，β细胞分泌胰岛素的同时也分泌大量锌，而锌和胰岛素的释放是平衡的。如果血液中"游离的可利用的"锌足够多，并且β细胞内锌充足，则胰岛素分泌减少；如果血锌降低，β细胞可获得的锌减少，则胰岛素可替代锌而分泌增加，这也是造成高胰岛素血症的原因之一。

胰岛素是机体内唯一具有降低血糖作用的激素，它可促进葡萄糖利用，促进葡萄糖转化为脂肪，促进肝内及肌肉中糖原合成，并抑制糖原异生。如果锌充足，机体对胰岛素的需要量减少，锌可纠正葡萄糖耐量异常，甚至替代胰岛素改善糖尿病大鼠的糖代谢紊乱，部分预防糖尿病大鼠高血糖症的发展，并促进葡萄糖在脂肪细胞中转化成脂肪。而缺锌可诱导产生胰岛素抗性或糖尿病样反应。

多数实验证据表明，糖尿病患者或实验动物体内锌代谢发生改变，处于锌缺乏或临界性锌缺乏状态。锌在体内的稳定状态与膳食锌摄入、肠道吸收及排泄之间的平衡有关。糖尿病发生时，膳食锌摄入没有改变或略有增加，但是肠道内锌吸收减少，排出量增加，造成锌的净吸收降低，这是糖尿病潜在性锌缺乏的主要原因。糖尿病患者锌排出量明显增加，主要体现在高尿锌和高粪锌。高尿锌是糖尿病锌耗竭的主要原因，也是糖尿病病理性变化指征之一。高尿锌患者排出的锌可比正常人高1~19倍，且与糖尿病的类型、年龄、体重、患病时间、尿糖浓度、糖化血红蛋白(HbA1C)等指标无关。糖尿病患者粪锌排出量可达正常人的3倍，粪锌增高与内源性锌异常分泌有关。内源性锌分泌取决于到达肠腔的血红蛋白及金属硫蛋白含量，糖尿病患者肠道内金属硫蛋白上调，使内源性锌分泌增加，导致粪锌排出增加。

由于锌与糖尿病发生发展的关系密切，而糖尿病患者锌代谢紊乱的证据充足，补充外源性锌剂对血糖和胰岛素是否有影响自然成为人们关注的课题。研究表明，补锌后锌净吸收率增加，组织内锌保留率升高，单核细胞中锌升高，血浆锌和尿锌可恢复正常，血糖和胆固醇水平下降。但是也有报告指出，补锌可导致肠内铜吸收降低，糖尿病患者血脂水平增加等负面效应，因此如何合理地改善糖尿病患者锌营养状况尚需做进一步的研究。

4. 钒——具有胰岛素样作用

钒是人体必需元素，与铬同属元素周期表第四周期 d 区元素，由于在周期表中位置相邻，结构参数相似，因此钒的生物化学行为和生理功能与铬非常相似，在糖尿病、心血管等疾病的病因学方面发挥重要作用。

钒的主要生理作用是参与造血、影响胆固醇代谢，同时还具有胰岛素样作用，可使升高的血糖值降低。钒对糖代谢的影响主要体现在：促进葡萄糖进入细胞内，促进葡萄糖的磷酸化和氧化，促进糖原合成和糖异生。与铬不同，钒的胰岛素样作用无需胰岛素介导，而是直接作用于胰岛素受体，增加胰岛素受体 β-亚基酪氨酸残基磷酸化，从而引致一系列磷酸化作用而发挥胰岛素样作用。这种降糖作用机理目前尚不完全清楚，但有一点是明确的，即钒的这种降糖机理是一般口服降糖药物所不具有的。现已证实偏钒酸钠、正钒酸钠、硫酸氧钒、五氧化二钒等均有降糖作用。

钒的这种降糖作用与其存在形态有关。有实验证实，用每千克体重 1 mg 的过氧钒烟酸配合物给链脲佐霉素糖尿病大鼠灌胃，4 周后可使其血糖降至正常水平，并能改善“三多一少”的症状。但同等剂量的钒酸钠和烟酸并不表现出明显的降血糖活性。

蘑菇、莳萝、欧芹、黑胡椒中钒的含量比较丰富。人体缺乏时可补充一定剂量钒酸钠，同时服用亚硒酸钠效果更佳。

5. 锂——可望成为治疗糖尿病的新辅助药物

锂是人体必需元素，元素符号为 Li，位于元素周期表的第二周期第一主族，原子序数为 3，原子量 6.940。锂与钠无论在化学行为上还是在能量特性上都有许多相似之处，可在体内相互置换及代替。

锂离子对多种组织有胰岛素样作用，如对大鼠的膈肌细胞、脂肪细胞、骨骼肌等，能增加葡萄糖耐量，激活糖原合成酶，促进糖原合成，使组织摄取糖和贮存糖原增加，同时还可通过选择性修饰肝脏磷酸烯醇式丙酮酸羧激酶的表达机制而抑制葡萄糖生成。目前大多数学者认为，锂的降血糖作用与胰岛素的合成和分泌有关，锂可抑制葡萄糖刺激后的胰岛素分泌。

锂对糖尿病的疗效有可能与锂的用量、疗程长短、糖尿病类型和个体差异有关，这些问题有待人们进一步的探索。但可以肯定地说，不久的将来，碳酸锂将成为治疗糖尿病的新辅助药物。

6. 硒——有可能成为临床上防治糖尿病的药物

糖尿病患者血清硒均值明显低于健康人,提示糖尿病患者确有缺硒症状。胰岛是过氧化损伤的敏感器官,缺硒可引起自由基清除受阻,造成胰岛β细胞功能障碍,引起胰岛素分泌减少。研究发现,低硒饲料饲养的动物,胰岛内Mn-SOD量显著减少,胰岛素的分泌、贮存减少,硒与维生素E同时缺乏还可使糖耐量异常。

日本国立健康研究所研究发现,硒具有与胰岛素相似的作用,可调节体内糖分,有助于改善糖尿病患者的症状。含硒化合物和含硒中药有可能成为临床上防治糖尿病的重要药物。

第六章 微量元素与膳食

第一节 概 述

影响人体健康的因素一般有三个方面。第一是精神(心理)因素。俗话说“笑一笑,十年少”,愉悦的心情是身体健康的保证。第二是适当的运动。运动既可以消耗体内多余的热量,又可以强身健体。体内多余的能量会转化成脂肪使人肥胖,这是导致疾病和亚健康状态的重要原因。第三是营养状况。人体维持机体健康所需要七大营养要素为水、蛋白、脂肪、糖类、维生素、微量元素和膳食纤维。各种食物中的营养成分含量各不相同,因此合理平衡的膳食才能保证人体正常的营养需求。微量元素是人体的营养要素之一,人体的微量元素都来源于饮水和食物。各种营养元素的吸收会相互影响,合理的膳食才能保障足够的微量元素的摄取。我国膳食中营养物质的推荐量见表 6-1。

一、平衡膳食

除了母乳对婴儿外,世界上没有任何一种单一的天然食物能够完全满足人体需要,也就是说没有任何一种食物含有人体所需要的几十种营养素,而且在数量上和比例上适合人体的需要,这就需要平衡膳食。平衡膳食是现代营养学总结出来最佳的膳食结构,指的是膳食中所含营养素,不仅种类齐全、数量充足,而且配比适宜,既能满足机体的生理需要,又可避免因膳食构成营养素比例不当。

表 6-1　中国人每日膳食中几种营养物质的推荐量

类　别		能量(kcal)	蛋白质/g	钙/mg	铁/mg	锌/mg	硒/mg	碘/mg
成年男子（体重 63 kg）	极轻体力劳动	2 400	70	800	12	15	50	150
	轻体力劳动	2 600	80	800	12	15	50	150
	中等体力劳动	3 000	90	800	12	15	50	150
	重体力劳动	3 400	100	800	12	15	50	150
	极重体力劳动	4 000	110	800	12	15	50	150
成年女子（体重 53 kg）	极轻体力劳动	2 100	65	600	18	15	50	150
	轻体力劳动	2 300	70	600	18	15	50	150
	中等体力劳动	2 700	80	600	18	15	50	150
	重体力劳动	3 000	90	600	18	15	50	150
	孕妇(后 5 月)	+200	+20	1500	28	20	50	175
	乳母	+800	+25	1500	28	20	50	200
少年男子	16～19 岁	2 800	90	1000	15	15	50	150
	13～16 岁	2 400	80	1 200	15	15	50	150
少年女子	16～19 岁	2 400	80	1 000	20	15	50	150
	13～16 岁	2 300	80	1 200	20	15	50	150
儿童	10～13 岁	2 200	70	1 000	12	15	50	150
	7～10 岁	2 000	65	800	10	10	40	120
	5～7 岁	1 600	55	800	10	10	40	70
	3～5 岁	1 400	50	800	10	10	40	70
	2～3 岁	1 200	45	600	10	10	20	70
	1～2 岁	1 100	40	600	10	10	20	70
	1 岁以下	每千克体重 100 kcal	每千克体重 2～4 g	600	10	5	15	50
	6 个月以下	每千克体重 120 kcal		400	10	3	15	40

把握膳食平衡一般有两个原则。一是摄取足够的热量和营养素，维持人体正常生理需要；一是保持各营养成分之间的平衡，以利于吸收。由于不同年

龄、不同性别、不同生理状况、不同劳动强度对营养素需求不同，因此，平衡膳食只是一种理论上的要求。实际生活中应注意膳食的多样化、特殊生理阶段营养物的补充，以及尽可能地减少食品加工和储存过程中的营养损失等。

(一) 膳食多样化

人类的食物是多种多样的，各种食物所含的营养成分不完全相同。平衡膳食必须由多种食物组成，才能满足人体各种营养需要，达到合理营养、促进健康的目的。因而要大力提倡食用多种食物，包括以下五大类。第一类为谷类及薯类，第二类为动物性食物，第三类为豆类及其制品，第四类为蔬菜水果类，第五类为纯热能食物如动植物油、淀粉、食用糖和酒类。各类食物里都或多或少含有不同种类的人体所需的微量元素（见表 6-2），因此，多样化的膳食可以满足人体对不同微量元素的需求。

表 6-2　各种食物中必需微量元素的含量的平均值　(mg/kg)

食物种类		铬	锰	钴	铜	锌	硒	钼
海味		0.17	0.05	1.56	1.49	17.5	0.57	0.10
肉类		0.13	0.21	0.22	3.92	30.6	1.07	2.06
奶制品		0.10	0.70	0.12	1.76	8.6	0.02	0.14
蔬菜	豆荚	0.05	0.44	0.15	1.31	10.7	0.02	1.73
	根	0.08	0.78	0.13	0.69	3.4	<0.02	0.23
	叶和果	0.03	3.47	0.14	0.42	1.7	<0.02	0.06
水果		0.02	1.0	0.14	0.82	0.5	<0.02	0.06
谷类		0.31	7.0	0.43	2.02	17.7	0.31	0.33
油和脂肪		0.15	1.83	0.37	4.63	8.4	—	0.00
坚果		0.35	17.7	0.26	14.82	34.2	0.72	—
调味品和香料		3.3	91.8	0.52	6.76	22.9	0.24	0.45
酒精饮料		—	—	0.03	0.38	0.9	—	0.08
非酒精饮料		—	3.8	0.01	0.44	0.2	0.35	0.03

(二) 特殊生理阶段营养物的补充

特殊生理阶段主要指婴幼儿、青少年、老人，以及孕妇和乳母等不同阶段的健康人体，不包括患病期。患病期病人的营养需求由于病因病理及药物作用，与健康人有很大区别，应在医生指导下进行营养补充。

婴儿是指从出生起至一周岁的孩子，这段时期是生长发育最快的一年，需要在营养上满足其快速生长发育的需求。婴幼儿最容易缺乏的微量元素是铁、锌和碘,而半岁以上的孩子容易缺铁。

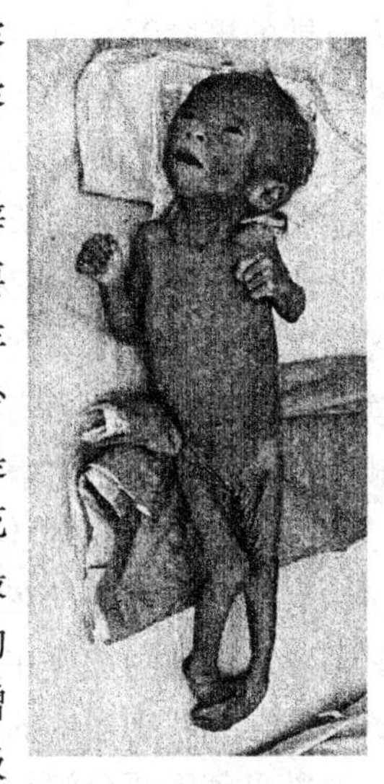

图 6-1　营养不良的婴儿

儿童和青少年期是生长的旺盛时期,对钙、铁、锌以及碘的需要量极大而且也容易缺乏。骨骼中的钙要不断更新,幼儿骨骼约每 1 ~ 2 年更新一次,以后随年龄的增长而减慢。据调查资料表明,我国儿童和青少年每日钙的摄入量仅为供给量的 50%左右，所以钙是机体中一种容易缺乏的营养素,要通过食物不断补充钙才能使儿童青少年的骨骼健康发育。铁是自然界最丰富的元素之一,然而缺铁性贫血是青少年中常见的营养缺乏症。青少年为了预防缺铁性贫血应当尽量增加含铁量较高的食物的摄入。锌对儿童的生长发育极为重要,为了预防锌缺乏,青少年的饮食应多吃含锌丰富的食物。另外,膳食中维生素 C 能促进铁的吸收,所以多吃维生素 C 丰富的蔬菜水果也有预防缺铁性贫血的作用。

图 6-1 和图 6-2 所示为营养不良的婴儿和儿童。

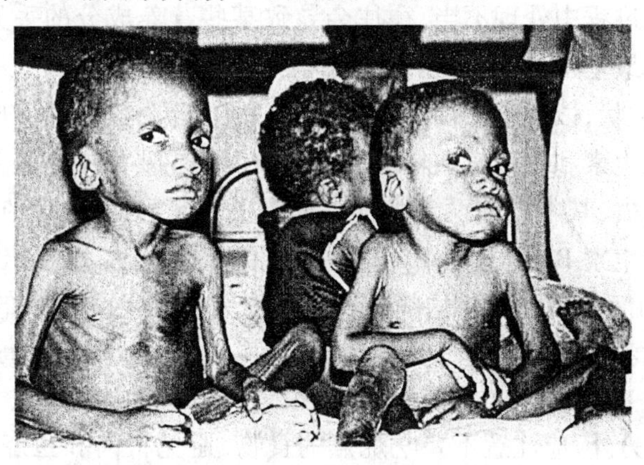

图 6-2　两名营养不良的非洲儿童

老化是生命活动的必然规律。随着年龄的增长,身体各器官发生一系列解剖学和生理学改变,其功能也逐渐下降。消化系统器官也不例外,它们对食物的消化、营养的吸收功能均减退,从食物中摄入的营养相应减少。由于老年人对一些无机盐的吸收能力降低而易引起缺乏,如缺钙性骨质疏松、缺铁性贫血等,给老年人的饮食应适当选取一些含钙多的食物以补充其不足。但老年人对钠的摄取不宜过多,以防钠潴留。血管阻力增加性高血压者,一般每日食盐量不超过 8 g,患高血压的老人应控制在 5 g 以内。

妊娠是一个复杂的生理过程,孕妇在妊娠期间需进行一系列生理调整,以适应胎儿在体内的生长发育和本身的生理变化。准备怀孕的妇女及已怀孕的妇女应测定碘、血碘或头发碘含量。如果测定结果显示碘营养缺乏或不足,就要立即补充。孕期妇女身体如果缺碘,会出现不育、早产、死产,以及聋、哑、瘫痪等婴儿先天性畸形病。由于钙与碘有拮抗作用,而怀孕时需钙量增加,所以碘的供给量也要相应增加。碘对胎儿大脑发育的影响主要发生在孕期的最初三个月,因而补碘的最佳时期是怀孕前和妊娠早期。锌营养缺乏或不足的儿童中有相当一部分是在胚胎、胎儿期造成的。充足的锌对胎儿的生长、发育极其重要。大脑的发育在胎儿期和出生后两年内完成,因此孕妇特别需要补锌。铁也是孕妇特别需要的微量元素。

乳母每天要分泌约 600 ~ 800 mL 的乳汁来喂养孩子。当其营养供应不足时,会破坏自身组织来满足婴儿对乳汁的需要,因此为保护乳母自身健康和分泌乳汁的需要,必须供给乳母充足的营养。

(三) 微量元素在食品加工和储存过程中的损失

食品加工过程中处理不当,往往会导致某些营养成分的丢失。以谷类为例。谷类是人最基本的食物之一,食用前须经过一系列加工,去除杂质和谷皮,改善感官性状,以便于烹调和消化吸收。但由于谷物中营养成分分布的特点,无机盐、维生素和含赖氨酸较多的蛋白质因其主要集中在谷粒周围部分和胚芽而大量丢失,其中以前两者尤甚。据有关资料显示,小麦在出粉率 90% 时,其烟酸、维生素 B_6、维生素 B_2 含量急剧下降;维生素 B_1 在出粉率 85% 时陡然降低;至出粉率 70% 时,这些 B 类维生素含量已不到原来的 35%。烹调过程中这些营养成分还将进一步受到损失,其中无机盐损失更高达 70%。

食品加工过程中食盐的用量也是个很重要的问题。一般成人应限制在每天 6 g 以下。另外,应注意不要吃烧焦的食物,避免将肉和鱼烧焦,尽量少吃在火焰上直接熏烤的食物。

二、食品中微量元素的来源

食品中的微量元素主要来自动植物食品,动植物食品的微量元素来自土壤、地壳及水。人和其他动物虽然不能直接依靠无机食物生存,但归根到底,还是从无机物,也即环境中获得所有食物(见图 6-3)。因而环境问题的好坏、土壤中元素的分布状况直接影响着食物的品质乃至安全性。高污染厂矿周边地区食品的重金属污染问题，土壤、水质中元素分布不均引起的地方病问题均源于此。

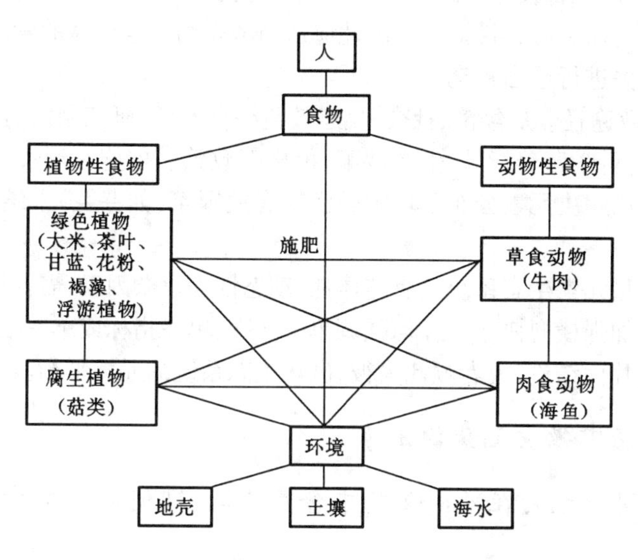

图 6-3　食物链

基于微量元素在自然界中分布不均而造成人体摄入过多或过少引起地方病发生这一问题，有人提出可通过下列途径予以解决。

(1) 生物途径。根据植物对元素的富集和忍耐性，以及其中元素的质量比差异，结合地区元素分布的状况进行资源品种的优化和开发。比如藻类富集元素硒（如图 6-4）。

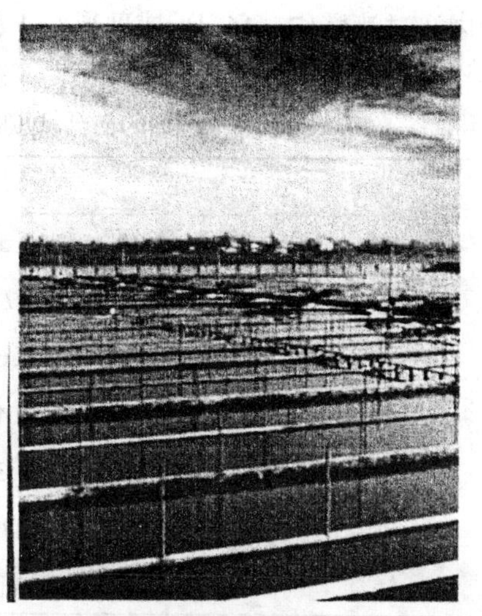

图 6-4　硒化螺旋藻产品培养生产基地
（摘自 www.lxz8.cn）

(2) 生物地球化学途径。利用内外环境中微量元素之间的拮抗和协同作用规律，通过人工施肥、改土、栽培等措施进行调控，促使元素平衡。河南林县通过施用钼肥明显改善了该地区土壤中钼缺乏的状况，并因此大大降低了食管癌的发病率。

(3) 技术途径。改善粮食加工技术以适应元素调控和均衡状态。粮食加工不能过精，营养学忌三白：精白米、精白面、精白糖。如微量元素锌在精白米中失去75%、在精白面中失去78%、在精白糖中失去98%。粮食的重要营养素大部分在胚芽、糠皮中,如B族维生素、维生素E、各种矿物质(包括微量元素)等,都在精加工后大量损失。因此应适当考虑用安全可靠的食用微量元素添加剂对损失进行适当补充。

(4) 行政途径。从经济、社会、生态效益综合考虑,研究制定有关环境、产品检测管理、科学营养指导、生产调配、价格等政策和措施。通过富集区和缺乏区粮食对调解决元素分布不均问题已被有关国家(如芬兰)采纳,并获得显著效果。

由于微量元素生态系统具有整体性、动态性等复杂因素,需要注意综合微量元素谱和加强横向协作。任何强调单一元素、单一指标或单一措施的做法,将可能得出片面结论,或者顾此失彼,破坏生态系统的元素平衡。

三、食物中微量元素的分布

(一) 同一元素在不同食物中含量不同,即使同一类食物其差别也很大

山东潍坊妇幼保健院王爱婷等测定了60多名产妇的初乳(产后7 d以内)、过渡乳(7~14 d)、成熟乳(14 d以后)中各种微量元素的含量,并与牛乳作了比较,结果见表6-3。

表6-3 产妇的初乳、过渡乳、成熟乳中各种微量元素的含量 (mg/100 mL)

元素	初乳	过渡乳	成熟乳	牛乳
锌	56.92 ± 15.13	36.51 ± 17.42	20.40 ± 6.46	24.51 ± 8.03
铁	20.16 ± 14.33	17.0 ± 7.0	21.5 ± 5.3	21.4 ± 3.9
铜	0.76 ± 0.36	0.60 ± 0.22	0.56 ± 0.17	0.38 ± 0.13
锰	0.38 ± 0.23	0.48 ± 0.08	0.60 ± 0.05	0.15 ± 0.05
铬	1.09 ± 0.27	1.32 ± 0.25	0.81 ± 0.36	1.09 ± 0.4
钙	162.3 ± 40.8	147.8 ± 22.0	170.0 ± 36.9	475.1 ± 116.5
镁	47.78 ± 5.68	36.4 ± 9.0	37.4 ± 9.0	55.7 ± 2.9

初乳中微量元素的含量大于过渡乳和成熟乳。有些地区的妇女习惯将刚分娩后的乳汁挤掉,显然是不正确的。乳腺有屏障作用,一般毒性物质难以进入乳汁。

富含微量元素的常见食物如表6-4所示。

表 6-4 富含微量元素的常见食物

元素	食 物
铁	动物心、肝，肉类，鱼，家禽，麦芽，谷物，黑木耳，蛋黄，芹菜，紫菜，海带
锌	动物肝脏，瘦肉，海产品，麸皮，蛋黄
铜	牡蛎，贝类，坚果，茶叶，豆类，豆制品，动物肝脏
钴	动物肝、肾，猪心，青鱼，牡蛎，牛肉
碘	海带，紫菜，海蜇，海蟹，海鱼，蛤，蚶，海虾，海参，干贝，鲍鱼
硒	豆类，蘑菇，大蒜，动物内脏，啤酒酵母，蟹，虾
氟	茶叶，海味
锰	粗粮，坚果，茶叶，咖啡，豆类，叶菜类
钼	豆类，动物肝脏，肉类，菠菜
镍	茶叶，坚果，海产品
铬	啤酒酵母，坚果，菌藻类，鱼，肉
钙	奶，奶酪，豆类，豆制品，虾皮

（二）同一食物产地不同，微量元素的分布也有差异

土壤中微量元素的分布很不平衡，有些地区含量高，有些地区含量低。植物中的微量元素从本质上讲，大部分来自土壤，这样就造成同一种植物生长在不同地区，其微量元素含量上却有差异的现象。在必需微量元素中，以硒和氟受土壤微量元素的影响最大，硒尤甚。这是造成地方病发生的重要因素。同时我们也可以利用此特点进行粮食的互调，以求达到平衡之目的。中国预防医学科学院杨光圻教授曾对硒缺乏、适宜及过多地区主要食物中硒的含量进行了比较，如表 6-5 所示。

从表 6-5 中可以看出，高硒中毒地区豆类、谷类中硒的含量与缺乏地区相差高达 1 000 倍。我国东北地区土壤中硒普遍缺乏，而湖北恩施、陕西紫阳等地区因为硒含量过高曾发生严重硒中毒事件。如果将两个地区粮食进行对调，无疑将有利于两地相关地方病的防治。芬兰是欧洲著名的缺硒地区，20 世纪 80 年代起从美国大量进口高硒小麦，将其掺在一般小麦中，有效地提高了粮食中硒的含量，再加上亚硒酸钠化肥的使用，很快解决了食物中的缺硒问题，保证了人们对硒的生理需求。因此效仿芬兰不失为一种有效解决缺硒地方病的好方法。

表 6-5 硒缺乏、适宜及过多地区谷类及黄豆中硒含量 (mg/kg)

样品来源	玉米		稻谷		黄豆	
	样品数	硒含量	样品数	硒含量	样品数	硒含量
高硒中毒地区	45	8.7(0.5~44.0)	22	4.0(0.3~20.2)	17	11.9(5.0~22.2)
高硒非中毒地区	2	0.57	2	0.97	2	0.34
硒适宜地区	82	0.036±0.056	76	0.035±0.027	31	0.069±0.076
邻近硒缺乏地区	10	0.009±0.009	32	0.022±0.009	—	—
硒缺乏地区	195	0.005±0.003	49	0.007±0.003	150	0.010±0.008

注:表中数据后的括号表示含量波动范围;"—"表示数据未测。

(三) 食品加工过程中可能造成某些微量元素的丢失

膨化米中的铜、锰、钼含量有不同程度的减少,对于这几种微量元素有特别需求者应少食膨化食品。然而,膨化米中铁含量却有大幅度提高,其原因在于高温高压可使膨化机的铁元素进入大米中。显然对于缺铁性贫血患者来说,膨化米是好食品。

制罐对不同食品中同一微量元素的影响不同。有资料显示,制罐过程中苹果中铁的损失最多;锰在猪脊瘦肉、蘑菇和苹果中的损失较多;而锌在四季豆、黄豆、苹果、蘑菇和黄瓜中损失都比较严重,但在猪脊瘦肉中损失相对较少;黄瓜中的铜、猪脊瘦肉中的硒损失较多。随制罐过程中护色、油炸和灭菌时间的增长以及温度的升高,损失更趋严重。

由于微量元素在各种食品加工操作中都有一定的损失,因此,人们应尽可能地选择食用粗加工食物和未加工的原生态食物,以免造成微量元素及其他营养成分的摄入不平衡。

(四) 有害微量元素的污染

食物中有害微量元素的污染主要来自三个方面。① 外界污染,如农药、重金属、其他有害化学物质及放射性物质的污染。② 食物加工过程中添加剂使用不当。对于可能含有重金属的食用添加剂,国家一般都有严格的使用限量标准,但是有些生产商为了个人利益常添加过量。③ 食物原料,如蔬类食物在生长过程对某些重金属的过量富集。大城市周边的果蔬种植地常用城市污水灌溉,果蔬生长过程中会富集重金属使其含量超标。随着工业化的进程,以及化肥和农药的滥用,食物原材料中有害微量元素的外界污染及其富集变得越来越严重。

四、影响微量元素吸收的一般因素

影响食品中微量元素的吸收因素有很多,如食物本身含有的各种营养成分之间、微量元素之间的相互作用,微量元素的存在形式,摄入人群的健康状况,以及其他一些因素等。

(一) 食物因素

1. 食物种类

动物性食品比植物性食品铁、锌、铜的含量要高,而且易于吸收。影响植物性食品微量元素吸收的主要因素是植物中所含的植酸、纤维、草酸等。

人乳中微量元素的吸收利用较牛乳为佳。虽然牛乳中铁的含量比人乳高,但婴儿只能吸收4%,而通过母乳则可吸收49%;对人乳中锌的吸收率可达(59.2±8.5)%,而牛乳仅为(42±5.9)%,这是因为人乳内有一种小分子配体能与锌结合而使之易被吸收的缘故;牛奶中铜的含量极少,有实验表明喂牛乳的大鼠铜的吸收率(18%)远低于人乳喂养鼠(25.7%)。

有些微量元素更易通过饮水为人体所吸收。水中可溶性氟吸收率可达90%以上,几乎可以完全被吸收,而膳食中的氟吸收率仅为50%~80%。人服用固体亚硒酸盐1 mg时吸收率仅为30%~40%,如将其溶于水中则可提高至90%~95%。

许多饮料可直接或间接地影响食物中微量元素的吸收、排泄。咖啡、茶等能显著抑制食物中铁、锌的吸收。酒精可促进铁的吸收,能使锰在肠道停留4 h以上,长期饮酒可增加肝锰含量。但饮酒过度常会造成机体锌、硒缺乏。其原因在于酒精可增加锌的排泄,而酒精中硒的含量很低,酗酒者常常因为酗酒影响其他食物的摄入,因而造成硒的摄入不足。酒精中毒性心肌病可因硒缺乏加重或加速其发病。

2. 微量元素的存在形态

元素的存在形式可以分为三种:无机态、有机态和生物态。通常生物态元素的生物利用率最高,有机态其次,无机态最低。无机态元素易造成在胃肠道、血液局部浓度过高而中毒。有机态重金属也容易被人体吸收造成中毒,重金属有机态的毒性一般大于相应的无机态。生物态元素副作用少,而且吸收不受食物中其他因素影响,所以为微量元素补充之首选,目前也是微量元素剂型开发的重点。如葡萄糖酸锌、葡萄糖酸铜、抗坏血酸锰等有机态微量元素比相应的硫酸锌、硫酸铜、氢氧化锰等无机态微量元素吸收要好。而生物态的血红素铁能直接被黏膜上皮细胞吸收,不受食物中植酸等成分的影响,而非血红素铁则易受食物中一些成分影响。

微量元素的存在形态,或者说化学价不同,其吸收有所不同,会表现出不同的生物学作用。无机铬有多种化学价,但只有三价铬才具有生理活性。低价铁 Fe^{2+} 比高价铁 Fe^{3+} 易吸收,临床选用硫酸亚铁而不用硫酸铁治疗缺铁性贫血,其机制也在于此。鸡蛋尤其是蛋黄中的铁之所以不易吸收就是因为铁以复合磷酸铁形式存在,不易为机体吸收。亚磷酸铁、焦磷酸铁的生物利用率分别只有硫酸亚铁的1/3及1/10。

微量元素的吸收受化学形态影响的另外一个原因是化合物的溶解度。一般而言,溶解或游离状态的元素易被胃肠黏膜所摄取,而难溶性化合物则吸收比较困难。氟化钠、氟硅酸钠、氟化氢等吸收率明显高于氟化钙、氟磷石灰;高价铁除非形成可溶性螯合物,否则便不易吸收。

3. 三大营养物质的影响

蛋白质、糖、脂肪为食物中的三大营养物质,它们的摄入状况不仅影响机体的营养状况,而且也可影响微量元素的吸收和利用。

蛋白在体内消化后生成组氨酸、胱氨酸、半胱氨酸、谷氨酸和蛋氨酸等,这些氨基酸在小肠的存在可促进锌的吸收。有人研究发现在低锌饮食的情况下,足量蛋白质及热能的摄入有明显的锌潴留作用。但血浆中的半胱氨酸及组氨酸可对抗血清蛋白与锌结合,引起过多的锌不能利用而经尿液滤出。食物中蛋白质及其胱氨酸、组氨酸、赖氨酸、半胱氨酸等氨基酸能促进铁的吸收。

复合糖(谷类)可因其含有植酸等成分抑制铁、锌的生物利用。美国学者Fields等发现给蔗糖的大鼠肝铜和肾铜含量比给淀粉的低,还发现给果糖的大鼠比给淀粉或葡萄糖的血浆铜低。其原因可能是果糖减弱铜的吸收或作用于贮存的某些过程,抑或饲以果糖的大鼠铜需量增加。由于乳糖产生葡萄糖及半乳糖,因此在以乳汁为主食的婴儿膳食中,糖对铜吸收利用的影响可能性较小。山梨醇、乳糖、葡萄糖、蔗糖特别是果糖都可促进铁的吸收,其机制为此种配体能与铁螯合成小分子质量的可溶性复合物,阻止铁的沉淀和形成多聚体,从而有利于铁的吸收。

高脂肪膳食有利于铁和氟的吸收,也有益于氟的存留。高脂肪食物影响镍的吸收利用,也可造成硒的吸收量下降并降低硒的抗癌作用。第二次世界大战后日本人饮食习惯转变成高肉食、高脂肪及高糖食物,造成硒的吸收减少,从而使与硒成负相关的乳腺癌发病率增加了4~5倍。美国和芬兰也有类似报道。

4. 食物中其他营养成分的影响

植酸又名肌醇六磷酸,是植物性食物的常见成分,结构式如图6-5所示。植酸分子中具有能同金属配合的24个氧原子、12个羟基和6个磷酸基。因此，植酸是一种少见的金属多齿螯合剂。当与金属配合时，易形成多个螯合环，所形成的配合物稳定性极强，即使在强酸性环境中也能稳定存在。因此，植酸是利用性很差的磷酸化合物，它能和锌、铁、锰、镍及铜等形成不溶性复合物而妨碍吸收，当膳食中这些微量元素处于临界水平时，会使摄入难以满足生理需要而引起缺乏。植酸的这种抑制作用可为其他因素加强或减弱，如植酸有抑制铜吸收的作用，但可能因被锌等能与铜竞争的金属结合而减轻其作用。

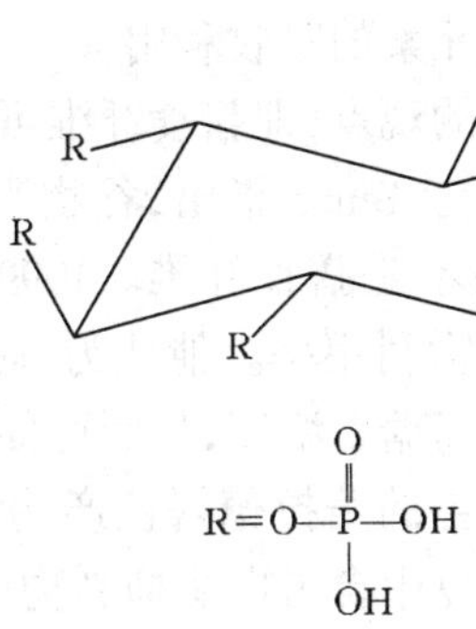

图 6-5　植酸的分子结构

鞣酸是茶、咖啡、麸皮及某些红酒的主要成分之一。鞣酸又名单宁，其结构式如图 6-6 所示。可和铁形成难溶性复合物而阻碍铁的吸收，其吸收抑制率可达 41% ~95% 。鞣酸还可降低钴的有机形式——维生素 B_{12} 的生物利用率。草酸及其盐类可与铁等元素形成不溶性复合物而沉淀，降低铁的吸收率。菠菜、甜菜、杏仁、巧克力、大黄茎、可可、茶等的草酸含量都很高。一般情况下，草酸盐阻止微量元素吸收的作用并不大，然而在铁等矿物质摄入处于临界水平时，或摄入含草酸盐的食物过多，则可严重影响铁的吸收而造成铁缺乏。

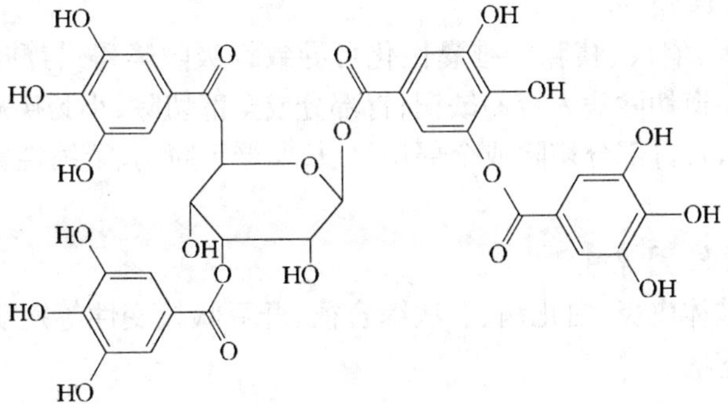

图 6-6　鞣酸的分子结构

不过有机酸部分可通过对食物的加工煮制或配备其他的有益成分而得到克服。例如用酵母发酵做面包可部分消除植酸盐的抑制作用。

纤维素广泛存在于谷类、豆类、蔬菜等植物性食物中。作为营养素,纤维素对微量元素的吸收是不利的。不溶性膳食纤维可刺激肠道使之蠕动加快,并包裹营养物从而减少肠黏膜同微量元素的接触。木质素含量多的膳食纤维尚有较弱的阳离子交换作用,可摄获重金属元素并将其排出体外,因而膳食纤维能抑制铁、锌、铜、锰、镍等微量元素的吸收利用。

但近年来的研究却提出不同的观点,即膳食纤维可能不影响,或者可促进微量元素的吸收。1992 年瑞典学者 Brune 指出,谷物影响微量元素吸收应该更多归结于植酸(肌醇六磷酸)而不是膳食纤维。1999 年美国学者 Greger 提出可溶性膳食纤维可提高锌的生物利用率。他认为,膳食纤维可增加胃肠内容物黏度、促进食物发酵、增加肠高糖素浓度,从而可促进微量元素的吸收。

烧焦食物的焦渣或烹调时产生的美拉德褐色产物,可吸附锌等许多微量元素或与之结合而影响吸收。大豆中含蛋白酶抑制物可抑制蛋白质利用而间接影响微量元素的吸收利用。豆类等食物中的皂角素和南瓜中的葫芦素可引起腹泻从而减少微量元素吸收。但这些"营养有害物"通过烹调时的热加工而被破坏,因此对微量元素的吸收影响不大。

(二) 微量元素之间的相互作用

有些微量元素之间存在相互拮抗作用,比如铜、锌之间,铁、锌之间,钙、锌之间等。一种元素过量摄入会使另一种元素的吸收减少,从而造成缺乏。

(三) 药物

螯合剂、四环素、青霉胺、口服避孕药等对某些微量元素的吸收有抑制作用。

(四) 病理情况

慢性腹泻、痢疾、胰腺纤维囊性化可导致锌吸收障碍;胃酸缺乏、胃肠切除、胰切除、胆道切除病人容易缺铜;胃部分或全部切除、小肠疾病患者极易缺钴(维生素 B_{12});胃部分切除或全部切除、长期严重腹泻、萎缩性胃炎等可导致铁吸收不良。

(五) 遗传因素

肠原性肢体皮炎、白化病、卷法综合征、肝豆状核变性等疾病均是由于遗传因素所引起的。

五、微量元素对食品品质的影响

微量元素能跟食物中的特定成分发生化学反应,从而引起食品感观及品质的变化。

(一) 颜色变化

绿色植物在无衬里的铜釜中煮炒会变成翠绿色,虽然增加了食品的吸引力,但长期食用有可能造成铜中毒。铜还可使草莓变为暗红色,甚至黑色。有些水果中的黑色素是由于其中的铜与花色苷作用的缘故。另外铁、铅、锡也可使食物颜色发生变化。

(二) 动植物油发生衰败

铜、铁等金属对脂物中不饱和键的氧化反应有催化作用,可加快不饱和键的氧化速度,从而加快了食物衰败的速度。

(三) 破坏食物中的某些营养素

铜制炊具可破坏食物中的维生素,加速维生素 C 的氧化。

第二节 人体必需微量元素的食物来源

一、铁

(一) 铁在食物中的分布及生物利用率

食物中血红素铁的吸收率高于非血红素铁,而且不受植物酸等抑制因素的影响。动物性食品(肉类、肝脏、鱼类)中 40% 的铁以血红素铁存在,因此吸收率高,一般超过 10%,如鱼中的铁吸收率为 11%,牛肉为 22%,牛肝为 14% ~16%。植物性食品中则主要以非血红素铁形式存在,吸收率只有 5% 左右,如大豆为 2.6%,玉米为 1.3% ~2.5%;人乳吸收最高,可达 50%,但牛奶只有 10%。

食物中的磷酸盐、草酸、植酸、鞣酸可与铁结合形成不溶性化合物,影响非血红素铁的吸收。维生素 C、胱氨酸、半胱氨酸、柠檬酸、葡萄糖、山梨醇、果糖、乳糖等能促进铁的吸收。豆类及其制品能抑制铁的吸收,而且不能通过提纯或加热消除,但可通过能促进铁吸收的物质(如维生素 C、动物性食物等)而消减。

动物性食品和植物性食物混合食用,其吸收率介于两者之间,似有折中作用。动物肝中铁的吸收率平均为 18.5%,单纯食用大豆时铁的吸收率仅为 2.6%,两者同时食用,大豆中铁的吸收率可提高至 5%,但动物肝中铁的吸收率却明显下降。

鸡蛋尤其是蛋黄中铁含量很高(0.70 g/kg),且营养成分全、质量高。但其中存在干扰铁吸收的物质——卵黄磷蛋白,因而降低了铁的吸收,鸡蛋铁吸收率仅为3%。

(二)含铁较高的食物

含铁较高的食物如表6-6所示。

表6-6 含铁量较高的食物 (mg/100 g)

食物	含铁量	食物	含铁量
麸皮	9.9	松蘑	86.0
莜麦面	13.6	苔菜	283.7
扁豆	19.2	香杏片口蘑	137.5
豆粑	14.9	紫菜	54.9
豆腐皮	30.8	马心	11.9
腐竹	16.5	牛肺	11.7
黄豆	8.2	牛肝	6.6
马铃薯粉	10.7	牛肾	9.4
藕粉	41.8	猪肝	22.6
白芝麻	14.1	猪脾	11.3
黑芝麻	22.7	鸡肝	12.0
红萝卜缨	8.1	鸡血	25
金针菜	8.1	鸭肝	23.1
苜蓿	9.7	鸭血	30.5
地衣	21.1	蚌鱼	50.0
发菜	99.3	鲍鱼	22.6
黄蘑	22.5	海参	13.2
口蘑	19.4	蛤蜊	22.0
木耳	97.4	河蚬	11.4
红薯	235.1	虾米	11.7

除此之外,鱼子酱、可可粉、牛肉、红糖和茶叶中铁的含量也很丰富;蔬菜中菠菜、油菜、芹菜、苋菜和番茄中铁含量较高,但菠菜铁吸收非常低,仅1%。水果中杏、桃、红枣、杨梅、橘子和桂圆中铁的含量亦比较丰富。茶叶中以珠茶含铁量最高,其他依次为红茶、石榴茶、龙井茶、花茶、砖茶和绿茶。

（三）铁强化食品

目前市场上出售的铁强化食品有淀粉铁、蔗糖铁、元素蛋、含铁奶粉、含铁饼干、铁强化固体饮料、儿童补血饼和铁强化酱油等。美国、瑞典等国用铁强化盐防治缺铁性贫血已有数十年的历史。我国学者也在此方面做了一定工作。华西医科大学附二院医生廖清奎等以小儿和青少年为对象进行随机对照实验，他们将 0.06% ~0.08% 的铁强化盐加入膳食，6 个月后发现，青少年组缺铁性贫血患病率从 15.62% 降为 2.6%，儿童组从 11.31% 降为 0.24%。

（四）常用铁剂

铁补剂主要分为无机补剂和有机补剂两种。口服无机补剂多为硫酸亚铁制剂，由于其服用后常有胃肠刺激等副作用，因此难以长期服用。阿根廷学者 Boccio 等于 1998 年研制成功硫酸亚铁的微胶囊缓释片，较好地解决了这一问题。

有机补剂主要有葡萄糖酸亚铁、富马酸铁、柠檬酸铁铵、乳酸亚铁和右旋糖酐铁（严重肝肾不全者忌用）、山梨醇铁（深部肌肉注射用）、含糖氧化铁（静脉注射用）等。

右旋糖酐铁是目前治疗缺铁性贫血的主要静脉注射药，但据 WHO 统计，二十年来，由于右旋糖酐铁过敏引起的致死案例已达 31 起，即其过敏症的死亡率高达 15.8%，目前已被认为是最不可靠的铁补剂。

近年来，国外采用共结晶技术，以蔗糖为载体，研制出几种新的补铁制剂。如以硫酸亚铁、磷酸甘油铁、葡萄糖酸钠铁等与蔗糖共结晶形成的新型补剂等，成为未来铁补剂的发展趋势。

二、碘

在碘缺乏地区，可采取食用加碘盐，井水加碘和食用富含碘的食品来预防碘缺乏。但需注意在非碘缺乏地区不能盲目地食用加碘盐，碘食用过多也会引发甲状腺疾病。

富含碘的食品有海带、紫菜、海蜇、海蟹、海鱼、蛤、蚶、海虾、海参、干贝、鲍鱼等（见表 6-7）。胃肠内容物中的钙、氟、镁不利于碘的吸收。如果体内锰含量高，可使缺碘加重。

使用加碘盐时应注意：加碘盐不能炒，不要放置过久，储存器皿要加盖，炒菜时放晚些。

高碘地区人群可多吃豆类食品，以避免碘中毒。豆类特别是黄豆中含有一种叫皂甙的物质，可使人体排泄碘增加，减少机体中碘的含量。

碘制剂有碘化钾、碘化油等。

表 6-7 富含碘食品中碘含量 (μg/100 g)

食物	碘含量	食物	碘含量
海带(干)	24 000	蛏干	190
紫菜(干)	1 800	干贝	120
发菜	1 100	淡菜	120
鱼肚(干)	48	海参(干)	600
蚶(干)	240	海蜇(干)	132
蛤(干)	240	龙虾(干)	60

三、锌

(一) 食物中锌分布的特点及生物利用率

动物性食品比植物性食品含锌量多,且吸收要好。对肉类吸收高达 30% ~40% ,对植物性食品一般只有 10% ~20%。不仅动物,各种海产品,海藻类植物如海带、紫菜中也含有相当量的锌。植物性食品中,豆类、坚果中含锌较多,但其中大部分位于胚芽和麦麸,加工过程中常常损失。蔬菜类则以大白菜、萝卜、茄子中含锌较多。

(二) 含锌丰富的食物

常见的含锌丰富食物及其含锌量如表 6-8 所示。

表 6-8 常见的含锌丰富食物及其锌含量 (mg/100 g)

食物	锌含量	食物	锌含量
大麦	4.36	西瓜子	5.88
麸皮	5.98	马肉	12.66
荞麦	3.62	牛肉	3.67
蚕豆(带皮)	4.76	牛肝	5.01
芸豆	2.07	羊肉	6.06
豆皮	3.81	猪肝	5.78
黄豆	3.34	干奶酪	6.97
毛豆	1.37	牛奶粉	3.14
金针菜	3.99	豆奶粉	2.00
苜蓿	2.01	黄鳝	1.97

续表

食物	锌含量	食物	锌含量
香椿	2.25	鲫鱼	1.94
榆钱	3.27	鲤鱼	7.08
大红菇	3.50	蚌鱼	8.50
地衣	5.00	海蛎肉	47.05
黄蘑	5.26	河蚌	3.95
口蘑	9.04	螺蛳	10.27
松蘑	6.22	生蚝	71.20
苔菜	3.56	章鱼	5.18
无花果	1.42	梭子蟹	5.50
鲜枣	1.52	蚕蛹	6.17
核桃	2.17	蝎子	26.71
花生仁	2.50	白芝麻	4.21
葵花子	6.03	黑芝麻	6.13
南瓜子	7.12		

另外，面筋、米花糖、调味品和花茶中锌的含量也非常丰富。蔬菜中卷心菜、土豆和菜花中的锌含量较高。

（三）锌制剂

锌制剂主要有硫酸锌、醋酸锌、氧化锌、葡萄糖酸锌、柠檬酸锌、谷氨酸锌和甘草酸锌等。

硫酸锌是最早出现的锌补剂，其特点是结构简单，价格低廉，适量补充可消除锌缺乏所带来的症状。但其与胃酸可发生作用生成具腐蚀性的氯化锌，因此服后常伴有胃肠刺激等副作用。由于无机补剂生物利用率较低，目前更倾向于使用有机锌补剂。

有机锌补剂主要有小分子有机锌配合物和糖锌配合物两种。小分子有机锌配合物具有易于吸收、生物利用率高的特点。目前研制成功的有机锌补剂有葡萄糖酸锌、甘氨酸锌、乳酸锌、柠檬酸锌，吡啶甲酸锌、蛋氨酸锌、赖氨酸锌、丙酸盐、谷氨酸锌和甘草酸锌等。其中葡萄糖酸锌、乳酸锌和甘氨酸锌已通过毒理学检验，批准为食品添加剂中的强化剂，广泛用于饮料、谷类、盐类等保健食品中。其他有机锌补剂与无机锌补剂相比，也存在生物利用率高、副作用小等优点，更进一步的研究尚在进行。

值得注意的是，近年来有人提出新的补锌方案，用药膏经皮肤补锌。法国学者 Pirot 等将 2-吡咯酮-5-羧酸锌制成药膏进行皮肤锌吸收实验，结果显示吸收效果明显好于硫酸锌、氧化锌等无机药膏。

(四) 谨防锌中毒

含锌丰富的食品要经常吃，但一次或连续不能吃太多，否则不但造成浪费，而且有中毒的危险。因连续过多食用动物肝脏而导致锌中毒的病例时有报道，特别是孕妇、产妇应注意。

四、硒

(一) 来源和生物利用率

一般谷类、豆类中硒的含量较高，水果、蔬菜中则比较低。蘑菇、大蒜中也比较高，动物食品中蟹、虾含量很高，但利用率低，乳、蛋中的含量则与饲料硒的浓度有关。相比之下，肉类是可靠的硒来源。与其他微量元素不同，植物中硒的生物利用率远大于动物食品中的硒。有人比较了不同食物中硒的生物利用率，得出以下结果：苜蓿粉 > 谷物 > 黄豆 > 动物性食品。

维生素 E、C、A 可促进硒的吸收，而汞、镉、砷、铅、锌、铜和铁等元素和产生超氧离子的药物可降低硒的吸收。高蛋白饮食可拮抗硒的毒性。

(二) 常见富含硒食物中硒的含量

表 6-9 为常见富含硒食物及其硒的含量。

表 6-9 常见富含硒食物及其硒的含量 (mg/kg)

食物	含量	食物	含量
猪肾	1.89	牛肾	1.55
羊肾	1.42	牛肝	0.431
牛排	0.340	带骨猪肉	0.239
碎牛肉	0.199	带骨羊肉	0.178
海参	0.639 3	鲜贝	0.573 5
虾	0.588	牡蛎	0.652
小麦胚粉	0.652 0	豌豆	0.418 0
大麦	0.659	麦片	0.428
精米	0.318	糙米	0.387
白面粉	0.192	全麦面粉	0.636
白面包	0.277	全麦面包	0.665

（三）硒制剂

目前市场上的硒制剂主要是天然富硒产品。纯天然富硒产品主要是生长于高硒区的一些作物，如湖北恩施、陕西紫阳的粮食和经济作物。由于土壤含硒量很高，作物中含硒量普遍较高，其中茶树特有的富硒能力而使茶叶中含硒量非常高，成为名扬中外的富硒茶（见图6-7）。我国非高硒区茶叶含硒量为0.081～0.137 μg/g，而高硒区茶叶平均含硒量1.492 μg/g，最高达6.59μg/g，超过普通茶叶的10～20倍。茶硒主要形态是有机硒，占90%以上，其中硒蛋白占79.36%，为理想的补硒营养剂。

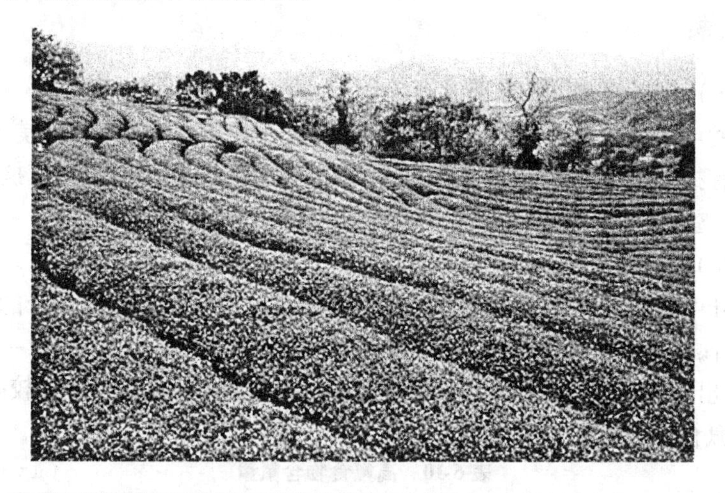

图6-7 富硒茶（摘自恩施兴农网 enshi.hbnw.gov.cn）

目前通过提高天然产物中硒的含量或者培养富硒植物等手段进行硒制剂的研究和生产已成为功能食品研究的热点课题。利用硒肥培育富硒作物，对动物饲以富硒饲料也可显著提高食物中硒的含量。研究显示，喷、施硒肥后荞麦含硒量可增加38～139倍，玉米提高5～8倍。而富硒蛋的成功也为获得富硒动物产品提供了先例。北京食品厂研制出富硒麦芽，并将富含硒的麦芽掺入面粉，加工成各种保健食品用以补硒。经测定，硒麦芽中含硒50～60 μg/g，其中97%为有机硒。硒麦芽含有丰富的蛋白质、淀粉、麦芽糖、膳食纤维、维生素等，营养价值很高。

富硒酵母是微生物转化的一种高硒含量的生物硒制剂，主要用于临床药物。硒酵母一般含硒500～1 500 mg/kg，其中有机硒占95%左右，主要以硒代蛋氨酸形态存在，同时一部分形成硒多糖。

硒酸酯多糖又称硒化角叉菜胶，硒化卡拉胶，硒含量可达10 000 mg/kg以上，是目前为止含硒量最高的有机硒源。研究表明，硒酸酯多糖毒性小、活性高、疗效好，可用于生产富硒针剂、口服液、片剂、胶囊剂等。

无机硒补剂最常见的是亚硒酸钠。我国曾成功地运用亚硒酸钠进行克山病、大骨节病等地方病的预防，取得良好效果。但毒理学实验表明，亚硒酸钠有引起白内障、诱导细胞凋亡等副作用。

硒代甲硫氨酸、硒代半胱氨酸是小分子有机硒中研究最多的两种，都具有良好的生物利用率。体外实验表明，硒代甲硫氨酸胃肠扩散性优于硒代半胱氨酸，可能具有更好的体内吸收作用。同时，硒代甲硫氨酸的细胞毒性也较硒代半胱氨酸小，因此是一种更为有效的补剂形式。

五、氟

（一）影响氟吸收的因素

胃酸可增加某些难溶性氟化物的溶解度，促进氟的吸收。钙、镁、铝对氟的吸收有抑制作用，锶、钒、钼等元素有增进氟吸收作用，因而也具有抗龋的协同作用。蛋白质、维生素 C 可减少氟的吸收，脂肪则有促进作用。

（二）高氟食物

茶叶中氟的含量非常丰富，但产地不同的茶叶氟含量不同。老叶的氟含量高于嫩叶，一般在 1 000 mg/kg 左右。茶叶中氟化物的浸出率较低，一般仅为 10%，浸出率随水温升高而增大。另外，饮料、葡萄酒中氟的含量也比较高。

高氟食物含氟量如表 6-10 所示。

表 6-10　高氟食物含氟量　（μg/100 g）

食物	含氟量	食物	含氟量
籼米	226.45	海带	256.30
粳米	154.63	紫菜	136.58
精白粉	161.82	带鱼	180.00
赤豆	120.69	小虾	857.00
菠菜	207.90	墨斗鱼	144.00
苋菜	165.00	虾	300.00
黑枣	140.88	青虾	500.00
红枣	213.80	蟹	157.00
莲子	108.75		

六、铜

(一) 影响食物中铜吸收的因素

微量元素锌、镉、汞、钼以及食物中的抗坏血酸、硫化物等对铜的吸收有抑制作用。有人根据动物实验推测大豆蛋白或(和)大豆中植酸盐对铜的吸收有抑制作用,而氨基酸则有利于铜吸收。美国威斯康新大学学者 Greger 等对成年男性的试验表明,膳食中蛋白可增加铜的吸收利用,可能系 L-氨基酸等所致。

(二) 铜含量较高的食物

含铜较高的食物如表 6-11 所示。茶叶(红茶、砖茶、花茶、绿茶)、芝麻酱、海米、黑胡椒等也富含铜。可可豆富含天然的铜元素,即使在被加工成巧克力的过程中铜也不会流失,因此吃巧克力可以补铜。

表 6-11　铜含量较高食物中铜的含量　(mg/100 g)

食物	含量	食物	含量
麸皮	2.03	紫菜	1.68
糌粑(熟品)	6.26	桂圆	1.28
扁豆	1.27	酸刺	8.51
豆腐皮	1.86	杏干	7.67
腐竹	1.31	中华猕猴桃	1.87
黑大豆	1.56	干核桃	2.51
绿豆面	1.55	葵花子(生)	1.95
豌豆	1.26	葵花子(炒)	2.68
龙豆	3.05	生松子	3.03
马铃薯	1.06	牛肝	1.34
甜椒(脱水)	1.17	羊肝	4.51
蕨菜(腌)	5.63	鹅肝	7.78
大红菇	2.30	牡蛎	8.13
地衣	1.13	生蚝	11.50
口蘑	5.88	章鱼	9.00
松蘑	10.30	河蟹	2.97

第三节　微量元素与维生素

维生素是一种低分子有机化合物,在维持正常生长及调节机体生理机能方面起着十分重要的作用。大多数维生素是机体酶系统中辅酶的组成成分。维生素大部分不能在体内自身合成,也不能在体内大量贮存,故必须从食物中不断摄取。维生素种类很多,通常可以根据溶解度分为脂溶性维生素和非脂溶性维生素。脂溶性维生素溶于脂肪和脂肪剂,不溶于水,吸收后可贮存在体内,但摄入过多可致中毒。脂溶性维生素主要包括维生素 A、维生素 D、维生素 E 和维生素 K 等。非脂溶性维生素溶于水,排泄率高,一般不在体内蓄积,大量服用也不会或很少发生中毒,主要包括维生素 B_1、维生素 B_2、维生素 PP、维生素 B_6、维生素 C 和维生素 B_{12} 等。微量元素的吸收与利用与维生素的存在有着密切的关系。

一、微量元素与维生素 A

维生素 A 包括动物性食物中的维生素 A 及植物食物中的维生素 A 原——类胡萝卜素。类胡萝卜素在人体小肠黏膜内可变成维生素 A,是维生素 A 的前体物质。维生素 A 与眼的视觉有关,是合成视紫红质的原料。

维生素 A 与某些微量元素的吸收与利用有密切关系。铁的利用受维生素 A 的影响,血清铁含量、血红蛋白和维生素 A 含量呈正相关。维生素 A 缺乏时会因为铁的利用受到影响而出现贫血。动物实验显示,维生素 A 可改善铁吸收和铁在体内的运转分布,促进造血功能。锌和维生素 A 的关系十分复杂,一方面锌参与肝脏及视网膜内维生素还原酶的活性,影响维生素 A 代谢及作用,维持正常视力和暗反应,另一方面又可影响维生素 A 的转移。

二、微量元素与维生素 E

维生素 E 又称生育酚,其功能与性器官的成熟、胚胎发育以及肌肉细胞的营养有关。维生素 E 是一种天然的抗氧化剂,具有清除自由基的作用,能提高机体的免疫功能并抑制肿瘤的发生,临床上可用来治疗习惯性流产等。在植物油和莴笋等食物中含量丰富。

维生素 E 可将三价铁还原为二价铁。体内维生素 E 缺乏时,铁的利用会受到影响而引起贫血,如镰状红细胞贫血、地中海贫血等。维生素 E 与硒在抗氧化中相互补充,协同作用。维生素 E 不仅能减轻甲基汞中毒的症状,提高中毒动物的存活率,而且对银、铅的毒性也有拮抗作用。

三、微量元素与维生素C

维生素C也称抗坏血酸、抗坏血病维生素。其生理功能主要有：与细胞间质形成有关，参与组织细胞的氧化还原反应，有解毒作用，参与体内其他代谢反应，具有一定的抗癌作用。缺乏时可致坏血病等。新鲜水果、蔬菜特别是番茄、橘子和鲜枣中维生素C含量比较丰富。

维生素C能促进铁在肠道中的吸收，并能阻断和逆转影响铁吸收的一些物质的抑制作用，如碳酸盐、磷酸盐、鞣酸等。同时维生素C对维持组织贮存铁也是必需的。维生素C是一种强还原剂，能使高价铁还原为低价铁，易于被机体所吸收。其本身也是铁的配体，可与铁形成可溶性螯合物，使得铁在高pH值条件下仍以溶解状态存在，便于吸收。因此临床上常用其提高铁剂治疗缺铁性贫血的效果。现已证明在膳食中添加维生素C可使食物中的铁吸收率提高3～10倍，但维生素C必须和食物同时摄入才能起作用。

然而维生素C可抑制铜和硒的生物利用，使硒酸盐很快变成不溶性硒复合物。美国曾报道一57岁妇女连续服用硒片达2 387 mg但并未出现严重毒性症状。有人认为这是由于她每天服亚硒酸盐片时总与1 000 mg维生素C同时服用，从而起到保护作用的缘故。含维生素C较多的新鲜蔬菜能阻止氟的吸收。

维生素C对金属铅、汞、砷等的中毒有缓解作用，短期使用维生素C能解除大剂量重铬酸钾的毒性。其原因在于维生素C可使铬(Ⅵ)变为铬(Ⅲ)，并与铬(Ⅲ)形成稳定螯合物。

四、微量元素与维生素B_1

维生素B_1又称为硫胺素、抗脚气病维生素。其生理功能主要有：是α-酮酸氧化脱羧酶辅酶的成分，在糖代谢中发挥重要作用；可抑制胆碱酯酶。维生素B_1缺乏可致脚气病和胃肠道功能障碍。酵母、豆、瘦肉、谷类外皮和胚芽中含量比较丰富。

维生素B_1可以降低汞的毒性，并可治疗汞中毒引起的多发性神经炎，还可阻止铅在肝、肾、神经组织等器官的蓄积，并防止铅中毒。镉可引起维生素B_1的代谢发生变化，从而引起能量代谢障碍，锰可促进维生素B_1在肝内的贮存。

五、微量元素与维生素B_6

维生素B_6又称吡哆醇、吡哆醛、吡哆胺，为水溶性维生素，易溶于水和酒精，对光、碱比较敏感，但在热、酸下稳定。维生素 B_6 也是蛋白质代谢中氨基酸脱羧酶和转氨酶的辅酶成分。在酵母、蛋黄、肝、谷类中含量比较丰富，肠道内可以合成。

维生素 B_6 参与造血过程。饮食中维生素 B_6 不足或给予异烟肼类维生素 B_6 拮抗剂过多时，α-氨基-γ-酮戊酸合成酶活性降低，α-氨基-γ-酮戊酸合成受阻，致使血红蛋白合成减少、铁代谢紊乱，最后造成铁粒幼细胞贫血。维生素 B_6 缺乏时，由于肠黏膜变性，失去对铁吸收的控制，可导致铁病理性吸收增加。所以在铁中毒时，摄入足够的维生素 B_6 和烟酸是非常必要的。有认为维生素 B_6 是镉在肠道中吸收的必需物，推测维生素 B_6 能增强镉的毒性作用，缺乏维生素 B_6 时可降低镉在肠道中的吸收。

第四节　微量元素之间的相互作用

一、铁与其他微量元素

摄取过量的铁并不影响食物中有机锌的吸收，但可抑制对无机锌的吸收。而过量的铁可抑制锌的滞留，影响锌的利用。铁还可以抑制铜、钴、锰的吸收，增进氟的吸收利用。饮食中的 亚铁还可减轻钒的毒性，防止铅的不良影响，抵消轻度镉中毒。

除铁外，微量元素铜、钴、镍、钒、钼、铬、锌、锰等也均与造血有关。它们分别作用于造血的不同环节，相互配合完成造血功能。

铜蓝蛋白是目前已知唯一的可将二价铁氧化为三价铁的蛋白。铜参与造血过程，在某种程度上起到铁“助手”的作用。铜可促使铁由“铁库”进入骨髓，以加速血红蛋白和卟啉的合成；铜还可影响铁的代谢，缺铜会减少小肠对铁的吸收。

钼作为黄嘌呤氧化酶的成分，参与将细胞内三价铁还原为二价铁。由于铁只有以二价铁的形式存在才能从红细胞膜的运铁蛋白受体复合物中释放出来，进入线粒体，得到利用，显然钼在其中起到了促进作用。另外，铁的还原也有利于其在肠道中被吸收。

锰参与卟啉的合成，还可通过促进铜的利用间接促进铁的吸收。镍有刺激生血功能的作用，可促进红细胞的再生。钴介入铁的代谢，对血红蛋白的合成有促进作用。

有研究指出，血中铅、铁的含量与它们的吸收量之间，以及铅与铁吸收量之间均是正相关,也就是说,铁吸收高时铅吸收也高。但也有研究认为,铅有抑制铁的吸收和利用,影响线粒体对铁的通透性,对血红蛋白的合成有抑制作用。

动物实验、流行病学调查研究发现,镉对铁的吸收有抑制作用,由此而引起的贫血可通过肠胃外的或增加饮食中的铁得到治疗。美国学者 Keen 的研究发现,饲料中含铁量在 400 μg/g 以上时可减少幼鼠对锰的吸收。有学者研究证实,滑雪运动员在补铁后粪锰排泄量随铁剂增多而增多。据此,当人体锰含量较高时,可通过补铁予以调节。在消化道中锰亦可干扰铁的吸收,所以补铁排锰的同时也纠正了铁的失衡。

二、锌与其他微量元素

铁与锌是人体内含量较高的两种微量元素。由于婴幼儿、孕妇、乳母对这两种元素的需求量均比较大,而两种元素之间又存在拮抗作用,因此补充时一定要注意。锌与铁都是在小肠黏膜上吸收的,补充锌可以降低体内血液、肾脏和肝脏中铁的量;如果锌摄入过多,还可进一步影响铁的利用,甚至造成贫血。但锌可拮抗铁的毒性作用,这也是锌制剂之所以可治疗很多疾病的原因。

锌和铁之间存在拮抗作用:摄取过量的锌会影响铁的代谢,并抑制组织中的铁含量,可使肝脏中铁的代谢受损而产生贫血。锌可通过竞争吸收、运载和增加排泄等方式抑制铜的吸收。短期大量或长期补锌可抑制机体对铜的吸收利用,减少铜从基质膜向血液的输送,从而使大量铜滞留在黏膜细胞的金属硫蛋白中,导致血浆铜量及铜-锌超氧化物歧化酶活性下降。进食过多的铜亦可抑制锌的吸收并可加速锌的排泄,但因此造成锌缺乏的情况非常少见。

饮食中的锌过量可抑制硒的吸收及其生物效应,拮抗过量硒的毒性。人体实验显示,每天补充 150 mg 硒元素可增加锌的排泄。

锌与镉、铅可能因竞争载体的结合而呈现竞争性抑制作用。铅是一种有害元素,对儿童发育、智商均有影响。研究发现锌可部分缓解铅的毒性。有人观察到接触铅的妊娠大鼠补充锌后,体内肝、血中铅浓度降低,同时仔鼠胫骨铅含量也明显下降。从这个角度讲,孕妇补充适量的锌是有益的。

铜和锌及镉都能诱导机体合成金属硫蛋白(MT),其中锌的诱导作用最强。MT 可同镉、汞、铜、锌等金属离子结合,结合能力依次递减,因此镉、汞、铜均可置换 MT 中的锌结合位点。这就是锌、铜之所以可以对镉、汞毒性有拮抗作用的原因。因此当镉、铅中毒时,应用锌可产生治疗效果。锌能与进入人体内的汞、银、铋在分子水平上相竞争,结合金属硫蛋而解除这些金属的有害作用。

三、硒与其他微量元素

硒对镉的损害具有拮抗作用,甚至包括致死剂量的镉。硒在预防氯化镉对大鼠造成的睾丸损伤方面,效果比锌高出100倍。另外,还可防止或对抗镉所致的卵巢坏死、乳腺损伤、肝肾损伤、高血压和贫血等。其原因可能是硒使镉在体内分布发生了变化,或者是因为镉-硒复合物形成的缘故。某地锡冶炼厂工人肺癌发病率甚高。调查显示,那里的工人体内硒量普遍较低,而镉量很高。给工人每天补硒150 μg,连续3周后,发现锌排泄量增加并使红细胞镉含量下降。单独补锌也可诱导MT的合成拮抗镉的毒性。因此镉暴露人群补充硒和锌对预防镉污染是有益的。

硒和维生素E都能降低铅中毒所致的中枢神经系统和造血功能损害如脾肿大、贫血等。但维生素E的效果要明显好于硒。这种作用可能与硒和维生素E抗脂质化有关。另一方面,铅对硒的吸收也有抑制作用。

硒对汞的毒性也有拮抗作用,可降低无机汞、甲基汞的毒性,但也有报道认为,硒有时能增强汞的毒性。硒与汞是协同还是拮抗似乎与给药的先后顺序、毒性作用部位及两者的化学形态有关。

口服硒酸盐有预防铊中毒的效果。硒化物可减轻抗癌剂顺铂的毒性。硒和锰在体内的作用具有双重性,锰可影响硒的吸收。低锰可使动物血清和组织中锰和硒含量都减少,而大剂量锰的注射可致血清和心肌锰含量增加,使硒含量明显降低。

硒与铜之间存在相互拮抗作用,这种作用不仅表现在毒性的相互拮抗,而且铜还可促使低硒饮食动物发生硒缺乏。在硒和维生素A缺乏时,注射铜将加重组织损伤。

四、铜与其他微量元素

铜能促进铁的吸收利用,但膳食中含铜过高则干扰铁吸收。进食铜过多还会抑制锌的吸收,并加速其排泄,临床上有用铜治疗铜缺乏症而导致缺锌症的报道。铜过剩还可使碘不足的影响加剧。镉的轻度毒性作用可被铜等抵消,铜缺乏时,对镉的耐受性也降低。铜、钼之间存在拮抗作用。食物中的钼过高,能阻碍铜的吸收利用,导致缺铜。而钼缺乏反过来又可促使铜中毒,但这些情况多发生在动物身上。钼与铜的拮抗作用已用于铜中毒的治疗。饮食中钼过高可抑制铜吸收,增加铜排泄,有建议用钼辅助治疗肝豆状核变性及铜中毒。

血清Cu/Zn的比值正常人在0.82～1.2之间。许多病理情况如动脉粥样硬化、冠心病中,Cu/Zn 比值发生显著变化,目前已被用于临床诊断。有人研究发现,帕金森氏病患者血清 Cu/Zn 比值亦有明显变化。

锌的过量摄入对铜的吸收有抑制作用,并因此导致贫血的发生,这种情况可通过增加铜摄入得到改善。

五、其他微量元素

体内钴不足可以阻碍铜吸收,出现缺铜症。并可加剧碘不足对人体的影响。钴摄入不足或过高都可影响铁的吸收利用。

硼能影响氟的代谢,并与氟形成低毒复合物而解除氟中毒损害。有人认为钼协同氟预防龋齿的作用并非钼本身的效果。氟抑制甲状腺摄碘及碘的有机化过程,并能促进铁吸收,抑制铜吸收。氟中毒可致铜缺乏,还可限制原卟啉结合铁而引起氟化物中毒性贫血。

铅增多可妨碍铜吸收。铅可置换组织中的铁,显著抑制网质细胞的血红素合成;铅可以竞争性地抑制锌和硒的吸收等代谢过程,并能影响甲状腺吸收碘。镉可在分子水平上与锌竞争,并可干扰和抑制铜吸收。食物中镉过多可干扰硒的吸收及其生物效应。铝能与氟及铁形成可溶性复合物而抑制吸收。此外,锰对铁、镉,钒对锰,铬对铅、钒,锡对锌,钨对钼,银对铜、硒、汞、砷及碲对硒,均有干扰吸收或生物效应的作用。

第五节 饮水与微量元素

一、饮水与健康

水是生命之源,是生命赖以存在的基本条件。人类离不开水,而水流于土壤。因此土壤中溶于水的物质如各种微量元素的盐类将以水为媒介进入人体,对人体健康产生各种影响。

溶解于水中盐类物质的含量被称为水的硬度,一般指钙盐和镁盐的含量。当钙镁离子的总和相当于 10 mg 氯化钙,则称之为“1 度”。根据水的硬度大小,可以把水分成硬水和软水。一般 8 度以下为软水,8 ~ 16 度为中水,16 度以上为硬水,30 度以上为极硬水。经煮沸能去除的一定硬度称为水的暂时硬度,如含重碳酸钙和重碳酸镁的水加热后形成碳酸钙和碳酸镁沉淀而使水去除了一定硬度;经煮沸不能去除的硬度称为永久性硬度,如水中所含的硫酸钙和硫酸镁等可溶性盐类在加热下不会形成沉淀去除,因此其硬度是永久性的。暂时性和永久性两种硬度合称为总硬度。水的总硬度不能过大(我国规定生活用水的总硬度不能超过25度),否则将对人体产生不利影响。人们通常所说的"水土不服"就是指由于饮用水硬度发生了变化,造成的肠胃功能紊乱。

我国地域辽阔,各地水质软硬度程度不一。但总的来说,高原山区水质硬度一般偏高,平原与沿海地区的水质硬度偏低,地下水的硬度一般高于地面水。一般饮用水的适宜硬度以10~20度为宜。

由于工业的发展导致天然水源的严重污染,市场上出现越来越多的瓶装饮用水及饮料。这些商品五花八门,但是并不是所有的瓶装水都对人的健康有利。

二、常见饮用水与微量元素

(一)纯净水、太空水和蒸馏水

纯净水亦称纯水,是以符合生活饮用卫生标准的水为水源,用蒸馏法、去离子法或离子交换法、反渗透法及其他适当的方法加工而成的。加工过程中在去除水中悬浮物和细菌等有害物质的同时,也将水中含有的人体所需要的微量元素一并去除了。

太空水是采用AO膜处理技术对自来水进行终端净化后的水。膜处理技术是目前最成熟的水处理技术,来源于宇航员在飞船上获得饮用水的原理。采用这种方法处理后,细菌、病菌及微量元素等肉眼看不到的物质都被排除在膜外。

蒸馏水是将水过滤后加热变成蒸汽,再冷却凝结为水滴,消除所有杂质而成。

因此纯净水、太空水和蒸馏水本质上都是一样,都是去除了矿物质、微量元素,或者两者含量极少的水,只是纯化方式和纯度不相同。这几种水其实都是没有营养、水功能退化的水,喝多了对人体尤其是少年儿童的健康不利。目前为止,已经证实水中有近10种微量元素是人体所必需的。许多难以从食物中获得的微量元素都从水中获得。

(二)矿泉水和矿物质水

天然矿泉水是指从地下深处自然涌出的或经人工发掘的、未受污染的地下矿水,它含有一定量的矿物质、微量元素。在通常状况下,其化学成分、流量、水温等动态在天然波动范围内相对稳定,水质的界限指标符合国家标准。国家标准中规定的九项界限指标包括锂、锶、锌、硒、溴化物、碘化物、偏硅酸、游离二氧化碳和溶解性总固体,矿泉水中必须有一项或一项以上达到界限指标的要求。具体要求含量分别为(单位mg/L):锂、锌、碘化物≥0.2,硒≥0.01,

溴化物≥1.0,偏硅酸≥25,游离二氧化碳≥250,溶解性总固体≥1 000。市场上大部分矿泉水属于锶型和偏硅酸型。

天然矿泉水的矿物质、微量元素等成分的含量稳定,一般以离子状态存在,容易被人体所吸收。长期饮用矿泉水,对人体确有较明显的营养保健作用。天然矿泉水水质晶莹,剔透、爽口,用它煮饭熬粥香甜可口,用它泡茶清凉味醇,现已受到广大消费者的青睐。

矿物质水是一种与天然矿泉水容易混淆的饮用水,它是指在纯净水基础上添加几种人工矿化液所制成的饮用水,其基础是纯净水,而纯净水又一般以自来水为原料。据报道,矿物质水在2006年异军突起,已经霸占了中国瓶装水大部分市场。其根本原因是消费者的生活水平提高后对健康生活的需求日益加强,同时也“归功”于某些品牌为迎合这种需求强力推出的“更健康”概念。目前,矿物质水还没有国家标准(这也是让人感到不安的一个原因)。从浙江等几个省的地方标准来看,矿物质水是指纯净水经添加矿物质类食品添加剂或天然矿物提取液后制成的饮用水(浙江省饮用矿物质水地方标准DB33/339-2001)。纯净水一般都是用自来水加工灌装而成的,矿物质水也可能源自自来水。2004年,可口可乐在英国市场销售的Dasani矿物质水被揭露是由自来水生产的,从而引起英国人的强烈指责。矿物质水中的矿物质是人工添加的,而微量元素并不在添加之列。

补充人体所需的矿物质或微量元素是一个综合概念,单独补充某一样的做法早已过时。矿物质和微量元素存在一个微妙的平衡关系,片面补充某一种,往往导致另外好几种的排泄增加,适得其反。比如过多的补充钙,就可能导致大量镁被尿液带走从而造成“补了钙缺了镁”。镁与钙的合理比例应该为2:1。因此有医学专家认为,补充矿物质应该“协同作战”,最好就是自然态下的均衡吸收。在自然态下,优质的天然水中所含的矿物质和微量元素呈现一个均衡的比例,或者说人类在漫长的进化过程中适应了这种奇妙的和谐。因此天然状态下的水中所含营养物质能起到一个“协同作战”的效果。比如优质天然水中的镁与钙比例就正好接近2:1。这就是为什么世界顶级瓶装水都始终强调自己含有“天然的”、“均衡的”矿物质和微量元素。而仅仅向纯净水中添加某几种矿物质,矿物质和微量元素含量并不符合这种均衡关系。比如前面提到的大品牌矿物质水只加了镁、钾两种矿物质,当然是只比纯净水“多一点”矿物质了。如果人体长期只补充镁、钾两类矿物质,就可能导致相应比例的钙和铁,以及其他维生素族营养物质的流失。因此,长期饮用矿物质水来补充矿物质是对健康不利的。

国内矿物质水添加的矿化液主要成分一般为硫酸镁和氯化钾。因此矿物质水在具有镁离子和钾离子的同时，也具有额外的硫酸根离子和氯离子。硫酸镁又称为泻盐，超过 390 mg/L 便会引起腹泻。更为关键的是，硫酸根离子并非营养物质，所有国家的饮用水标准都只标明其含量不得超过多少，却没有最低标准。氯酸盐也存在着同样的尴尬。

随着生活品质的提升，人类对饮用水的要求也由单纯的安全上升到健康。健康水有一项重要指标就是 pH 值呈弱碱性。这项指标对标榜含有阳离子矿物质的矿物质水来说原本不算难事。国内矿物质水都呈酸性，有的 pH 值甚至低于 6.0。饮用水中矿物质的一个重要作用就是维持水的弱碱性。矿物质水中的矿物质显然没有这个用途，也不能使消费者补充微量元素。

（三）运动饮料

夏天气温走高，日平均气温都在 35 ℃以上，再加上剧烈的运动，人体内会产生大量的热量，机体会通过排汗以达到散热的目的。汗液的主要成分是水，还含有少量的钾、钠、钙、镁等无机盐。在体内水分流失较多的情况下，如果不及时进行补充就会引起水分不足，导致体内温度升高，心血管系统的工作负担加重，妨碍体温调节，降低运动能力。同时钠离子和氯离子的流失，会影响人体适时调节体液和温度等生理变化，这个时候，光是喝水解决不了问题，因为水是低渗透压的，大量饮用会稀释血液中的电解质，而体内电解质不平衡就会导致衰竭的症状，出现头晕、恶心、全身无力，医学上也称水中毒。

出汗后适合饮用的是含糖量 5% 以下，并含有钾、钠、钙、镁等无机盐的碱性饮料。一般运动饮料中水分含量在 90% 左右，糖分含量 8% ~ 12%，无机盐含量为 1.6% 左右，维生素的含量为 0.2% 左右。这些成分与人体体液相似，饮用后能更迅速地被身体吸收，及时补充人体因大量运动出汗所损失的水分和电解质（即盐分），使体液达到平衡状态。在补充人体机能的同时，还有助于细胞维持有氧氧化，即使在大运动量时也会减少乳酸产生，减轻运动时人体的心脏负担，对运动中的能量供给和运动后的体力恢复都大有好处。

运动饮料是一种营养素的组分和含量能适应运动员或参加体育锻炼、体力劳动人群的生理特点、特殊营养需要的软饮料。运动饮料是根据运动时生理消耗的特点而配制的，可以有针对性地补充运动时丢失的营养，起到保持、提高运动能力，加速运动后疲劳消除的作用，由此它应具备以下基本特点。

(1) 一定的糖含量。由于运动引起肌糖原的大量消耗，而肌肉又加大对血糖的摄取，因此引起血糖下降，若不能及时补充，工作肌肉会因此而乏力。另一方面因大脑 90% 以上的供能来自血糖，血糖的下降将会使大脑对运动的调节能力减弱，并产生疲劳感。

(2) 适量的电解质。运动引起出汗导致钾、钠等电解质大量丢失，从而引起身体乏力甚至抽筋，导致运动能力下降。而饮料不仅用于补充汗液中丢失的钠、钾，还有助于水在血管中的停留，使机体得到更充足的水分。如果饮料中的电解质含量太低，则起不到补充的效果；若太高，则会增加饮料的渗透压，引起胃肠不适，并使饮料中的水分不能尽快被机体吸收。

(3) 无碳酸气、无咖啡因、无酒精。碳酸气会引起胃部的胀气和不适；咖啡因有一定的利尿作用，会加重水的丢失，而运动本身就要损失大量的水和电解质。此外咖啡因和酒精还对中枢神经有刺激作用，不利于运动后的恢复。

运动饮料优于一般软饮料。软饮料通常是高渗的、缺钠的，这会使它们在胃内停留时间过长，造成运动中的胃部不适，同时也影响其在小肠内的吸收。许多人在运动中选择白水(现在用得最普遍的是矿泉水)作为液体补充品，特别是那些不需要耐力的人，他们并不需要糖，就可以保持一个适当的状态。但是当水快速吸收的时候，可用的糖和钠的缺失会降低整体能力和耐力能力。大量的饮水将稀释血液，增加排尿，并减低进一步饮水的渴望。要避免饮用酒、茶、咖啡和其他含咖啡的饮料，它们会产生利尿作用和脱水的副作用。运动饮料并不能保证人体的营养平衡，它不能替代膳食。但是在早餐前、餐间加餐、运动和比赛的间歇期和运动刚刚结束的运动员不能进食，而能量的需求又很高时，运动饮料能够提供有效的糖源。

高血压患者不宜多饮运动饮料。轻松的运动本身对健康确实有益，但患有高血压的人运动后，饮用运动饮料会使血压升高。这是由于运动饮料含钠量较高，钠会使血压上升，高血压患者饮之势必使血压升得更高。运动饮料对正常人和低血压者不会有问题，而高血压患者在运动中不加选择地饮用运动饮料，极容易诱发中风。所以，高血压患者不宜多饮运动饮料。

必须指出，运动饮料也不含或少含微量元素。

(四) 汽水

汽水就是含二氧化碳气体的水溶液。制造汽水时，通过加压的方法，增大二氧化碳的溶解度，让较多的二氧化碳溶解在水里。喝汽水时，二氧化碳随汽水进入肠胃。但肠胃不能吸收二氧化碳，肚子里的温度又比汽水高，二氧化碳的溶解度减小，便从口腔中涌出。二氧化碳气从体内排出时，可以带走一些热量，因此喝汽水能解热消渴。二氧化碳对胃壁有刺激作用，能加快胃液分泌，帮助消化。盛夏酷暑，人们都喜欢饮用冰镇汽水，这是因为冰镇汽水温度较低，喝起来更觉清凉爽口，且冰镇汽水温度低，溶有较多的二氧化碳，喝进肚里能带走更多的热量。

汽水虽然能消暑解渴，但不能一次喝得太多，否则就会冲淡胃液，降低胃液的消化能力和杀菌作用，影响食欲。大量饮用冰镇汽水，由于对肠胃强烈的冷刺激,可能引起腹痛,甚至诱发肠胃炎。汽水也是由纯净水制成,不含有矿物质和微量元素。一些汽水中含有丰富的磷酸盐,摄入过多会抑制人体对钙及其他矿物质元素的吸收,某些汽水中的防腐剂和维生素 C 结合还会生成具有致癌性的苯系物。因此常饮汽水对身体健康不利。

第六节　食品和水中重金属的污染

随着社会工业化的发展,环境污染已成为社会广泛关注的问题。大量的水污染、空气污染、土壤污染又通过生物链污染到人类赖于生存的动植物食品及水源。其中重金属污染以隐蔽的方式严重威胁着食品安全。重金属的污染问题实际上也是食品安全的重大问题,但目前大众和政府更多地关注突发或急性中毒的食品安全问题,对食品慢性中毒、潜在的危害重视极为不够,而这些问题才是食品安全广泛和深层的问题,是不明原因疾病和某些癌症发病率上升的根结。重金属污染泛指铅、汞、镉、砷等重金属的污染,这些重金属常以慢性中毒的方式危害和影响着人类的健康和生命安全。

一、食品中的重金属污染途径

(一) 自然环境

微量元素广泛地存在于自然环境——空气、土壤和水体中,人和动物主要通过食物、水和空气获得微量元素(见表 6-12),这些微量元素中有一部分通过消化道、呼吸道与皮肤等(主要是通过消化道)进入体内,并以自由离子、金属配合物、金属酶等形式存在。其他不能被机体所吸收的部分则主要通过尿液、粪便和汗液等排入环境中。

表 6-12　人体从自然环境中摄取微量元素的量

微量元素	从食物及水摄入的量/(mg/d)	从空气中吸入的量/($mg/20m^3$)
Fe	15.0	266.0
Zn	14.5	33.80
Cu	1.325	23.00
I	0.205	—
Sn	7.300	0.60
Mn	4.400	28.80
Ni	0.600	2.40

续表

微量元素	从食物及水摄入的量/(mg/d)	从空气中吸入的量/(mg/20m³)
Mo	0.335	0.60
Cr	0.245	3.60
Se	0.068	0.07
Co	0.390	0.12
V	0.16	40.00

注:“—”指数据不可测量。

环境尤其是地质环境中元素的分布不均易造成食物中某些元素的过量或缺乏。地质环境包括自然地质环境和人为地质环境(污染)。影响重金属分布的自然地质环境包括土壤和岩石等因素。

人体正常需要的金属和非金属在地壳中平均含量很低,也很分散,它们能通过土壤上生长的谷物进入人体。土壤中腐殖质含量高,多以胶体状态存在,胶体粒子带有电荷,所以土壤颗粒吸附能力很强,尤其是颗粒细小、表面积大的黏土能够吸附大量的金属离子和水体中碱性或酸性物质。碱性或酸性物质又与土壤中的钙、镁、铁、锌、铜、硒、碘等的化合物反应,产物随水迁移导致人体对微量元素的吸收不足或过量吸收而患病。因此,土壤是通过提供营养物质尤其是微量元素来影响人类健康的。

岩石由矿物组成,构成矿物的化学元素很多,所以岩石的成分复杂多变。不同时代、不同成因的岩石中元素组成,尤其是人体所需的微量元素差别很大。在地质作用下,岩石遭受长期风化作用,不同元素的迁移和富集,使地表水和地下水中化学成分变化很大。同时,岩石又是土壤发育的母质,它决定了土壤的结构和成分,并以饮食为途径使人患地方性疾病。

(二) 工业“三废”污染及化肥、农药污染

由于工业生产和农业中农药、化肥的使用,以及人类不健康的生活方式,自然环境遭到严重的破坏,形成了人为地质环境。其中,以重金属污染最为严重。

重金属污染是由于某些化合物的生产与广泛应用,在局部地区出现的高浓度污染。与有机污染物不同,重金属污染物一般具有潜在危害性,水中的微生物难以使之分解消除(降解),经过“虾吃浮游生物,小鱼吃虾,大鱼吃小鱼”,随食物链被富集,浓度逐级加大。而人正处于食物链的终端,通过食物或饮水,将有毒物摄入人体。若这些有毒物不易排泄,将会在人体内积蓄,引起慢性中毒。在生物体内的某些重金属又可被微生物转化为毒性更大的有机

化合物(如无机汞可转化为有机汞),例如众所周知的水俣病就是由食用含有氯化甲基汞的鱼引起的,"痛痛病"则由镉污染引起的。这些震惊世界的公害事件都是由于工厂排放的污水中含有这些重金属所致。

重金属污染物的毒害作用不仅与其摄入量有关,而且与其存在形态有密切关系,不同形态的同种重金属化合物其毒性可以有很大差异。如烷基汞的毒性明显大于二价汞离子的无机盐;砷的化合物中三氧化二砷(砒霜)毒性最大;钡盐中的硫酸钡($BaSO_4$)因其溶解度小而无毒性,碳酸钡($BaCO_3$)虽难溶于水,但能溶于胃酸,所以和氯化钡($BaCl_2$)一样有毒。

(三) 食品生产加工及储存

上釉陶瓷的鲜艳图案通常由重金属颜料烧制而成,其中大红彩釉为镉化合物,奶油黄色则含铅,翠绿色含铬。用这种器具储存果汁、醋、酒等酸性食物时,上釉陶瓷中的铅和镉等重金属就会被逐渐溶解出来,渗入食物,从而引起慢性中毒。古罗马人曾因用上釉陶瓷容器储存葡萄酒,造成铅中毒。南斯拉夫也因为用相同的容器储存腌制的橄榄而中毒。

油漆筷子的情况与此类似。油漆中含铅,其中黄色油漆中铅含量高达64%,因此也应避免接触酸性食品。铁桶储酒、锡壶盛酒、皮蛋加工过程也可能造成铅的污染。

另外比较常见的污染是用镀锌白铁桶盛装饮料。饮料中一般含有柠檬水、橘子水、酸梅汤等酸性物质,锌易溶于酸,由此不断溶入饮料后,造成饮料中锌过量。通常一次摄入 80 ~ 100 mg 锌就可造成急性锌中毒,而实验显示,锌在柠檬水中的含量可高达 1 411 mg/L。由于儿童对锌很敏感,因此极易造成中毒。

铁、铜炊具虽为人们广泛使用,但类风湿性关节炎患者最好避免使用铁制炊具,其原因是摄入过量铁会促使类风湿性关节炎的发作。

值得注意的是,机械摩擦可使金属尘埃掺入面粉,而包装材料也可能构成对食品的污染。有关专家曾建议食品类包装材料应禁止铅印刷。

二、食品添加剂中的金属化合物

许多食品的添加剂中含有金属化合物(见表 6-13),这些一定程度上也造成了食物中的重金属污染。食品生产过程中添加剂的使用必须参照国际标准,否则食用过多易引起微量元素的慢性中毒。

表 6-13　常见食品添加剂中的金属化合物

抗凝(胶)剂	硅铝酸钙,硅酸钙,硅酸镁,硅铝酸钠,硅铝酸钙钠,硅酸三钙
化学防腐剂	抗坏血酸钙,丙酸钙,丙二烯酸钙;苯甲酸钠;三梨酸钾
补充物	碳酸钙,柠檬酸钙,磷酸甘油钙,氧化钙,泛酸钙,磷酸钙,焦磷酸钙,硫酸钙;葡萄糖酸铜,碘化铜;磷酸高铁,焦磷酸高铁,葡萄糖酸亚铁,乳酸亚铁,硫酸亚铁;柠檬酸镁,磷酸甘油镁,氧化镁,磷酸镁,次磷酸镁,硫酸镁,葡萄糖酸镁,氯化镁;硫酸锌,葡萄糖酸锌,氯化锌,氧化锌,硬脂酸锌
配合溶解剂	醋酸钙,氧化钙,柠檬酸钙,二醋酸钙,葡萄糖酸钙,六聚偏磷酸钙,碱式磷酸钙,肌醇六磷酸钙
稳定剂	藻酸钙
其他	硫酸铝铵,硫酸钾铝,硫酸钠铝;氧化钙,柠檬酸钙,碳酸钙,葡萄糖酸钙,磷酸钙,氢氧化钙,乳酸钙,氯化钙;氧化镁,碳酸镁,氢氧化镁,硬脂酸镁

第七章 微量元素与化妆品

第一节 化妆品及其分类

化妆品是以涂抹、喷洒或其他类似方法,散布于人体表面任何部位(皮肤、毛发、指甲、口唇)以达到清洁、消除不良气味、护肤、美容和修饰目的的日用化学工业品。

化妆品种类繁多,分类方法不一。根据化妆品的剂型,可分为霜类、粉类、油类、膏类、乳类等;根据用途则可分为发用类、护肤类、美容修饰类、香水类及特殊用途类等五类。

发用化妆品包括护发用品和洗发用品。市售的护发用品主要有发油、发蜡、发乳和护发素等。洗发用品一般称香波,源于英文 shampoo,其主要功能是净发,是一种表面活性剂制成的液体、膏体、乳液状或粉状的制品。主要成分是表面活性剂、辅助表面活性剂和一些添加剂。其中添加剂中螯合剂即为防止硬水洗头时钙镁皂沉淀生成所用。

护肤类化妆品也称膏霜类化妆品,其作用在于保护皮肤免受热冷空气刺激、防止皮肤开裂、滋润皮肤和延缓皮肤衰老,主要成分为油性成分、保湿剂和水。这类化妆品根据用途又可分为润肤霜(蜜)、清洁霜(蜜)等,其中固体样的为霜,液态的为蜜。粉底霜是化妆时敷粉前打底用的,其主要成分为钛白粉和氧化锌。

美容修饰类化妆品主要包括胭脂、唇膏、睫毛油、指甲油、香粉等,其作用主要在于美化人的身体、增加魅力,同时对皮肤也有一定保护作用。香粉和爽身粉的成分基本相同,主要由滑石粉、吸收剂如高岭土(主要成分为氧化铝)和碳酸钙、硬脂酸锌、硬脂酸镁、色素和香料构成。胭脂与此类似,由滑石粉、高岭土、碳酸镁、脂肪酸锌和胶合剂构成。

香水类化妆品由香料和溶剂配制而成,根据溶剂,可分为酒精溶液香水、乳化香水和固体香水。目前市场上主要是酒精溶液香水,如古龙水、香水、花露水等。

具有特殊功能的化妆品指用于育发、染发、烫发、脱毛、美乳、健美、除臭、祛斑、防晒的化妆品。这类化妆品介于化妆品和药品之间,为了达到某种特殊功能,通常加一些限制使用甚至有一定毒害的物质,使用和制造时应特别注意。

第二节　化妆品中的微量元素

一、化妆品中微量元素的作用

(一) 着色剂

着色剂也称色素,是指那些具有浓烈色彩的物质,在与其他物质接触时,可使其着色。着色剂的主要作用在于满足人们视觉上的需求,具体讲有三个方面的作用:① 掩盖化妆品原料颜色;② 赋予化妆品一定颜色,满足和迎合消费者心理需求;③ 达到美化人体、增加魅力之目的。

大致说来,着色剂可以分为有机合成色素、无机色素和植物天然色素。根据溶解度则可分为染料、颜料和色淀。染料一般为有机物,可溶于水或其他溶剂;颜料则大部分为无机物,在水和其他溶剂中溶解度很小,主要通过遮盖获得着色效果;色淀为两者的结合,由有机染料和金属盐结合所形成。

着色剂中的有机色素由煤焦油制得,又称苯胺色素;无机色素则主要是一些微量元素颜料;天然色素源于动植物。从卫生和安全的角度讲,天然色素为着色首选,因为除藤黄有剧毒以外,其他一般无毒,其中一些甚至有营养价值。无机色素为次选,主要问题在于重金属铅、砷等的可能污染。有机色素问题最大,也最危险,但使用最广泛,其原因在于有机色素着色力强、色泽鲜艳。另外,重要的一点是其成本低廉。

由于化妆品与人民生活密切相关,因此国家对化妆品中着色剂的使用有严格规定。表 7-1 列出可作为着色剂使用的微量元素化合物。

表 7-1 着色剂中允许使用的微量元素化合物

名称	染料索引号	允许使用范围及限制条件
氯氧化铋	77163	一般化妆品均可使用
氧化铁黑(人造)	77499	一般化妆品均可使用
青铜粉	77400	一般化妆品均可使用
氢氧化铬绿	77289	不得用于口腔及唇部化妆品
氧化铬绿	77288	不得用于口腔及唇部化妆品
铜粉	77400	一般化妆品均可使用
亚铁氰化铁胺	77520	不得用于口腔及唇部化妆品
亚铁氰化铁	77510	不得用于口腔及唇部化妆品
锰紫	77742	一般化妆品均可使用
云母	77019	一般化妆品均可使用
叶绿素钾钠铜	75810	仅用于牙膏,用量≤0.1%
氧化铁红(人造)	77491	一般化妆品均可使用
二氧化钛	77891	一般化妆品均可使用
群青(绿,蓝)	77007/77013	不得用于口腔及唇部化妆品
氧化铁黄(人造)	77492	一般化妆品均可使用
氧化锌	77947	一般化妆品均可使用
乙酸铅		仅用于染头发制品中。制品铅含量1%(m/V,Pb计),包装上要表明乙酸铅及注意事项

云母是天然的铝、铁、钛、钾、钠、钙、锂、锰的硅酸盐颜料,组成因产地而不同,可有白色或白灰色。

群青是含铝、钠、硅酸盐的含硫化合物,一般用 $Na_xAl_xSi_{12-x}O_{24}Na_yS_z$ 表示,确切组成尚不明确,因组成含量不同而呈现不同颜色,故有群青绿、群青蓝之分。

(二) 化学脱毛剂

化学脱毛剂可以分为无机脱毛剂和有机脱毛剂两大类。无机脱毛剂主要通过碱金属、碱土金属的硫化物对角蛋白的溶解作用，在碱性条件下，使头发膨胀、变脆，易于擦除。最常使用的化合物是钠、钡、锶、钾硫化物，其中硫化钡、硫化锶刺激性相对较小，但臭味大。

有机脱毛剂主要是巯基乙酸盐。与无机脱毛剂相比，具有刺激性小、无臭味、脱毛效果好的优点。但无论那种化学脱毛剂对人体皮肤都可造成损伤，因此化妆品卫生标准对脱毛剂中碱金属、碱土金属的硫化物含量有严格规定。碱金属硫化物不得超过 2%、碱土金属硫化物不得超过 6%。

（三）防腐、杀菌剂

防腐、杀菌剂在化妆品中使用非常广泛，除卷发剂、染发、收敛剂、脱毛剂、爽身粉、香水等以外，其他类型化妆品均加有防腐、杀菌剂，其目的在于防止化妆品中微生物的生长繁殖。好的防腐、杀菌剂理应具有抑菌效果好、广谱性强、无毒无害、无刺激性和过敏性、安全性高、无色无臭、有良好的溶解性和分散性、不影响产品颜色、气味、配伍性能好、不受 pH 值或其他成分影响等优点。然而，真正满足上述优点的防腐、杀菌剂很少。大多数防腐剂对人体有一定危害，因此化妆品卫生标准有防腐剂使用限量。目前用于防腐剂的微量元素化合物有硼酸、硫柳汞、苯基甲汞、吡啶硫酮锌和碘酸钠等。

（四）功能性作用

1. 铜及其配合物

超氧化物歧化酶(SOD)作为化妆品的优质添加剂已被使用并得到认可。临床验证和长期使用表明，SOD 能透过皮肤吸收，且可保存其活性，不仅有抗皱、祛斑、去色素等作用，还有抗炎、防晒、延缓皮肤衰老的作用。其作用机理与清除体内自由基有关。国内外已把活性组分为铜的超氧歧化酶(SOD)加入化妆品中。

2. 铁及其配合物

人体汗腺和表面皮层的脱落易造成体内铁的损失，并可干扰血浆中铁的动态平衡。由于皮屑的大量损失或因为其他原因如吸收障碍等引起的铁缺乏，有时可表现出皮肤病的症状。也就是说有些皮肤病是由缺铁造成的。化妆品中的铁，主要以铁-蛋白质配合物形式加入。这种配合物可溶于血，易复配到皮肤、头发和指甲用化妆品中，可增加身体对铁的吸收和利用。

3. 硅及其化合物

硅是必需微量元素。在人体含量最高的是皮肤、主动脉、气管和腱，其含量随年龄的增长而减少。通常皮肤表皮的不平整会引起硅的缺乏和不适当的利用，从而使脂肪组织凝块形成蜂窝状组织。化妆品中的硅多以硅-蛋白质配合物形式存在，易为皮肤、头发和指甲所利用。

4. 硒及其化合物

硒可防止过氧化物对细胞质膜不饱和脂肪酸的作用,保持膜的完整性。在化妆品中,用硒-蛋白质配合物作为防晒剂或护肤产品中的抗氧化剂,其配合物的蛋白质部分可增加产品湿润性和亲合性,有助于使硒结合到上层皮肤上。

5. 碘及其化合物

碘可刺激与毛发成长有密切关系的甲状腺荷尔蒙的分泌,因此对毛发的正常生长有不可缺少的作用。碘可增强毛发光泽,阻止毛发的分叉断裂。目前,在化妆品领域得到广泛应用的含碘添加剂主要是一些海洋生物(多数为海洋植物)如海带、紫菜等海藻类,也有海蜇及发菜的提取液。

(五) 其他

水溶性锌盐(包括硫酸锌、乙酸锌、氯化锌、碳酸锌等)具有抑汗、杀菌功能,广泛用于除臭化妆品的原料使用。硝酸银因为其在光照下可变成黑色,是用于眼部的唯一黑色染色剂。二硫化硒、吡啶硫酮锌是常用的去头屑剂。溴酸钠、过硼酸钠通常作为冷烫剂的原料使用。氧化铁则为紫外线散射剂的主要成分。

二、化妆品中须限量使用的微量元素及相关毒性

虽然微量元素在化妆品中有广泛运用,同时大部分为必需微量元素,但也有部分是非必需元素,甚至有害金属,如防腐剂中的汞化合物、着色剂中的乙酸铅,因此须限量使用。事实上,即使必需微量元素,接触过多也会对人体产生不利影响。如低浓度的氟可预防龋齿,降低老年性骨质疏松的发病率,但水中含量超过 2 mg/kg 的氟即可造成氟斑牙。表 7-2 列出化妆品卫生标准对其中微量元素及其化合物的规定使用量、使用范围、功能以及化合物的可能毒性。

随着我国经济的飞速发展,美容化妆品行业也成为新经济形式下发展最为迅速的行业之一。同时,由于化妆品与人体直接接触,与人体健康的关系十分紧密,其安全性逐渐成为消费者关心的重要问题。2006 年 11 月 8 日,由中国香料香精化妆品工业协会、全国工商联美容化妆业商会及中华医学会皮肤科北京专业委员会联合主办,《中国美容时尚报》社承办,在北京召开了“微量元素与化妆品安全性专家研讨会”。会上专门就某些在化妆品内广泛存在的微量元素残留与人体健康之间的关系为主要议题进行了广泛的讨论与交流。

表 7-2　化妆品中须限量使用的微量元素及相关毒性

功能	名称	最大允许浓度/(%)	使用范围、条件	标签必要说明	毒　性
预防龋齿	单氟磷酸铵、钠、钾、钙	0.15	用于口腔卫生产品	含有单氟磷酸 X	氟中毒,可引起氟斑牙、氟骨病等
	氟化铵、钠、钾、钙、铝、亚锡	0.15	用于口腔卫生产品	含有氟化 X	
	氟化十六烷基铵	0.15	用于口腔卫生产品	含有氟化十六烷基铵	
	氟化十六烯基铵	0.15	用于口腔卫生产品	含有氟化十六烯基铵	
	氟硅酸镁、铵、钠、钾	0.15	用于口腔卫生产品	含有氟硅酸 X	
染色剂	硝酸银	4	唯一用于染睫、眉毛的产品	含有硝酸银,入眼立即清洗	银质沉着
脱毛剂	碱金属的硫化物	2(硫计)	脱毛剂	避免与眼睛接触,放到儿童接触不到的地方	损伤皮肤
	碱土金属的硫化物	6	脱毛剂		
去头屑	二硫化硒	0.5	香波中去头屑剂	含有二硫化硒,使用后冲洗掉,避免与眼睛接触	可能致癌物
防腐剂	吡啶硫酮锌	0.5	仅用于用后清洗的产品		锌中毒,可出现流泪、流涎、大小便失禁、心率减慢、呼吸加快、鼻出血等
	硫柳汞(乙基汞硫代水杨酸钠)	0.007(汞)	眼部化妆品和卸妆品	含有乙基汞硫代水杨酸钠	汞中毒,表现与无机汞同
	苯基汞化卤(包括硼酸盐)	0.007(汞)	眼部化妆品和卸妆品	含有苯汞化合物	

续表

功能	名称	最大允许浓度/(%)	使用范围、条件	标签必要说明	毒　性
防腐剂	碘酸钠	0.1	仅用于用后清洗掉的产品		碘过敏、碘中毒
	硼酸	0.5	口腔用品		刺激消化道和皮肤。可有神经衰弱、性欲减退、秃头症等
抑制剂	亚硝酸钠	0.2	用作抑制剂,不可与亚硝酸仲胺和叔胺合用		致癌、致畸
除臭剂、收敛剂	对羟基苯磺酸锌	6	限用于除臭剂、抑制剂和收敛性洗液		锌中毒。可出现潮红、瘙痒、丘疹、毛囊炎、皮炎等

第三节　化妆品中的常见有毒物及其来源

一、化妆品中的有毒物

化妆品中最常见的化学毒物为汞、铅、砷和甲醇。化妆品卫生标准对此有严格规定,是化妆品的常规检测卫生指标,检测超过限量者不准生产和销售。表7-3列出化妆品中有毒物的限量值。

表 7-3　化妆品中有毒物的限量

有毒物	限量	备　注
汞	1 mg/kg	含有机汞防腐剂的眼部化妆品除外
铅	40 mg/kg	含乙酸铅的染发剂除外
砷	10 mg/kg	
甲醇	0.2%	

随着人民生活水平的不断提高,人们对美的追求越来越强烈,化妆、美容已成为生活中不可缺少的一部分,也给化妆品的生产和经营带来了无限商机。

从事化妆品制造、销售的人越来越多,然而化妆品市场鱼龙混杂,质量参差不齐,因使用不合格化妆品造成人员伤害、甚至死亡的事件时有报道。调查研究发现,化妆品的化学毒物污染非常严重。某些祛斑霜汞含量竟超标3万倍,而婴儿痱子粉中铅超标29倍。卫生部门曾对40名长期使用美容霜的消费者的调查发现,其发汞和尿汞水平有惊人的变化,其中25名发汞和尿汞普遍增高,10名发汞严重超标。

化妆品中的金属毒物主要通过皮肤进入人体,同时也有个别情况可通过消化道被人体所吸收。研究发现,涂抹含汞化妆品以后,5小时内即有6%的汞经皮肤进入人体。由于化妆品的使用通常不是短期行为,而是日复一日的长期使用,金属毒物将不断蓄积体内,在不知不觉中对人的健康造成极大危害。通常情况下,金属毒物更易通过消化道为人体所吸收,因此对机体造成的危害更大,然而也更易被人们所忽视。曾有报道称婴儿亲吻母亲时,由于母亲脸上的脂粉铅含量严重超标,结果造成婴儿急性铅中毒,最后导致死亡。

职业性接触某些特殊化妆品是导致有害元素中毒的一个重要途径,但往往很少有人去关注。据报道,一名长期从事染(烫)发工作的发廊女工,经常将染发剂的水剂和粉剂用手搅拌成糊状后用于染发,操作过程未采取任何防护措施。若干年后出现全身肌肉、骨骼疼痛(以四肢为甚)、腹胀痛,按压或天气转冷时疼痛加剧,伴有经常性便秘、黑便等。经职业病防治院体检发现为"慢性砷中毒"。实际上,她所使用的染(烫)发剂并没有砷超标。

常见的有害元素超标化妆品主要是美白类化妆品和祛斑类化妆品。美白类化妆品中的有害成分主要是汞,包括氟化汞和碘化汞等。祛斑类化妆品的有害成分主要有汞、铅等。

二、化妆品中有毒物的来源

(一) 原料、辅料

大多数情况下,化妆品中的有毒物是从原料和辅料中带入的。比如增白霜、祛斑霜中的汞,增白剂、染色剂中的铅,生发剂和爽身粉中的砷,等等。由于自然界某些微量元素的普遍存在,化妆品中存在微量残留的有害元素难以避免,但必须严格控制含量。为防止化妆品中毒,化妆品卫生标准对化妆品中常见的有害微量元素的含量作了严格限制,并作为化妆品常规卫生检测指标。然而,许多化妆品中有害元素的含量仍然严重超标,而这一切都很难仅仅用污染来解释,显然不能排除某些不法厂家为了追求利益有意添加有毒物质的行为。因此化妆品的质量控制任重道远。

（二）化学污染

化妆品中金属毒物的另外一个重要来源是化学污染。化妆品的化学污染问题已引起了全世界的关注。近年来频繁发生祛斑霜、雀斑霜引起的毁容事件即说明了这一问题的严重性。

化妆品的污染涉及化妆品生产的几乎每一个环节，从生产设备、器械、容器、包装材料、运输工具到空气、水，以及生产工人的卫生状况都可能造成化妆品的污染。因此国家对化妆品的生产管理、销售都有严格的规定，并有相关法规出台。但劣质化妆品的在市场仍有很大份额，这不得不引起我们的注意。

主要参考文献

1 杨克敌主编. 微量元素与健康[M]. 北京：科学出版社，2003.

2 周琮棠，谢英彪. 来自微量元素的报告——你为什么是病人？[M] 北京：人民军医出版社，2005.

3 万力生. 儿童微量元素缺乏防治[M]. 北京：金盾出版社，2005.

4 蓝统胜，李桂英. 微量元素防病指南[M]. 广州：华南理工大学出版社，2006.

5 王三根. 微量元素与健康[M]. 上海：上海科学普及出版社，2004.

6 于占洋，侯哲. 微量元素与疾病诊断及治疗[M]. 北京：人民军医出版社，2001.

7 王夔. 生命科学中的微量元素[M]. 北京：中国计量出版社，1991.

8 陈清，卢国呈. 微量元素与健康[M]. 北京：北京大学出版社，1989.

9 苗健. 微量元素与相关疾病[M]. 郑州：河南医科大学出版社，1997.

10 迟锡增. 微量元素与人体健康[M]. 北京：化学工业出版社，1997.

11 傅永怀. 微量元素与临床[M]. 北京：中国医药科技出版社，1997.

12 祁嘉义. 临床元素化学[M]. 北京：化学工业出版社，2000.

13 孔祥瑞. 必需微量元素的营养、生理及临床意义[M]. 合肥：安徽科学技术出版社，1982.

14 朱莲珍. 人和动物的微量元素营养[M]. 青岛：青岛出版社,1994.

15 李书祯. 必需微量元素与健康[M]. 北京：轻工业出版社,1988.

16 孙存普，张建中，段绍谨. 自由基生物学导论[M]. 合肥：中国科学技术大学出版社,1999.

17 张镜如. 生理学[M]. 北京：人民卫生出版社，1994.

18 高兰兴，刘继鹏. 实用营养保健手册[M]. 北京：人民军医出版社，1997.

19 汪洋，何爱华，肖沛琳. 化妆品与人体健康[M]. 成都：四川科技出版社，1990.

20 于占洋，侯哲. 微量元素与优生优育[M]. 北京：人民军医出版社，1999.

21 列昂捷耶娃. 人能活多久[M]. 王景芬，高宏山，覃明贵，译. 北京：中国环境科学出版社，1990.

22 罗纪盛，张丽萍，杨建雄. 生物化学简明教程[M]. 北京：高等教育出版社，1999.

23 约翰海纳曼. 维生素矿物质营养百科[M]. 吕博等，译. 北京：中国友谊出版公司，2001.
24 王玢，左明雪. 人体及动物生理学(第二版)［M］. 北京：高等教育出版社，2001.
25 丁克祥，刘卫国. 抗衰老实验与基础研究［M］. 北京：原子能出版社，1995.
26 王夔主编. 生命科学中的微量元素分析与数据手册［M］. 北京：中国计量出版社，1998.
27 唐有祺. 生物化学［M］. 北京：北京大学出版社，1990.
28 冯子道，安智珠. 生命元素［M］. 成都：四川教育出版社，1989.
29 北京师范大学等校编. 人体组织解剖学［M］. 北京：人民教育出版社，1980.
30 生田哲. 癌症与DNA——从分子生物学角度探索癌症之谜［M］. 北京：科学出版社，2001.
31 卢才俊. 微量元素与人体健康［EB/OL］. 国际人体微量元素研究会 http://www.iihte.com.
32 晓林. 生物科学和生物工程［M］. 北京：新时代出版社，2002.
33 冯树屏. 砷的分析化学［M］. 北京：中国环境科学出版社，1986.
34 颜世铭，李增禧，熊丽萍. 微量元素医学精要Ⅰ:微量元素的生理作用和体内平衡［J］. 广东微量元素科学，2002，9(9)：1-48.
35 秦俊法，李增禧. 中国微量元素研究二十年［J］. 广东微量元素科学，2004，11(2)：1-20.
36 陈守良.动物生理学(第2版)［M］.北京:北京大学出版社,1996.
37 王镜岩,朱圣庚,徐长法.生物化学(第3版)［M］.北京:高等教育出版社,2002.
38 甘居利,贾晓平.水生动物体汞污染的生物学特征［J］.动物学杂志,1999,34(4):48-52.
39 袁倬斌,朱敏.汞的形态分析研究进展［J］.岩矿测试,1999,18(2):150-156.